现代临床护理学精要

陈秀华　孙　丽　陈美玲　主编

中国纺织出版社有限公司

图书在版编目（CIP）数据

现代临床护理学精要 / 陈秀华，孙丽，陈美玲主编
. -- 北京：中国纺织出版社有限公司，2023.9
ISBN 978-7-5229-0947-9

Ⅰ.①现… Ⅱ.①陈… ②孙… ③陈… Ⅲ.①护理学
Ⅳ.①R47

中国国家版本馆CIP数据核字（2023）第167918号

责任编辑：傅保娣　特约编辑：张小敏　责任校对：高　涵　责任印制：王艳丽

中国纺织出版社有限公司出版发行
地址：北京市朝阳区百子湾东里A407号楼　邮政编码：100124
销售电话：010—67004422　传真：010—87155801
http://www.c-textilep.com
中国纺织出版社天猫旗舰店
官方微博 http://weibo.com/2119887771
三河市宏盛印务有限公司印刷　各地新华书店经销
2023年9月第1版第1次印刷
开本：787×1092　1/16　印张：12.5
字数：295千字　定价：88.00元

编 委 会

前　言

　　护理工作是为保持和促进人们健康的服务职业，对患者的生命健康负有重大责任，护理工作必须体现以健康为中心的服务思想，对人民大众的健康负责，护理人员要不断提高技术水平和服务质量。随着国民经济的不断发展，护理工作范围也在不断扩大和深入，护理分工越来越细，这就对护理人员的业务水平提出更高的要求。临床护理人员既要有扎实的理论知识，又要具备过硬的实践能力，《现代临床护理学精要》正是在此背景下编写的。

　　本书内容丰富，覆盖面广，重点讲述了临床护理基本操作及临床各科室常见症状、疾病的护理技术，手术中的护理配合，心理护理等内容。本书是编者根据多年丰富的临床经验及专业特长，在搜集参考大量文献的基础上撰写的，侧重介绍疾病的护理措施，科学性与实用性强，贴近临床护理工作实际的同时，又紧密结合了国家医疗卫生事业的新进展和护理学的发展趋势。希望本书的出版对促进临床护理的规范化、系统化及科学化起到一定作用。

　　由于参编人数较多，文笔不尽一致，加上编者时间和篇幅有限，书中不足之处在所难免，望广大读者提出宝贵意见和建议，以便再版时修订，谢谢。

编　者

2023 年 7 月

目　录

第一章

患者的清洁卫生护理技术

第一节　皮肤护理

皮肤是身体的第一道防线，皮肤的情况可提供疾病信息及卫生护理需要的线索。皮肤护理是通过对皮肤的评估，根据患者的皮肤状况、生理需要、个人卫生、个人舒适与精神方面的需求采取一定的护理措施，其能促进皮肤的血液循环、增强皮肤排泄功能、预防皮肤感染和压疮等并发症的发生，可满足患者身体舒适和清洁的需要，维护患者的自我形象，促进康复。

一、沐浴

（一）淋浴或盆浴

1. 目的

（1）去除皮肤污垢，保持皮肤清洁，使患者身心舒适。

（2）促进血液循环，增强皮肤排泄功能，预防皮肤感染和其他并发症。

（3）放松肌肉，增强皮肤对外界刺激的敏感性。

2. 用物

脸盆、浴皂或沐浴液、毛巾、浴巾、清洁衣裤、防滑拖鞋。

3. 操作步骤

（1）调节浴室温度在 24±2 ℃，水温以 40～45 ℃为宜，浴室内有信号铃、扶手，必要时备椅子供患者休息，浴盆内或地面应防滑。

（2）根据患者的病情做好解释说明。

（3）携带用物，送患者入浴室，交代注意事项。

（4）如为盆浴，事先代为清洁好浴盆，准备好温度合适（40～43 ℃）的浴水（水位不可超过心脏水平），放好踏板。

（5）患者沐浴后，再次观察患者的一般情况，必要时做记录。浴后，整理浴室，取走污衣。

4. 注意事项

（1）进餐 1 小时后才能进行沐浴，以免影响消化。

（2）妊娠 30 周以上的孕妇禁用盆浴。

（3）在患者使用浴室前，交代有关事项，如调节水温的方法、信号铃的使用方法、呼叫铃的应用、不用湿手接触电源开关、贵重物品的保管等。

（4）对体弱的患者给予必要的协助，以免患者过度劳累。

（5）浴室不可闩门，护士随时观察和询问患者的情况，避免发生晕厥、烫伤或滑跌等意外。

（二）床上擦浴

床上擦浴适用于使用石膏、牵引和必须卧床、衰竭及无法自行沐浴的患者。

1. 目的

（1）使卧床患者清洁舒适。

（2）促进血液循环和皮肤排泄功能。放松肌肉，增强皮肤对外界刺激的敏感性。

（3）观察患者的一般情况，如精神状态、身体状况等，促进护患沟通。

2. 用物

（1）治疗车上备脸盆、水桶，治疗盘内置小毛巾、大毛巾、浴皂或沐浴液、50%乙醇、爽身粉、清洁衣裤和被服等。

（2）护理篮内放梳子、小剪刀、液状石蜡、棉签、弯盘、胶布，另备便盆、便盆巾等，需要时备清洁被套、大单、屏风等。

3. 操作步骤

以女患者为例。

（1）核对床号、姓名，向患者及家属解释，评估患者病情，取得合作。

（2）关好门窗，调节室温在 24±2 ℃，拉上床帘或屏风，按需要给予便盆。

（3）调整病床高度，根据病情放平床头及床尾支架，放下或移去近侧床档，松开床尾盖被。

（4）将脸盆放于床边桌上，倒入热水，调试水温，使盆内盛适宜温水约2/3 盆。

（5）将小毛巾包在右手上，左手扶托患者头颈部，为患者洗脸及颈部。

（6）洗眼部时由内眦向外眦擦拭，洗脸、鼻、颈部：像写"3"字一样，依次擦洗一侧额部、颊部、鼻翼、人中、耳后下颌，直至颈部，同法擦洗另一侧。

（7）擦洗上肢时，为患者脱下衣服（先脱近侧，后脱远侧，如有外伤，先脱健侧，后脱患侧），盖好浴毯，将大毛巾铺于一侧手臂下，擦浴巾包裹于手上，沾湿并稍拧干。擦洗程序为先用涂肥皂的小毛巾擦洗，再用湿毛巾擦去皂液，最后用大毛巾边按摩边擦干。一手支撑患者肘部，另一包裹擦浴巾的手由远心端往近心端以长而有力的擦拭动作擦洗患者上肢（图1-1）。将患者手臂高举过头部，以擦洗腋下（图1-2）。再以同法清洗另一侧上肢。

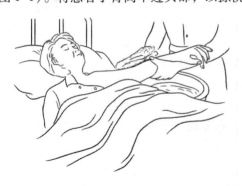

图1-1　上肢擦拭法

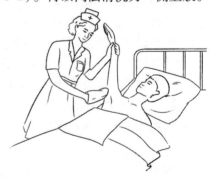

图1-2　腋下擦拭法

（8）将脸盆移于患者手掌下的大毛巾处，让患者的手掌及手指浸泡于盆中，以同法清洗另一侧手。

（9）擦洗胸腹部时，换干净的水，并测水温。将大毛巾铺于胸腹部并将浴毯往下折至脐下。将擦浴巾包裹于手上，沾湿并稍拧干。一手略掀起大毛巾，另一手擦拭前胸。如为女患者，则将其乳房向上托起，以环形自中心往外擦拭，注意彻底清洁乳房下皮肤皱褶处。以同法略掀起大毛巾，清洁腹部，并注意脐部的清洁。以大毛巾擦干胸腹部。

（10）擦洗背部：协助患者翻身成侧卧位，依次擦洗后颈部、背部和臀部。

（11）换清洁衣服：先穿患肢，后穿健肢。

（12）擦洗会阴部：换盆、换水，试温后，协助患者平卧。脱裤，铺大毛巾于患者臀下。以浴毯包裹、覆盖患者，协助、指导患者自行清洗（指导女患者由耻骨联合处往肛门方向清洗，避免将肛门处的污物、细菌带入阴道及尿道；指导男性患者将阴茎包皮往后推，轻轻擦洗冠状沟等皮肤皱褶处，注意尿道口的清洁及避免感染与擦伤）。

（13）擦洗下肢：将大毛巾铺于一侧腿部下，露出下肢，并以部分的大毛巾覆盖下肢，擦浴巾包裹与手上，以长而有力的擦拭动作擦洗髋部、大腿及小腿，并用大毛巾轻拍及拭干。以同法清洗另一侧下肢。

（14）泡足：足浴巾、放足盆，协助患者屈膝，将患者的一侧足部移入盆内，清洗足部及趾间（图1-3），以同法清洗另一侧足部及趾间。取下足盆，两腿放于大毛巾上，立即擦干，协助患者换上干净裤子。必要时在足跟、内外踝部用50%乙醇按摩，再扑爽身粉。

（15）整理和记录：整理床单位，视病情围上床档，清理用物。进一步评估患者一般情况并记录。

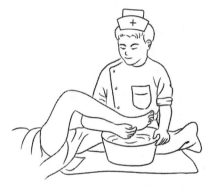

图1-3 足浴

4. 注意事项

（1）护士在操作时应注意节力，与患者进行有效沟通，获得配合，使患者尽量靠近护理人员，端水盆时，盆应靠近身体，减少体力消耗。

（2）操作时体贴患者，注意保护患者的自尊，动作应敏捷、轻柔，减少患者的翻身次数和暴露，防止受凉。

（3）注意擦净腋窝、腹股沟等皮肤皱褶处。

（4）在擦洗过程中，应密切观察患者的情况，如患者出现寒战、面色苍白等病情变化，应立即停止擦洗，给予适当处理。

（5）擦洗时观察皮肤情况，擦洗毕，可在骨隆突处用50%乙醇按摩，再扑爽身粉。

二、压疮的预防与护理

压疮是指局部组织长时间受压，血液循环障碍，局部持续缺血、缺氧、营养不良所致的组织溃烂和坏死。

压疮是长期卧床患者的主要并发症之一。预防压疮是一项重要的护理工作。做好重危患者和长期卧床患者的护理，压疮是可以避免的。如果护理不当，一旦发生压疮，会给患者增加痛苦，加重病情，甚至可因继发感染，引起败血症而危及生命。因此，护理人员必须加强护理，防止压疮发生。

（一）压疮发生的原因

（1）局部组织受压过久。

（2）卧床患者长时间不改变体位，或使用石膏、绷带、夹板时，衬垫不当，局部过紧，可使受压部位出现血液循环障碍而发生组织营养不良。

（3）局部潮湿或排泄物刺激。

（4）出汗，大小便失禁等都会污湿床单，影响皮肤的防御功能，使皮肤变得潮湿、易破，加上尿液和粪便的刺激作用，很容易发生压疮。

（5）全身营养不良和水肿的患者皮肤较薄，抵抗力弱，受力后很容易破损，受压后缺血、缺氧。情况也较正常皮肤严重，发生压疮的危险性更大。

（二）容易发生压疮的患者

（1）截瘫、偏瘫、昏迷等失去知觉的患者。

（2）活动能力差的年老卧床患者。

（3）极度瘦弱、骨隆突处皮肤菲薄的患者。

（4）高热多汗、大小便失禁等经常受潮湿等刺激的患者。

（5）打石膏、用夹板、上牵引及应用约束带的患者。

（6）蛋白质及维生素缺乏等营养不良的患者。

（三）压疮的易发部位

压疮好发于受压和缺乏脂肪组织保护、无肌肉包裹或肌层较薄的骨骼隆突处，最好发于尾骶部，而且与卧位密切相关（图1-4）。

1. 仰卧位时

枕骨粗隆、肩胛骨、肘部、骶尾部及足跟处好发。

2. 侧卧位时

耳郭、肩峰、肋骨、股骨粗隆、膝关节的内外侧及内外踝处好发。

3. 俯卧位时

面颊和耳郭部、肩峰、女性的乳房、男性的生殖器，以及髂前上棘、膝部和足尖等部位好发。

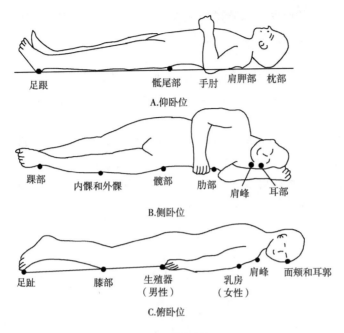

足跟　骶尾部　手肘　肩胛部　枕部

A.仰卧位

踝部　内踝和外踝　髋部　肋部　肩峰　耳部

B.侧卧位

足趾　膝部　生殖器（男性）　乳房（女性）　肩峰　面颊和耳郭

C.俯卧位

图1-4　不同卧姿的受压部位

（四）预防和护理

根据患者的活动能力、营养状况、循环状况及排泄状况等评估其发生压疮的危险性。易发生压疮的高危人群应该定时观察其受压部位的皮肤情况，并注意记录，同时采取预防措施。

预防压疮的关键措施在于消除其发生的诱因。因此，护士在工作中应做到勤观察、勤翻身、勤按摩、勤擦洗、勤更换、勤整理、勤交班。交接班时要严格细致地交接局部皮肤情况及护理措施。

1. 避免局部长期受压

（1）鼓励和协助卧床患者经常更换卧位。①一般每2小时翻身1次，并视患者病情及局部受压情况及时予以调整，建立床头翻身记录卡。翻身时切忌推、拉、拖等动作，以防擦破皮肤。有条件可使用帮助患者翻身的电动转床。②患者采取半坐卧位时，床头抬高勿超过45°，避免患者滑向床尾，避免剪切力产生。

（2）保护骨隆突处和支持身体空隙处。①将患者体位安置妥当后，可在身体空隙处垫软枕、海绵垫或一些经特殊设计的垫褥。②对易受压的部位，可采用使受压处悬于空隙中的"架格法"，如用床上支被架撑起盖被，减轻被褥对足部的压迫；用棉褥或软枕铺在床垫上留出空隙，有利于减轻对骨隆突处的压力。如应用气垫床，交替和分解受压部位的压力。③对使用石膏、夹板或牵引的患者，衬垫应平整、松软适度。应注意观察骨骼突出部位的衬垫，仔细观察局部皮肤和肢端皮肤颜色改变的情况，认真听取患者的反映，适当予以调节。

2. 避免潮湿、摩擦及排泄物的刺激

（1）保持皮肤清洁干燥。大小便失禁、出汗及分泌物多的患者应及时擦洗干净，保护皮肤免受刺激，局部可涂凡士林软膏，小儿要勤换尿布。不可让患者直接卧于橡胶单或塑料布上，患者使用的床单应保持清洁、平整、无碎屑，以减少摩擦力产生。

（2）不可使用破损的便盆，以防擦伤皮肤。使用便盆时避免拖拉动作，可以在便器边缘垫柔软的布垫，避免皮肤直接接触瓷面。

3. 促进局部血液循环

对易发生压疮的患者，要经常检查，用温水擦澡、用湿热毛巾擦背或行局部按摩。根据患者和设施情况，有选择地实施手法按摩、电动按摩或红外线灯照射等方法促进局部血液循环。

（1）全背按摩法：协助患者俯卧或侧卧，露出背部。先以温水擦洗，再以双手蘸少许50%乙醇溶液，斜站在患者一侧，从患者骶尾部开始，沿脊柱两侧边缘向上按摩。至肩部时用环状动作。按摩后，手再轻轻滑至臀部及尾骨处。如此有节奏地按摩数次，再以拇指指腹由骶尾部开始沿脊柱按摩至第7颈椎处（图1-5）。

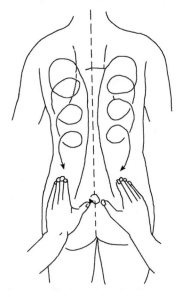

图 1-5　全背按摩法

（2）局部按摩法：蘸少许50%乙醇溶液，以手掌的大、小鱼际部分紧贴皮肤，做压力均匀的环形按摩，先由轻到重，再由重到轻，每次3~5分钟。

4. 改善机体营养状况

营养不良是导致压疮发生的内因之一，又可影响压疮的愈合。因此，在病情许可的条件下，应为患者提供高蛋白质、高维生素的饮食，增强机体抵抗力和组织修补能力，补充矿物质，如适量口服硫酸锌，以促进慢性溃疡的愈合。

5. 增加患者的活动

尽可能避免给患者使用约束带和镇静药，在病情许可时，协助患者进行关节活动范围练习，鼓励患者及早离床活动。

6. 增加患者及其家属相关健康知识

通过健康教育使患者及其家属了解活动及各项压疮预防措施的重要意义，学会自行检查易发压疮部位的皮肤状况并能作出判断；教会患者及家属利用简便可行的方法减轻皮肤受压程度和有计划地进行身体的活动。

（五）治疗和护理

若局部已发生压疮，则应在全身预防护理的基础上，根据具体情况给予相应的治疗和护理。

1. 淤血红润期

此期的护理重点是及时除去引发压疮的因素，避免压疮继续发展。主要的护理措施为增加翻身次数，避免局部继续受压；避免摩擦、潮湿和排泄物的刺激；改善局部血液循环可采用湿热敷、红外线或紫外线照射等方法，但不提倡局部按摩，以防摩擦造成进一步的损害。

2. 炎性浸润期

此期护理的关键是保护皮肤，预防感染。对未破小水疱要减少摩擦，可用无菌敷料保护，防止破裂，促进水疱自行吸收；大水疱用无菌注射器抽出疱内液体，消毒局部皮肤，再用无菌敷料包扎。

3. 溃疡期

此期的护理原则是解除压迫，清洁创面，除腐生新，促进愈合。治疗的基本方法是清创后用无菌敷料包扎。用生理盐水、0.02% 呋喃西林、1 : 5 000 高锰酸钾等溶液清洗创面。对溃疡较深、引流不畅者，可用3%过氧化氢溶液冲洗去除坏死组织，抑制细菌生长；局部可涂擦3% ~5%碘酊，促进疮面干燥收敛。此外，一些中药膏剂、散剂，有促进局部疮面血液循环，促进组织生长的作用；氧疗、低功率氦—氖激光分点照射和红光加紫外线照射等方法也可作为治疗压疮的手段。

（陈秀华）

第二节　头发护理

头发的状态可反映出身体的健康情况及精神状态。头发护理是全身卫生护理的一部分，通过头发护理，不仅可以更全面地观察患者的病情，而且可使头发整洁美观，消除痒感，增进患者舒适感，增强患者的自尊心和恢复健康的自信心；同时使头皮得到按摩，刺激血液循环，增加毛囊的营养、头发的代谢，预防感染，并起到预防和灭除虱虮的作用。

一、床上梳发

（一）目的

（1）协助不能自理的患者保持头发整洁美观。

（2）维护患者的自尊，增进患者舒适感。

（二）用物

治疗巾、30%乙醇和纸袋、梳子（患者自备），必要时备发卡和橡皮圈。

（三）操作步骤

（1）核对床号、姓名，向患者及其家属解释，评估患者头发状况。

（2）备齐用物携至患者床旁，再次核对床号、姓名。

（3）对卧床患者，铺治疗巾于枕头上，协助患者把头转向一侧。对可坐起的患者，协助患者坐起，铺治疗巾于肩上。

（4）梳发，将头发从中间梳向两边，左手握住一股头发，由发梢逐渐梳到发根。长发或遇有打结，可将头发绕在示指上慢慢梳理，如头发已纠结成团，可用30%乙醇湿润后，再小心梳顺。同法梳理另一边。

（5）根据患者需要编辫或扎成束，将脱落头发置于纸袋中，撤下治疗巾。

（6）协助患者采取舒适卧位，整理床单位，清理用物。

（7）洗手后，记录执行时间、评估情况及护理后效果。

二、床上洗发

（一）目的

（1）协助长期卧床患者取出头发、头皮污垢及头皮屑，促进头皮的血液循环，增加毛囊营养，使患者清洁、整齐、舒适、美观，维护患者的自尊。

（2）为经过灭虱处理后的患者洗净头发。

（二）用物

（1）治疗车上备洗发槽，治疗盘内置小橡胶单及大、中毛巾各1条，眼罩或纱布，别针，不吸水棉球2只。

（2）纸袋、洗发液（膏）、梳子、小镜子、护肤霜（患者自备）。

（3）水壶（内盛40~45℃热水）、污水桶，必要时备电吹风。

（三）操作步骤

（1）备物至床前，核对床号、姓名，向患者及其家属解释，评估患者头发状况及病情。

（2）环境准备：根据季节关窗或开窗，室温以24±2℃为宜。必要时用屏风遮挡，按需给予便盆。

（3）摇平床头，垫小橡胶单及大毛巾于枕上，松开患者衣领向内反折，将中毛巾围于颈部，以别针固定。协助患者斜角仰卧，移枕于肩下，嘱患者屈膝，垫膝枕于双膝下，使患者体位安全舒适。置洗发槽于患者后颈部，使患者颈部枕于突起处，头部在槽中，槽开口出水处下接污水桶。用棉球塞双耳，用眼罩或纱布遮盖患者双眼或嘱其闭眼。

（4）洗发：试水温后，用少许热水沾湿患者头发，询问患者感觉，确定水温合适后，用水壶倒热水充分湿润头发；倒洗发液于手掌，涂遍头发。用指尖指腹部揉搓头皮和头发，揉搓力量适中，揉搓方向由发际向头顶部；使用梳子，除去落发，置于纸袋中；用热水冲洗头发，直至洗净为止。

（5）擦干、梳理头发：洗发毕，解下颈部毛巾，包住头发并擦干；移去洗发槽，除去眼上的纱布或眼罩及耳道内的棉球；协助患者平卧；用吹风机吹干头发，梳成患者习惯的式样。

（6）整理和记录：移去小橡胶单，置回枕头，协助患者躺卧舒适；整理床铺，清理用物；洗手后，记录执行时间及护理效果。

（四）注意事项

（1）要随时观察患者的一般情况，如患者出现面色、脉搏、呼吸异常，应立即停止操作。衰弱患者不宜洗发。操作中随时与患者交流，了解其感受及需要，并及时给予适当处理。

（2）洗发时，应防止水流入眼及耳内，避免颈部皮肤与洗发槽缘直接接触，保护衣领，避免沾湿衣服和床单；揉搓力量适中，避免用指甲抓，以防抓伤头皮。

（3）注意室温和水温的调节，及时擦干头发，防止患者受凉。

三、虱、虱卵的灭除法

虱可通过接触传播，寄生于人体后，不仅使局部皮肤发痒，使患者抓破皮肤而引起感染，还可传播流行性斑疹伤寒、回归热等疾病。因此，发现患者有虱应立即进行灭虱。虱寄生于人体的有体虱、头虱、阴虱等。对有体虱、阴虱者，应剃去腋毛、阴毛，用纸包裹焚烧，并换下衣服进行消毒处理。对有头虱者，行灭头虱术。

（一）目的

及时杀灭虱和虱卵，解除患者痛苦，预防虱蔓延及传染疾病。

（二）用物

（1）同洗发用物（减去大毛巾），另加治疗巾2条、别针、隔离衣。

（2）篦子（齿间嵌少许棉花），治疗碗内盛灭虱药液（10%百部草乙酸浸出液或百部草煎液300～500 mL）、纱布、塑料帽子、隔离衣、手套、布口袋、纸袋、清洁衣裤和被服。

（三）操作步骤

以女患者灭头虱法为例。

（1）备齐用物至患者处，核对床号、姓名，向患者及其家属解释，评估患者病情，确定灭虱方法及所需用物，取得合作（必要时先动员患者剪短头发，将剪下的头发用纸包裹焚烧）。

（2）护士穿隔离衣、戴手套，以免受虱、虱卵传染。

（3）按洗头法做好准备，将头发分为若干小股，用纱布蘸百部酊，按顺序擦遍头发。同时用手揉搓，使之湿透全部头发，反复揉搓10分钟后用帽子包住头发。

（4）24小时后，取下帽子，用篦子篦去死虱和虱卵，并洗发。如发现仍有活虱，须重复用百部酊杀灭。

（5）更衣、整理：灭虱完毕，为患者更换衣裤被服，将污衣裤和被服放入布口袋内。整理床单位、清理用物。凡患者用过的布类和接触过的隔离衣等均应装入袋内，扎好袋口送高压蒸汽灭菌；篦子上除下的棉花，用纸包好焚烧。梳子和篦子消毒后用刷子洗净。

（四）注意事项

（1）如病情允许，灭虱应在治疗室进行，以保护患者的自尊。

（2）操作中避免虱、虱卵传播。

（3）使用百部酊时，防止药液沾污患者的面部及眼部。用药后注意观察患者的局部及全身反应。

（陈秀华）

第三节 会阴部护理

会阴部护理包括清洁会阴部位及其周围皮肤。会阴部护理往往与常规洗浴操作结合进行。有自理能力的患者可自行完成会阴部护理；对于自理能力受限的患者，护士在为其进行会阴部护理时，患者会感到局促不安，但不能因此而忽视患者的卫生需求。护士严谨的科学作风和敏捷的操作技术可缓解患者的不安情绪。

会阴部因其特殊的生理结构有许多孔道，成为病原微生物侵入人体的主要途径。此外，会阴部温暖、潮湿，通风较差，为致病菌的滋生创造了有利条件，同时，因会阴部阴毛生长较密，易于致病菌繁殖。当个体患病时，机体抵抗力减弱，且因长期卧床而致会阴部空气流通不畅，易导致感染发生。因此，会阴部清洁护理对预防感染及增进患者舒适十分必要，特别是对生殖系统及泌尿系统炎症、大小便失禁、留置导尿、产后及会阴部术后患者尤为重要。

一、便器的使用护理

当患者由于疾病限制无法如厕、需要床上排便时，护士需要指导患者正确使用便器，并给予适当协助，促进患者舒适，并保证患者安全。若患者不习惯于躺卧姿势排便，在病情允许时可适当抬高床头，以促进排便。常用便器包括便盆、尿壶，便器的材质有搪瓷、塑料和金属3种。临床上，便盆使用较为广泛（图1-6），尿壶多用于卧床的男性患者。

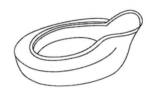

图1-6 便盆

（一）目的

满足患者排便需要，促进患者舒适。

（二）操作前准备

1. 评估患者并解释

（1）评估：患者的年龄、病情、意识、心理状态、配合程度及自理能力。

（2）解释：向患者及其家属解释便盆的使用方法、注意事项及配合要点。

2. 患者准备

了解便盆的使用方法、注意事项及配合要点。

3. 环境准备

关闭门窗，屏风遮挡。

4. 护士准备

衣帽整洁，修剪指甲，洗手，戴口罩。

5. 用物准备

便盆、便盆巾、卫生纸、手消毒液。治疗车下层备生活垃圾桶、医用垃圾桶。

（三）操作步骤

便盆使用方法见图1-7。

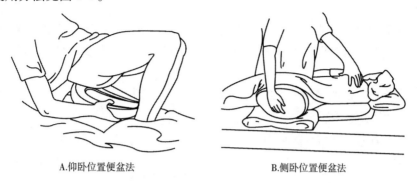

A.仰卧位置便盆法   B.侧卧位置便盆法

图1-7 便盆使用法

（四）注意事项

（1）尊重并保护患者隐私。

（2）便盆应清洁，且不可使用破损便盆，防止皮肤损伤。

（3）金属便盆使用前需倒入少量热水加温，尤其是气候寒冷时，避免太凉而引起患者不适。

二、会阴部清洁护理

对于泌尿生殖系统感染、大小便失禁、会阴部分泌物过多或尿液浓度过高导致皮肤刺激或破损、留置导尿、产后及各种会阴部术后的患者，护士应协助其进行会阴部清洁护理，以保持会阴部清洁，促进舒适，从而预防和减少生殖系统、泌尿系统的逆行感染。因会阴部各个孔道彼此接近，故操作时应防止发生交叉感染。

（一）目的

（1）保持会阴部清洁、舒适，预防和减少感染。

（2）为导尿术、留取中段尿标本和会阴部手术做准备。

（3）保持有伤口的会阴部清洁，促进伤口愈合。

（二）操作前准备

1. 评估患者并解释

（1）评估：①患者的年龄、病情、意识、心理状态、配合程度；②有无失禁或留置导尿管；③会阴部清洁程度，皮肤黏膜情况，有无伤口，流血及流液情况。

（2）解释：向患者及其家属解释会阴部护理的目的、方法、注意事项及配合要点。

2. 患者准备

（1）了解会阴部护理的目的、方法、注意事项及配合要点。

（2）患者取仰卧位，双腿屈膝外展。

3. 环境准备

拉上窗帘或使用屏风遮挡，操作时予以遮挡，减少暴露。

4. 护士准备

护士衣帽整洁，修剪指甲，洗手，戴口罩。

5. 用物准备

（1）治疗车上层：清洁棉球、无菌溶液、大量杯、镊子、一次性手套、橡胶单、中单、毛巾、浴巾、浴毯、卫生纸、手消毒液和水壶（内盛温水，温度与体温相近，以不超过40 ℃为宜）。

（2）治疗车下层：便盆和便盆巾、生活垃圾桶、医用垃圾桶。

（三）操作步骤

会阴部清洁护理的操作步骤见图1-8、图1-9。

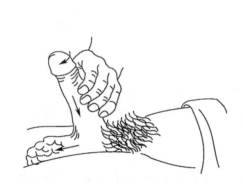

图1-8 男性患者会阴部清洁护理

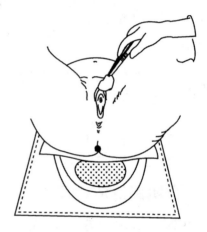

图1-9 女性患者会阴部清洁护理

（四）注意事项

（1）进行会阴部擦洗时，每擦洗一处需变换毛巾部位。如用棉球擦洗，每擦洗一处应更换一个棉球。

（2）擦洗时动作轻稳，顺序清楚，从污染最小部位至污染最大部位清洁，避免交叉感染。

（3）护士在操作时，正确运用人体力学原则，注意节时省力。

（4）如患者有会阴部或直肠手术，应使用无菌棉球擦净手术部位及会阴部周围皮肤。

（5）操作中减少暴露，注意保暖，并保护患者隐私。

（6）擦洗溶液温度适中，减少刺激。

（7）留置导尿者，需做好留置导尿管的清洁与护理：①清洁尿道口和尿管周围，擦洗顺序由尿道口向远端依次擦洗尿管的对侧→上方→近侧→下方；②检查留置尿管及尿袋开始使用日期；③操作过程中尿管置于患者腿下并妥善固定；④操作后注意导尿管是否通畅，避免脱落或打结。

（8）女性患者月经期宜采用会阴冲洗。

（9）注意观察会阴部皮肤黏膜情况。有伤口者需注意观察伤口有无红肿、分泌物的性状、伤口愈合情况。如发现异常，及时向医生汇报，并配合处理。

（孙 丽）

第二章

特殊场合的输液治疗和护理

第一节　门诊输液治疗

一、门诊输液环境

一般在门诊走廊的一端设一个集中宽敞的输液区域，有醒目的标识和路牌指引，方便各专科门诊患者寻找。输液区域与抢救室相邻，一旦患者发生输液反应可立即从专用抢救通道进入抢救室，得到及时的救治。

门诊输液区面积应根据每日门诊输液人数确定，并有较大的扩展空间，以应对春、秋流行病季节或突发公共卫生事件时突然增大的门诊输液量。门诊输液区按功能分为接诊区、操作室、穿刺区、输液区和观察室 5 个区域。

接诊区一般在入口处，有适量候诊椅，供应开水，墙上挂有输液程序、卫生宣教等宣传栏，有条件时安装电子屏幕，显示候诊患者姓名。

操作室设无菌操作台、药柜及冰箱等，有空调或空气消毒装置，相对区分清洁区和污染区。墙上挂有操作常规和工作制度等，常备应急物品和药品等，方便护士接待患者、查对医嘱和配制输液药物等。

穿刺区用于进行有创性穿刺，尤其是儿童患者在专门的区域进行有创性操作既有利于无菌操作的环境安全，又避免了对患者、家属和周围人群的心理刺激。

输液区分大厅和病室两种类型，输液大厅有整齐编号的座位，宽敞明亮，空气清新，冬暖夏凉。天花板上安装输液架轨道，减少输液区地面障碍物对患者或护理人员的影响。建立输液通道后的轻症患者由护理员引导选择座位，输液大厅播放柔和轻松的背景音乐缓解患者焦虑紧张的心情；在不同的角度安装大屏幕电视，循环播放健康教育节目；报架上有报纸、杂志和宣传单张供患者阅读，护理人员还可适时地介绍健康教育知识和医院的服务信息。

输液区内有 2~3 间观察室，有适量的病床或诊床供患者卧床输液，各室用玻璃间隔，室内天花板设轨道输液挂钩，床位标志鲜明，床与床间隔 >1 m，病床和被服应足够患者使用。墙上挂有输液注意事项及卫生宣教栏，有空气消毒装置；为营造安静舒适的输液环境，病室内的电视或音响应独立开关，患者可根据需要播放；护理员定时巡视，观察病情，解决输液患者饮水和排便等生活需求。

根据爱婴医院的管理要求，门诊输液室应设立母婴输液区，适当遮挡，方便母亲哺喂婴儿；另外，输液大厅还应留有足够停放平车、轮椅的空间，方便不宜搬动的患者直接在平车或轮椅上输液。在输液区一侧应设有饮水设备和卫生间，为患者提供冷、热开水和免费的一次性水杯。在输液中心的角落有放置医疗废物的容器，清洁工随时清理，保证输液环境的洁净、整齐。

二、门诊输液的流程

科学的输液流程操作有助于护理人员减少工作失误，提高工作效率和服务质量。医疗机构医院信息系统医生工作站开通后，大大改善了门诊输液流程，使程序得到最大的优化，以最简便的手段、最短的等候时间、最少的中间环节争取最佳的护理服务效果。

1. 输液医嘱的传输

医生输入患者输液治疗的医嘱，通过计算机传输到收费处、药房配液中心或门诊输液室，计算机打印输液单，配药护理人员根据医嘱配制液体，输液护士根据医嘱再次查对后给患者使用。

2. 输液座位的智能化管理

候诊区的电子屏可模拟输液室平面图，以不同颜色区别输液座位的使用情况：红色代表占用，黄色代表预约座，绿色代表空座，紫色代表化疗座，供患者根据个体的情况选择合适的座位。输液结束后护士在输液区轻轻点击电子显示屏上的座位号，即由红色变为绿色，供下一例输液患者选用。

3. 输液工作量统计

计算机将根据输液医嘱和输液座位使用情况等自动统计每日每名护理人员的工作量、液体和药物用量、患者情况及对输液区设备使用情况等信息，以便于总结分析，改善输液工作流程，提高服务质量。

三、门诊输液安全防护

与住院患者相比，门诊输液室在输液环境管理、患者管理以及护理行为管理上都存在较大的难点。

1. 门诊输液室环境安全管理

输液室、普通病房空气细菌数应≤500 CFU/m³，门诊输液室是一个开放的治疗环境，人员聚集，流动性大，空气中悬浮着大量的尘埃、飞沫等微粒，影响输液室空气的质量。而白天连续十多小时接待患者，无法进行环境清洁和空气消毒。当然，自然通风是降低室内空气污染的最简便有效的措施，自然通风通过对流换气持续30分钟可以显著减少空气中微生物的含量，降低室内 CO_2 及废气的浓度；每日输液前30分钟完成集中清扫，持续开窗通风，保持空气清新。春、夏、秋季室内外温差小，气流速度慢，有条件时室内持续开窗或每日开窗通风累计2小时以上能持久降低室内空气中的菌落数。冬、春季节呼吸道疾病高发，室内外温差大，室外气流速度快，定时开窗能有效降低单位体积内空气中的菌落数。无法长久开窗通风时采用分区处理，在输液患者比较少的时段轮流开窗。采用紫外线照射、臭氧离子或喷洒清新剂等方法消毒。有条件的操作室安装百级洁净操作台配制液体，减少环境污染对输液安全的影响，保证静脉用药的安全性。

2. 门诊输液的查对制度

门诊输液药物直接由患者领出带到输液中心，个别患者还可能带来外院的药物要求输注；门诊输液工作量大，高峰时段集中，给查对工作带来难度。据调查，100%的患者要求输液用药准确无误。对此，护士应实施输液告知制度，在接药时，护士告知患者输液程序，消除其思想顾虑；采用收费处计费、药房发药、计算机联网的方式打印输液单，尽量减少人工手抄单操作造成的失误。护士严格执行"三查七对"和用药常规，每份治疗单从交药到输液注射都应经过排号、配药和注射3名护士的认真查对，尤其是遇到不常用的特殊药物。发现有疑问应仔细询问患者药物过敏史、用药史，必要时直接向医生核对医嘱，防止发生护理缺陷。治疗室张贴"你注意查对了吗？"红色警示牌，提醒护士执行"三查七对"。另外输液室座位和床位都应有醒目的编号，安排患者固定座位或床位，若输注多批液体，加药时应注明座位号或床号，字迹清晰端正，便于注射护士核对，减少因字迹潦草所导致的护理缺陷。若发生因医嘱书写不清楚、发错药等问题时护士应亲自与相关科室联系，而不要让患者或家属来回奔波进行调换处理，造成不满引发纠纷。为了方便患者，输液室可增设晚班，就地完成患者的治疗后再下班，尽量不要将带着液体的患者移交给另外区域的护士。

3. 药物不良反应管理

门诊输液患者疾病种类多、用药复杂。患者临时输液，护士难以掌握用药史或及时观察用药后的反应。目前医药市场的开放，个别患者自购药品要求医院注射等情况也有发生。因此，加强输液过程巡视、及时了解患者的反应尤为重要。护士应熟练掌握较多专科的药理学知识，积累较丰富的多专科用药知识和处理药物不良反应的能力。输液区内备有急救物品和药品，随时抢救发生药物不良反应的患者。如果输液中发生了药物不良反应，护士除了立即通知医生，配合抢救患者，安抚家属外，还应该及时封存液体、输液器具，保存证据，报告护士长和科室药物不良反应监督员，配合处理。

4. 门诊输液的医疗废物污染与职业防护

门诊输液区域内空间有限，人员流动性大，病种复杂，治疗药物品种多，每日可产生大量的医疗废物，不仅有液体容器、药瓶、消毒棉签、针头等输液器材，还可能有患者的血液、呕吐物、分泌物、饮食、饮水包装或其他废弃物。对于可能存在播散病原菌的医疗废物，应加强监管输液室废弃物，张贴医疗废物处理流程，做到可视化管理，随时指导患者及其家属正确处理废物。护士长指定专人每日检查，医院感染控制科每月抽查，发现问题及时反馈，并提出整改措施。应重点培训护理人员处理门诊环境中医疗废物的相关技术，正确分类，注意职业防护和发生锐器意外刺伤后的应急处理程序。利用电视、录像、宣传画册等各种媒体向患者及其家属进行宣传，使他们了解医疗废物传播疾病的危害性和随地吐痰、丢弃垃圾、吸烟等不良习惯对自己和他人的影响，自觉配合医护人员维护门诊输液环境的清洁卫生，将废弃物丢入污物桶。

四、门诊输液护理要点

1. 重视解决门诊输液患者等候问题

行为科学家研究发现，无序排队是导致客户流失的主要原因之一。当等候超过10分钟时，患者情绪开始急躁；超过20分钟患者情绪表现厌烦；超过40分钟患者可能常因恼火而离去；若等候时出现插队现象，可能还会引发医疗纠纷。门诊就诊时，患者经过一系列诊疗过程，经常要往返多个部门和诊室，容易出现急躁甚至情绪失控。输液室护理人员应充分理解患者的心情，掌握患者等候的心理，从多方面优化输液操作流程，尽可能缩短患者等候时间。如分时段统计工作量，按输液治疗的高峰期分布护士在岗，并结合高峰期随时协调人力临时增援，避免输液治疗的患者积压，尽量在30分钟内让患者得到治疗。

导诊护士一般情况下以患者到诊的先后顺序安排治疗，首先照顾急症患者，当遇到病情较重的腹痛、发热或出血等急需进行输液治疗的患者时，可优先安排输液，并对其他候诊患者做好解释，以消除其焦虑等候心理。

创造温馨的服务环境有利于减轻患者的焦虑心理。在输液室门口设专人接待，使患者能尽早看到护士，无论什么时候，只要患者出现在与护士3 m之内的距离时，护士就必须注视着患者的眼睛，并送上温馨的问候："您好，请问有什么可以帮助您？"随即为患者选择合适的座位或床位，按序号入座等待输液，并告知患者稍等片刻。

为了减少患者在等候治疗时觉得时间漫长的感受，布置输液室环境可以充分体现关爱、尊重患者的理念。如整洁的环境，轻柔的背景音乐，温馨、暖色调的墙体颜色，挂贴一些亲情、卡通、有活力的壁画。舒适的椅位，椅位间的隔板为患者营造小小的自我空间；每张椅位设有呼叫铃，方便护患沟通。输液大厅里播放电视，摆放杂志、报刊，让患者一边观看电视一边治疗。护士应主动提供服务，巡视中与患者交谈，进行解释及宣教等，良好的心理支持有利于缩短患者心理等候时间。有时在输液治疗高峰时段，如遇特殊抢救情况可能会让患者等待的时间延长，使其产生负性情绪，甚至有攻击性语言及行为。这时护士要理解患者，允许患者倾诉苦闷，发泄负性情绪，原谅患者的行为，用自己良好得体的语言及行为化解患者的负性情绪，并适当巧妙地尽早安排治疗，以缩短患者心理等候的时间，化解和平息矛盾。

2. 增进舒适与安全

门诊输液患者流动性大，和护士接触时间短，不易建立良好的信任感，所以对接诊护士的态度十分敏感。在接诊过程中，除了温馨、整洁和舒适的输液环境能缓解患者紧张情绪外，护士可运用舒适护理理论对患者提供心理支持。如把患者看作是需要帮助的朋友，以礼相待，给予应有的尊重，每次注射都应告知患者可能出现的用药反应，让患者心中有数，如有不适及时告知护士，以便得到有效的处理。遇到个别静脉显露不良的患者可给予热敷等方法充分暴露血管，或由经验丰富的护士操作，确保穿刺成功。对患者及其家属提出的问题积极主动予以解决，使患者从心理获得满足和安全感，达到心情舒畅。同时，对战胜疾病充满信心。切忌言语生硬、漫不经心、态度冷漠，对患者的提问轻视敷衍，不作解答，甚至训斥患者的过激行为，使患者或其家属产生反感，从而产生护患矛盾。

安全护理是护理质量的核心，输液中护士应认真巡视，帮助患者保持舒适体位，避免长时间压迫血管。老年患者因静脉较脆，且制动能力差，可用小夹板固定输液部位，防止针头脱出。冬季输液嘱患者注意保暖，必要时提供被单或毛毯覆盖。观察输液是否通畅，针头是否脱出，输液管有无扭曲、受压，墨菲滴管液面是否过高或过低，患者的注射部位有无液体外溢、疼痛等。对于老年人、儿童或心肺功能不全的患者，应控制好滴速，嘱患者及其家属不能随意调节滴速，以免发生意外；对过敏试验阴性、输入抗生素类药物的患者，应床边观察30分钟，确定无异常后方可离开；对某些病情较重的患者，必须全程监护，严密观察病情，以便及时发现病情变化。

输液完毕应帮助患者穿好衣服，整理床铺，交代治疗注意事项，输入抗生素后必须在治疗室观察 30 分钟，提醒患者若有不良反应及时来院就诊等。

3. 门诊输液区的健康指导

患者接受输液治疗时不失时机地开展健康教育、传播防病治病知识是医护人员的职责。护士应维持输液环境的安静，在墙上悬挂输液患者须知、各种健康宣传画。尽量降低因招呼患者、推治疗车等产生的噪声。在输液室准备报纸、杂志以及健康教育宣传册，供患者阅读。与患者交谈，讲解一些疾病的基本知识，介绍健康生活方式。根据季节的不同向患者讲解呼吸道、消化道传染病的防治知识。耐心解答患者针对自身疾病提出的问题，缓解患者的焦虑心情，最大限度地满足患者的求知欲望。由于患者可能连续多日接受输液治疗，门诊输液室应将健康教育制度化，建立全程、分期、连续、系统的健康教育体系，设计系列的健康小讲座，除了用通俗易懂的语言外，必要时还应学会应用哑语、方言、英语和辅助以形象的体态语言与患者沟通，或将输液患者须知、操作示范、常见的健康宣教知识制成图文并茂的多媒体课件，循环播放，以满足患者对健康知识多方面的需求。

开展健康教育，既分散了患者对注射部位疼痛的注意力，减少了输液过程的枯燥无聊，又让患者和家属在有限的时间里获得了健康保健常识，拉近了护士和患者的距离，充分体现了以患者为中心的护理宗旨。

（陈美玲）

第二节 围手术期患者的输液治疗及护理

一、围手术期患者输液的分类

（一）手术前的输液

手术可分为急症手术和择期手术，这两类手术患者，手术前的一般状况有显著差异。因此，输液治疗也不相同。

1. 急症手术的术前输液

（1）输液的目的：①补充有效循环血量，纠正休克，稳定循环状况；②纠正水、电解质平衡失调，特别是纠正脱水和细胞外液容量不足；③完成经静脉给予抗生素控制或预防感染等各种辅助治疗措施。

（2）输液治疗：①失血的患者，要根据失血量确定输血的量和输血速度，配合适当的电解质溶液和血浆容量扩充剂；②以细胞外液丢失为主的患者，则根据血压、尿量及尿血电解质情况，补充电解质溶液、5% 葡萄糖注射液等，维持循环状况的稳定和水、电解质的平衡。

2. 择期手术的术前输液

（1）输液的目的：纠正脱水和电解质失调，改善营养状况。在择期手术，一般情况良好，能经口充分摄取水分和营养的患者，不需要进行术前输液。但当疾病导致经口摄取营养受限或经肠道丢失大量水、电解质和其他营养成分，造成营养不良或水、电解质平衡失调或继发贫血、低蛋白血症或脱水等情况时，需术前输液纠正。

（2）输液治疗：①脱水和电解质平衡失调，应根据患者的具体情况，按照缺什么补什么，缺多少补多少的原则进行输液；②以改善营养状况为目的的输液可采用静脉内高营养疗法。

（二）手术过程中的输液

患者接受麻醉药物后，大多数会引起血管扩张，造成有效循环血量相对不足，使血压下降，再加上手术过程中血液和体液的丢失，即使术前一般情况尚好，无脱水和血容量不足表现的患者，手术过程中也需要进行输液。

1. 输液的目的

①补充生理性体液丢失量（不显性蒸发失水量和尿量）；②补充潴留于第三间隙的血浆和组织间液量，即非功能性细胞外液量；③补充血液丢失所致的循环血液量的绝对减少量。

2. 输液治疗

一般选用组成与细胞外液较接近的晶体液如乳酸钠林格注射液，并配以一定比例的代血浆胶体液，输血量则由失血量及患者的血红蛋白含量决定。

生理性体液丢失量的补充：手术过程中一般按每小时 $3 \sim 4$ mL/kg 计算。潴留于第三间隙中的体液，在弥漫性腹膜炎等患者可高达 $3 \sim 5$ L，一般上腹部择期手术为 $10 \sim 20$ mL/kg，下腹部手术为 $5 \sim 15$ mL/kg。

麻醉药所致的血管扩张可使静脉回心血量减少，因此在麻醉开始阶段应加快输液速度，第 1 小时 $10 \sim 15$ mL/（kg·h）。以后，根据患者的出血量调整输液速度。

术前无明显贫血的患者，手术过程中的失血量在 500 mL 以下者一般无须输血，常输入等张电解质溶液（如乳酸钠林格注射液），输入量应为出血量的 $2.5 \sim 3$ 倍；或输入胶体液（如代血浆），输入量与出血量相等即可。在 $2 \sim 3$ 小时内出血量达 1 000 mL 以上者，单纯输液不再能保证器官和组织供氧，必须输血，但即使在这种情况下，也不必全部用全血补足出血量，可补充一部分等张电解质溶液或代血浆。

（三）手术后输液

手术后的恢复过程包括手术造成的血流动力学和水、电解质平衡失调的恢复过程和机体代谢的恢复过程。

1. 恢复水、电解质平衡失调的输液

首先补足在此之前体内水和电解质的缺失量，在补足这些液体之后，输入的水和电解质的量应与其排出量相等，达到水和电解质出量和入量的平衡或基本平衡。

2. 恢复稳态血流动力学的输液

血流动力学主要由 3 个因素决定：心脏的泵血功能、有效循环血量和周围血管的张力。手术过程中和手术后出现的血流动力学不稳定主要是由循环血量不足所致。细胞外液容量对循环血液量有直接的影响，增加细胞外液容量即可维持正常的血流动力学，而不一定必须输血。经静脉输入与细胞外液组成相似的制剂，如生理盐水、乳酸钠林格注射液等可增加细胞外液的容量。

二、围手术期患者输液的监测项目和特点

（一）围手术期患者输液的监测项目

1. 血压

应将血压维持在正常水平，收缩压至少应达到 100 mmHg（13.3 kPa）以上。

2. 脉搏

宜在每分钟 100 次以下。

3. 尿量

尿量是血容量和功能性细胞外液容量的敏感性监测指标。肾功能正常的患者，尿量过少提示血容量和细胞外液容量不足，需增加输液量。作为维持输液的指标，最佳尿量为每日 2 000 ~ 3 000 mL；维持输液必须达到的最低尿量每日不得少于 500 mL，或每小时尿量在 20 mL 以上。

4. 中心静脉压

急症手术患者病情危重，因而在输液时不仅需要注意输液量是否足够，还要防止输液过量，对心功能正常的患者，中心静脉压（CVP）不要超过正常上限。

5. 输液速度

输液速度应由有效循环血量减少的速度和幅度、心功能等综合判断。循环血量急剧减少时，必须快速输液。

6. 红细胞的氧转运能力

输血的目的主要是提高血液运载氧的能力。当血红蛋白浓度降低时，心脏将代偿性增加其排血量来提高血液运载氧的能力。当血红蛋白浓度显著降低时，必然减低血液运载氧的能力。心功能正常的患者，缓慢出血的总失血量在循环血量的 1/3 以内者，输注电解质溶液（或合用胶体液）恢复血液容量和依靠机体增加心排血量的代偿性改变，即可满足机体对氧的需求。但如果患者原来已处于贫血状态，再有失血时则需及时输血。

7. 其他

血、尿的电解质浓度、渗透压等指标。

（二）围手术期患者输液的特点

1. 单位时间的输液输血量大、种类多

患者因受麻醉及术中出血的影响，输液、输血有时每小时达数千毫升以上，且种类多，包括晶体溶液、胶体溶液、血制品、麻醉药物、止血药物、抢救药物等。

2. 对手术患者的病情不够熟悉，评估不足

手术室护士由于受时间及沟通技巧的影响，对患者的病情缺乏全面的了解，如对患者的患病史、过敏史、用药史等缺乏了解，可对患者的输液安全造成不利影响。

3. 受手术部位的影响大

手术部位不但影响手术的出血量，有些部位的手术还影响静脉输液的有效性。例如，影响下腔静脉回流的肝脏手术、俯卧位的脊柱手术，影响下肢静脉的回流，使下肢静脉的输液输血到达心脏形成有效循环受到影响，影响输液的有效性。

4. 变异性大

不同的手术、不同的手术医生操作，相同的手术、不同的手术医生操作，不同的患者等因素，可造成患者术中不同的出血量及血流动力学的不同变化。

5. 患者的血管条件相对较差而手术需要相对较粗管径的静脉针头的矛盾

手术患者因术前禁食、禁饮时间过长导致的脱水（尤其是婴幼儿患者）、对手术恐惧的过度紧张、多次手术等原因，均可使患者的血管显露不良，不易穿刺，如果片面强调用粗管径的针头开放静脉，易导致失败，既浪费时间，又增加患者的损伤和痛苦，甚至因此而暂停或改期手术。

6. 难于对术中静脉输注通路的有效性进行管理

术中通过三通管反复加药、术者的活动，可造成输液管接头与静脉针头分离、针头移位，甚至脱出血管外；而手术过程中静脉通路开放的部位因被手术铺巾或术者遮挡，不能直接观察穿刺部位，使输注的液体、血制品等外漏而不能进入患者体内；患者体内的血液又可经开放的针头或穿刺处静脉漏出体外，若为深静脉置管，还可因胸腔负压使空气进入静脉导致气栓；全身麻醉的患者因麻醉后无知觉还可造成大量的皮下渗血渗液。

三、围手术期患者输液的护理要点

1. 患者病情的评估

（1）术前探视患者：因受人力资源等因素的影响，目前国内手术室护士到病房探视患者的比率还不高，手术室护士对患者的病情缺乏了解，不仅影响了手术室护士对手术患者的全面评估，也影响了患者的输液安全。因此，有条件的最好能在术前访视患者，对手术患者进行全面的评估。

（2）使用术前评估表：通过术前患者核对表可对患者进行较全面的了解及评估，如患者现有病情、过去患病史、过敏史、服药史等。例如，患者有心血管病史，要注意控制输液速度和输液的总量；有影响凝血功能病史的患者，如肝硬化、使用抗凝药、血液病的患者，术中易发生大出血，要选择能保证充足流量的静脉通路，保证在必要时能使血容量得到及时的补充；若患者为高度过敏体质，在使用易致过敏的抗生素、生物制剂等药物时要注意观察患者是否有过敏反应，并按医嘱使用抗过敏的药物。

2. 实施分步法静脉输液

对外周血管条件较差的患者或深静脉穿刺困难的婴幼儿，可采用分步法静脉输液，达到分阶段充分补充血容量的目的。先用能保证穿刺成功的较小套管针或头皮针开放静脉，使血容量得到初步补充，待麻醉后血管得到扩张，再用足够大的留置针开放静脉，或做中心静脉置管，避免了用不能保证穿刺成功的粗大针头穿刺造成的失败，减轻患者的痛苦，提高工作效率。在危急情况下，如术中所有的静脉通路均失败而又无法开放其他静脉通路，还可进行骨髓输液，争取抢救时间。患者因术前禁食、禁饮时间过长导致的脱水，尤其是婴幼儿患者易造成静脉穿刺困难，要避免术前禁食、禁饮时间过长，必要时在术前进行静脉补液，既避免脱水对患者造成的不良影响，又避免了穿刺困难对患者造成的损伤和时间的浪费。

3. 对手术情况进行评估

通过咨询手术医生，并结合自己的工作经验，对手术的难易程度及可能的出血量作出评估，根据评估结果选择开放静脉所需的针头，以提高静脉穿刺的成功率。

4. 了解医生手术的指导思想和手术操作特点

对简单、规范的手术，如阑尾切除术，各医生的指导思想和操作具有一致性，一般情况下手术对患者的血流动力学和血容量影响较小；但在一些复杂手术或血运丰富而又操作困难的手术，医生手术的指导思想和手术操作特点，会直接影响患者术中的出血量和生命体征的平稳。例如，脑部某些肿瘤的手术，术者强调肿瘤的全切除可导致患者术中大出血；若术者重视的是患者的术中安全和术后的生活质量，则会选择不同的切除范围。因此，医生手术的指导思想和手术操作特点也应纳入开放静脉评估的范围，根据各手术医生的特点做好充分的准备。手术医生的喜好，包涵手术医生的手术特点，可起到一定的指引作用。

5. 对输液产品进行评估，正确选择静脉留置针

静脉针头的选择包括对针头的种类（普通头皮针、头皮式套管针或直套管针）、型号的选择。静脉针头型号的选择主要根据手术情况进行选择，以保障患者的安全为原则，而静脉针头种类的选择应以方便操作和提高效率为原则。为婴幼儿或新生儿开放静脉时，不强求使用留置套管针，因留置套管针要求血管直、管径相对较粗等条件，新生儿或婴幼儿的血管，尤其是头皮血管较难满足，而选用普通头皮针则易穿刺成功。直套管针穿刺的技术要求比头皮式套管针相对低，穿刺易成功；但若开放静脉的部位被手术铺巾或手术操作者遮挡，则采用头皮式套管针接上三通管，更方便术中麻醉、抢救药物的使用；使用直套管针时，可接上延长管，并在延长管的两端分别接三通管，达到方便操作的目的。

6. 选择合适的部位开放静脉通路

手术患者开放静脉通路的部位不同于非手术患者，非手术患者往往在手背或静脉条件较好的部位开放静脉，手术患者开放静脉通路时，应首先考虑手术对开放静脉通路部位的血流是否有影响，是否影响患者术后的康复。如盆腔部位手术患者较易诱发下肢静脉血栓形成，如在下肢开放静脉通路，因药物刺激等原因易产生静脉炎症反应，加重下肢静脉的损害。肝手术、下腔静脉手术或俯卧位的脊柱手术，均可影响下肢的血液回流，甚至可能因回流血管的阻断或意外破裂使血液外漏造成无效输液。因此，这些手术必须在上肢开放静脉通路或做锁骨下静脉、颈静脉置管。但某些特殊或意外情况下，应以能使外输的液体或血制品能有效进入血液循环为原则，例如，双上肢的静脉不能继续输液，而术前又未做深静脉置管的俯卧位脊柱手术，就不能机械地恪守在上肢开放静脉的原则，可在患者身体的任何部位，如双下肢开放静脉通路，以保证液体或血制品进入患者体内，防止因大量出血、血容量得不到及时补充而导致血压持续下降等危急情况的发生。因此，开放静脉的部位除根据手术特点外，还要掌握以保证患者安全为前提，灵活机动的原则。

7. 保持术中静脉输注通路的有效性

静脉输注通路有效性是指经静脉输注的液体、血制品、药物能及时地进入体循环发挥效用。在手术过程中，静脉输注通路及时有效地发挥作用，是患者术中安全的重要保障。进行各种操作时，要注意防止静脉针头拔出、分离、移位。在为婴幼儿患者进行输液时，可选用一根管径较小的延长管，两端各连一个三通管，分别与静脉针头和输液管相连，避免加药时对输液管道和静脉针头的牵扯；输液管道的各种连接接头要牢固连接，最好使用旋入式接头；尽量使手术患者静脉穿刺部位暴露在外，随时观察；对不能暴露在外的静脉穿刺部位，要密切观察；怀疑或确认输液针头不在血管内的，如输液不畅、局部肿胀、患者有疼痛的感觉等要及时更换输液部位，避免发生渗漏。

8. 大量输液、输血制品时注意液体、血制品的温度及配伍禁忌

患者因受手术及麻醉的影响，体温调节功能受到抑制，易出现体温下降，影响患者麻醉的复苏及患者伤口的愈合，术中输入大量冷液体或血制品，可使患者的体温进一步下降。因此，对术中患者输注的液体要进行加温，使输注的液体温度与正常人体温度相近；大量输注冷冻的血制品，如浓缩红细胞悬液、全血时，要对其进行适当的加温。在输注大量的液体及血制品时，要注意它们相互间的配伍禁忌，并掌握血制品的使用时机，如血小板、新鲜血浆要尽快输注，以免降低它们的凝血功能。

9. 一般性的安全措施

执行医嘱、严格查对、严格无菌操作、减少微粒污染等。

（陈严丽）

第三章

急重症护理

第一节　心脏损伤护理

心脏损伤分为闭合性损伤和开放性损伤两大类。

一、闭合性心脏损伤

心脏是一个空腔脏器，在心动周期中心肌张力处于不断变化中，直接或间接暴力如前胸受重物、驾驶盘等撞击、从高处坠落、突然加速或减速猛将心脏推压于胸骨和脊柱之间或心脏碰撞胸骨。突然不同方向作用于躯体后，可直接传至心脏或通过心腔内液压传导，作用到心脏的不同部位，造成心脏不同程度的损伤或撕裂。这种强而迅速的间接外力，导致胸壁外有时可无明显损伤而心脏却严重受损，甚至破裂。由于右心室紧贴胸骨，最易挫伤。约有10%的病例并发急性心脏压塞。

闭合性心脏损伤包括心脏挫伤、心包损伤、心脏脱位、急性心脏压塞、心脏破裂、外伤性室间隔穿孔、外伤性瓣膜损伤、外伤性室壁瘤等。

1. 临床表现

轻者无明显症状，较重者出现心前区疼痛，大多数表现为心绞痛和心律失常，可伴有心悸、呼吸困难或休克等，偶可闻及心包摩擦音，常不为扩冠药物所缓解。心律失常多为心动过速、期前收缩和阵发性房颤。

心脏破裂患者快速出现低血容量征象：面色苍白、呼吸浅弱、脉搏细速、血压下降快速出现休克，甚至死亡。

2. 辅助检查

（1）心电图检查：可有 ST 段抬高，T 波低平或倒置，且常示心动过速、房性或室性心律失常。

（2）血液生化检查：肌酸激酶同工酶（CK-MB）以及乳酸脱氢酶（LDH_1 和 LDH_2）水平明显升高。

（3）二维超声心动图显示心脏结构和功能的改变如腱索断裂、室间隔穿孔、瓣膜反流、室壁瘤形成。

3. 治疗

（1）心肌挫伤的治疗在于对症处理，控制心律失常和防治心力衰竭，并观察有无室壁瘤发生。①卧床休息，密切观察心电监护；②纠正低氧血症，补充血容量维持动脉压；③如出现心律失常，给予抗心律失常药物，治疗非低容量低血压症心脏损伤时须滴注多巴胺、肾上腺素等；④治疗心力衰竭：心力衰竭分左侧心力衰竭、右侧心力衰竭和全心衰竭，是心脏病后期发生的危急症候，药物治疗主要起强心和减轻心脏负荷两方面的作用，在应用选择性地作用于心脏、增强心肌收缩力的药物的同时，正确使用利尿药。

（2）手术治疗：在全身麻醉体外循环下实施房间隔缺损修补术、室间隔缺损修补术、瓣膜替换术、腱索或乳头肌修复术、冠状动脉旁路移植术、室壁瘤切除术等。

（3）心脏破裂的抢救：立即施行手术，抢救急性心脏压塞可先做心包腔穿刺减压缓解同时输血补液，争取手术时间。

二、开放性心脏损伤

开放性心脏损伤大多是由于枪弹、弹片、尖刀等锐器穿入所致，少数可因胸骨或肋骨折断猛烈向内移位穿刺所引起，包括急性心脏压塞、穿透性心脏损伤、冠状动脉损伤、心脏异物、室壁瘤、冠状动脉瘘。医源性损伤，如心血管外科手术、侵入性导管检查或造影等，也可引起心肌损伤。根据损伤程度可为单纯心包伤，心壁表浅裂伤、穿入或贯通一个心腔、穿过间隔伤及两个心腔，以及较为罕见的心内结构、传导束和冠状动脉损伤。心脏穿透伤患者可分为4类。①死亡：入院前已无生命体征；②临床死亡：送院途中有生命体征，入院时无生命体征；③濒死：半昏迷、脉细、测不到血压、叹息呼吸；④重度休克：动脉收缩压＜10.7 kPa（80 mmHg）。

1. 临床表现

心脏穿透伤的病理和临床表现，一方面取决于受伤机制，即穿透物的性质、大小和速度，另一方面取决于损伤的部位、伤口的大小以及心包裂口的情况。主要表现为心脏压塞和（或）出血性休克，两者有所侧重。

（1）心脏压塞：心包裂口小或被周围组织、血块堵塞，心脏出血可引起急性心脏压塞，使心脏舒张受限，腔静脉回心血流受阻和心排血量减少。心脏压塞有利于减少心脏出血，患者生存机会反而较有出血但无心脏压塞者为多，然而，如不及时解除，则很快导致循环衰竭。贝克三体征（Beck triad）即静脉压升高，心搏微弱、血压下降，心音遥远，是典型的心脏压塞综合征。

（2）失血性休克表现：当心包裂口足够大时，心脏的出血可通畅流出体外或流入胸腔、纵隔或腹腔，心包内积血量不多，临床上主要表现为失血性休克，甚至迅速死亡。有明确的外伤史，有体表伤口和伤迹，呼吸急促、心悸、失血，低血压，多有贫血貌。

（3）听诊异常：若有室间隔损伤，则可闻及收缩期杂音；若有瓣膜损伤，可闻及收缩期或舒张期杂音。心包穿刺和（或）胸腔穿刺有积血即可诊断。

2. 辅助检查

（1）X线检查：X线检查对心脏穿透伤的诊断帮助不大，但胸部X线摄片能显示有无血胸、气胸、金属异物或其他脏器合并伤。胸片上有心脏气液平面具有诊断意义。

（2）超声心动图：超声心动图对心脏压塞和心脏异物的诊断帮助较大，有助于异物定位，可显示异物的大小、位置，且能估计心包积血量。但应注意不能因做检查而延误抢救时间。

3. 治疗

开放性心脏损伤均应立即手术抢救，具体如下。

（1）已经心搏停止者须行开胸心脏复苏，胸外按压不仅无效，且能加重出血和心脏压塞。护理上在密切观察患者生命体征的同时，做好复苏的准备，包括：①迅速气管内插管，机械通气；备好除颤器及开胸急救设备；②建立两处以上快速静脉扩容通道，快速加压输血补液，以提高心脏充盈压，积极抗休克治疗；③建立中心静脉压测量装置，正确判断有无心脏压塞；④如有血气胸，准备行闭式引流术；⑤疑有心脏压塞者配合立即行心包穿刺。

（2）术前准备以快速大量输血为主，适量给予多巴胺和异丙肾上腺素以增强心肌收缩力。刺入心脏并仍留在胸壁上的致伤物（如尖刀）在开胸手术前不宜拔除。如疑有大血管损伤或心内结构损伤等情况，做建立体外循环准备。

（3）心包穿刺：抽出 30 mL 积血就能显著使心包腔减压，病情立即改善，血压可由听不到转而能听到，意识可由不清转而清醒。

（4）心包开窗探查术：若心包穿刺未抽出血液，临床上又高度怀疑心脏压塞，可紧急在局部麻醉下从剑突下进入行心包开窗探查术，以手指探查心包腔，放入减压引流管。

（5）即使心脏停搏约 10 分钟也应积极手术抢救，可取得较理想的抢救成功率。

（6）术中有条件，应采集自体胸血并回输，术毕大剂量联合应用有效抗生素预防感染。

（7）细致地检查有无复合损伤。

（李　圆）

第二节　呼吸困难

呼吸困难（dyspnea）是指患者主观上感觉空气不足或呼吸费力，客观上表现为呼吸运动费力，严重时可出现张口呼吸、鼻翼扇动、端坐呼吸甚至发绀、辅助呼吸肌参与呼吸运动，并且可伴有呼吸频率、深度、节律的改变。呼吸困难是急诊科的常见急症之一，常见于呼吸系统和循环系统疾病，如肺栓塞、哮喘、气胸、急性呼吸窘迫综合征、慢性阻塞性肺疾病急性发作、心力衰竭等，其他系统疾病也可累及呼吸功能而引起呼吸困难。

一、病因与发病机制

不同原因引起呼吸困难的发病机制各异，但均可导致肺的通气和（或）换气功能障碍，引起呼吸困难。

1. 急性肺栓塞

急性肺栓塞（acute pulmonary embolism，APE）是各种栓子阻塞肺动脉系统引起的以肺循环和呼吸功能障碍为主要表现的一组疾病或临床综合征的总称，包括肺血栓栓塞（pulmonary thromboembolism，PTE）、脂肪栓塞、羊水栓塞、空气栓塞。临床上以 PTE 最为常见，通常所说的 APE 即指 PTE。其发病机制为肺血管栓塞后，由于血栓机械性堵塞肺动脉，引发神经、体液因素参与的肺血管痉挛和气道阻力增加，从而引起通气血流比例失调、肺不张和肺梗死，导致呼吸功能改变。

— 25 —

2. 支气管哮喘

支气管哮喘（bronchial asthma）简称哮喘，是由多种细胞和细胞组分参与的气道慢性炎症性疾病。哮喘的发病机制非常复杂，气道炎症、气道反应性增高和神经调节等因素及其相互作用被认为与哮喘的发病密切相关。其中，气道炎症是哮喘发病的本质，而气道高反应是哮喘的重要特征。常因接触变应原、刺激物或呼吸道感染诱发。

3. 急性呼吸窘迫综合征

急性呼吸窘迫综合征（acute respiratory distress syndrome，ARDS）是由各种肺内、肺外因素导致的急性弥漫性肺损伤和进而发展的急性呼吸衰竭。发病机制主要为肺毛细血管内皮细胞和肺泡上皮细胞损伤，造成肺毛细血管通透性增高、肺水肿及透明膜形成，引起肺容积减少、肺顺应性降低、严重的通气血流比例失调，导致呼吸功能障碍。

4. 慢性阻塞性肺疾病

慢性阻塞性肺疾病（chronic obstructive pulmonary disease，COPD）是一组以气流受限为特征的肺部疾病，气流受限呈进行性发展，与气道和肺组织对有害气体或有害颗粒的异常慢性炎症反应有关，与慢性支气管炎和肺气肿密切相关。发病机制主要为各级支气管壁均有炎症细胞浸润，基底部肉芽组织和机化纤维组织增生导致管腔狭窄。

5. 气胸

胸膜腔是不含有空气的密闭潜在性腔隙，一旦胸膜腔内有气体聚集，即称为气胸（pneumothorax）。气胸可分为自发性气胸和创伤性气胸。自发性气胸常指无创伤及医源性损伤而自行发生的气胸。根据脏胸膜破裂口的情况可将气胸分为闭合性气胸、开放性气胸、张力性气胸。气胸发生后，胸膜腔内压力增高，肺失去膨胀能力，通气功能严重受损，引起严重呼吸困难。

二、病情评估与判断

（一）健康史

1. 询问健康史

询问既往咳、痰、喘等类似发作史与既往疾病，如咳、痰、喘症状与季节有关，可能为肺源性呼吸困难。既往有心脏病史，呼吸困难发作与活动有关，可能是心源性呼吸困难。

2. 起病缓急和时间

①突然发作的呼吸困难多见于自发性气胸、肺水肿、支气管哮喘、急性心肌梗死和肺栓塞等；②夜间阵发性呼吸困难以急性左心衰竭所致心源性肺水肿为最常见，COPD 患者夜间可因痰液聚积而引起咳喘，被迫端坐体位；③ARDS 患者多在原发病起病后 7 日内，约半数者在 24 小时内出现呼吸加快，随后呼吸困难呈进行性加重或窘迫。

3. 诱发因素

①有过敏原（如鱼、虾、花粉、乳胶、霉菌、动物皮屑等）、运动、冷刺激（吸入冷空气和食用冰激凌）、吸烟、上呼吸道感染等诱因而出现的呼吸困难常提示哮喘或 COPD 急性发作；②有深静脉血栓的高危因素，如骨折、创伤、长期卧床、外科手术、恶性肿瘤等，排除其他原因的呼吸困难可考虑肺栓塞；③在严重感染、创伤、休克和误吸等直接或间接肺损伤后 12～48 小时内出现呼吸困难可考虑 ARDS；④有过度用力或屏气用力史而突然出现的呼吸困难可考虑自发性气胸。

（二）临床表现

1. 呼吸型态的改变

（1）呼吸频率：呼吸频率增快常见于呼吸系统疾病、心血管疾病、贫血、发热等，呼吸频率减慢多见于急性镇静催眠药中毒、一氧化碳（CO）中毒等。

（2）呼吸深度：呼吸加深见于糖尿病及尿毒症酸中毒，呼吸中枢受刺激，出现深而慢的呼吸，称为酸中毒深大呼吸或库斯莫尔（Kussmaul）呼吸。呼吸变浅见于肺气肿、呼吸肌麻痹及镇静剂过量等。呼吸浅快，常见于癔病发作。

（3）呼吸节律：常见的呼吸节律异常可表现为陈—施（Cheyne-Stokes）呼吸（潮式呼吸）或比奥（Biot）呼吸（间停呼吸），是呼吸中枢兴奋性降低的表现，反映病情严重。陈—施呼吸见于中枢神经系统疾病和脑部血液循环障碍，如脑动脉硬化、心力衰竭、颅内压增高以及糖尿病昏迷和尿毒症等。比奥呼吸偶见于脑膜炎、中暑、颅脑外伤等。

2. 主要症状与伴随症状

引起呼吸困难的原发病不同，其主要症状与伴随症状也各异。当患者有不能解释的呼吸困难、胸痛、咳嗽，同时存在深静脉血栓的高危因素时，应高度怀疑急性肺栓塞的可能。既往曾诊断哮喘或有类似症状反复发作，突然出现喘息、胸闷、伴有哮鸣的呼气性呼吸困难，可考虑支气管哮喘急性发作。急性起病，呼吸困难和（或）呼吸窘迫，顽固性低氧血症，常规给氧方法不能缓解，出现非心源性肺水肿可考虑为 ARDS。呼吸困难伴有突发一侧胸痛（每次呼吸时都会伴随疼痛），呈针刺样或刀割样疼痛，有时向患侧肩部放射常提示气胸。

3. 体征

可通过观察患者的胸廓外形及呼吸肌活动情况、有无"三凹征"和颈静脉充盈，叩诊胸廓和听诊呼吸音等评估呼吸困难患者的体征。肺栓塞患者可有颈静脉充盈，肺部可闻及局部湿啰音及哮鸣音，肺动脉瓣区第二心音亢进或分裂，严重时血压下降甚至休克。支气管哮喘急性发作时胸部呈过度充气状态，吸气性三凹征，双肺可闻及广泛的呼气相哮鸣音，但非常严重的哮喘发作可无哮鸣音（静寂胸）。呼吸浅快、桶状胸、叩诊呈过清音，辅助呼吸肌参与呼吸运动甚至出现胸腹矛盾运动常见于 COPD。患侧胸廓饱满、叩诊呈鼓音、听诊呼吸音减弱或消失应考虑气胸。

（三）辅助检查

1. 血氧饱和度监测

了解患者缺氧情况。

2. 动脉血气分析

呼吸困难最常用的检查，了解氧分压、二氧化碳分压的高低以及 pH 值等，从而判断是否存在呼吸衰竭、呼吸衰竭的类型以及是否有酸中毒、酸中毒的类型等情况。

3. 胸部 X 线或 CT 检查

了解肺部病变程度和范围，明确是否存在感染、占位性病变、气胸等情况。

4. 心电图检查

初步了解心脏情况，除心肌梗死和心律失常外，对诊断肺栓塞有参考意义。

5. 血常规检查

了解是否存在感染、贫血以及严重程度。

6. 特殊检查

如病情允许可做下列检查：①肺动脉造影，确诊或排除肺血栓栓塞症；②肺功能检查，可进一步明确呼吸困难类型。

（四）病情严重程度评估与判断

可以通过评估患者的心率、血压、血氧饱和度、意识以及患者的呼吸型态、异常呼吸音、体位、讲话方式、皮肤颜色等，初步判断患者呼吸困难的严重程度。

1. 讲话方式

患者一口气不间断地说出话语的长度是反映呼吸困难严重程度的一个指标。"能说完整的语句"表示轻度或无呼吸困难，"说短语"为中度呼吸困难，"仅能说单词"常为重度呼吸困难。

2. 体位

体位也可以提示呼吸困难的程度。"可平卧"为没有或轻度呼吸困难，"可平卧但愿取端坐"位常为中度呼吸困难，"无法平卧"可能为严重呼吸困难。

3. 气胸威胁生命的征象

气胸的患者如出现下列中任何一项，即为威胁生命的征象：张力性气胸、急剧的呼吸困难、低血压、心动过速、气管移位。

4. 急性肺血栓栓塞症病情危险程度

①低危 PTE（非大面积）：血流动力学稳定，无右心室功能不全和心肌损伤，临床病死率低于1%；②中危 PTE（次大面积）：血流动力学稳定，但出现右心室功能不全及（或）心肌损伤，临床病死率为3%～5%；③高危 PTE（大面积）：以休克和低血压为主要表现，即体循环动脉收缩压 <90 mmHg，或较基础值下降幅度≥40 mmHg，持续15分钟以上，临床病死率一般高于15%。

5. 哮喘急性发作时病情严重程度的分级

哮喘急性发作时病情严重程度的分级见表3-1。

表3-1　哮喘急性发作时病情严重程度的分级

临床特点	轻度	中度	重度	危重
气短	步行、上楼时	稍事活动	休息时	
体位	可平卧	喜坐位	端坐呼吸	
讲话方式	连续成句	常有中断	单字	不能讲话
精神状态	可有焦虑，尚安静	时有焦虑或烦躁	常有焦虑、烦躁	嗜睡、意识模糊
出汗	无	有	大汗淋漓	
呼吸频率	轻度增加	增加	常 >30 次/分	
辅助呼吸肌活动及三凹征	常无	可有	常有	胸腹矛盾运动
哮鸣音	散在，呼吸末期	响亮、弥漫	响亮、弥漫	减低乃至无
脉率	<100 次/分	100～120 次/分	>120 次/分	脉率变慢或不规则
奇脉（深吸气时收缩压下降）	无，<10 mmHg	可有，10～25 mmHg	常有，>25 mmHg	无
使用 β_2 受体激动剂后 PEF 占预计值或个人最佳值	>80%	60%～80%	<60% 或绝对值 <100 L/min 或作用持续时间 <2 小时	

续表

临床特点	轻度	中度	重度	危重
PaO$_2$（吸空气）	正常	≥60 mmHg	<60 mmHg	<60 mmHg
PaCO$_2$（吸空气）	<45 mmHg	≤45 mmHg	>45 mmHg	>45 mmHg
SaO$_2$	>95%	91%~95%	≤90%	≤90%
pH 值			可降低	降低

6. ARDS 的诊断标准

根据 ARDS 柏林定义，满足以下 4 项条件方可诊断 ARDS：①明确诱因下 1 周内出现的急性或进展性呼吸困难；②胸部 X 线/CT 显示双肺浸润影，不能完全用胸腔积液、肺叶不张和（或）全肺不张/结节解释；③呼吸衰竭不能完全用心力衰竭或液体超负荷来解释；如无危险因素，需用超声心动图等客观检查来评价心源性肺水肿；④低氧血症：根据 PaO$_2$/FiO$_2$ 确立 ARDS 诊断，并将其分为轻度、中度、重度。轻度：200 mmHg < PaO$_2$/FiO$_2$ ≤300 mmHg，且 PEEP 或 CPAP ≥0.49 kPa；中度：100 mmHg < PaO$_2$/FiO$_2$ ≤200 mmHg，且 PEEP 或 CPAP ≥0.49 kPa；重度：PaO$_2$/FiO$_2$ ≤100 mmHg，且 PEEP ≥0.49 kPa。需要注意的是如果所在地海拔在 1 000 m 以上，PaO$_2$/FiO$_2$ 需用公式校正，校正后 PaO$_2$/FiO$_2$ =（PaO$_2$/FiO$_2$）×（当地大气压值/760）。

7. 心源性肺水肿与 ARDS 的鉴别要点

急性心源性肺水肿与 ARDS 的鉴别要点见表 3-2。

表 3-2　心源性肺水肿与 ARDS 的鉴别要点

鉴别点	急性心源性肺水肿	ARDS
健康史	年龄一般>60 岁	年龄一般<60 岁
	心血管疾病史	感染、创伤等病史
体征	颈静脉充盈、怒张	颈静脉塌陷
	左心增大，心尖抬举	脉搏洪大
	可闻及第三、第四心音	心率增快
	下肢水肿	无水肿
	双下肺湿啰音多，实变体征不明显不能平卧	湿啰音，不固定，后期实变体征较明显能平卧
心电图	动态 ST-T 变化，心律失常，左室肥厚	窦性心动过速，非特异性 ST-T 改变
	心脏增大	心脏大小正常
胸部 X 线	向心性分布阴影、肺门增大	外周分布浸润阴影
	支气管周围血管充血间隔线，胸腔积液	支气管充气征常见
治疗反应	对强心、利尿和扩血管等治疗反应明显	对强心、利尿和扩血管等治疗反应差
肺毛细血管楔压	>18 mmHg	≤18 mmHg

三、救治与护理

（一）救治原则

呼吸困难的救治原则是保持呼吸道通畅，纠正缺氧和（或）二氧化碳潴留，纠正酸碱平衡失调，为基础疾病及诱发因素的治疗争取时间，最终改善呼吸困难取决于病因治疗。

（二）护理措施

1. 即刻护理措施

任何原因引起的呼吸困难均应以抢救生命为首要原则。①保持呼吸道通畅。②氧疗：鼻导管、面罩或鼻罩给氧。COPD 伴有 CO_2 潴留和肺栓塞合并通气功能障碍时应先低流量给氧。哮喘急性发作时，可先经鼻导管给氧，如果缺氧严重，应经面罩或鼻罩给氧。ARDS 患者一般高浓度给氧，尽快提高氧分压。③建立静脉通路，保证及时给药。④心电监护：监测心率、心律、血压、呼吸和血氧饱和度。⑤准确留取血标本：采血查动脉血气、D-二聚体、血常规等。⑥取舒适体位：嘱患者安静，取半坐卧位或端坐卧位，昏迷或休克患者取平卧位，头偏向一侧。⑦备好急救物品：如患者呼吸困难严重，随时做好气管插管或气管切开、机械通气的准备与配合工作，备好吸引器等抢救物品和抢救药品。⑧做好隔离措施：对可疑呼吸道传染性疾病，应注意做好隔离与防护，防止交叉感染。

2. 用药护理

遵医嘱及时准确给予各种药物。

（1）控制感染：呼吸困难伴有呼吸道和肺部感染时，遵医嘱应用抗生素，注意观察有无药物过敏反应。

（2）解痉、平喘：常用药物如下。①β_2 受体激动药（如沙丁胺醇、特布他林和非诺特罗）：可舒张支气管平滑肌，是控制哮喘急性发作的首选药物。哮喘急性发作时因气道阻塞影响口服吸入法治疗的效果，可经皮下或静脉途径紧急给药。应用时注意观察患者有无头痛、头晕、心悸、手指颤抖等不良反应。②茶碱类：具有舒张支气管平滑肌作用，以及强心、利尿、扩张冠状动脉、兴奋呼吸中枢和呼吸肌作用。静脉滴注时浓度不宜过高，注射速度不宜超过 $0.25\ mg/(kg \cdot min)$，以免引起心动过速、心律失常、血压下降，甚至突然死亡等中毒反应。③糖皮质激素：控制哮喘发作最有效的药物，可分为吸入、口服和静脉用药，重度或严重哮喘发作时应及早遵医嘱应用激素。④肾上腺素：支气管哮喘发作紧急状态下时，可遵医嘱给予 0.1％肾上腺素 0.3~0.5 mL 皮下注射，以迅速解除支气管痉挛。

（3）维持呼吸：呼吸兴奋剂可应用于 CO_2 潴留并有呼吸中枢抑制的患者，如不能改善缺氧状态，应做好人工机械通气的准备。应用呼吸兴奋剂时，应保持呼吸道通畅，适当提高吸氧浓度，静脉滴注时速度不宜过快，注意观察呼吸频率、节律、意识变化，监测动脉血气。

（4）维持血压：肺栓塞、气胸的患者，往往会有血流动力学的改变，出现心率加快、血压下降甚至休克，应遵医嘱及时给予多巴胺或多巴酚丁胺等血管活性药物治疗心力衰竭、休克，维持体循环和肺循环稳定。

（5）止痛：剧烈胸痛影响呼吸功能时，遵医嘱应用止痛药物。

（6）纠正酸中毒：严重缺氧可引起代谢性酸中毒，遵医嘱静脉滴注5％碳酸氢钠。

3. 病情观察

（1）监测生命体征和呼吸功能：注意监测心率、心律、血压的变化，有无血流动力学障碍。观察呼吸频率、深度和节律改变，注意监测血氧饱和度和动脉血气情况。

（2）观察氧疗效果：氧疗过程中，应注意观察氧疗效果。如吸氧后呼吸困难缓解、发绀减轻、心率减慢，表示氧疗有效；如意识障碍加深或呼吸过度表浅、缓慢，可能为 CO_2 潴留加重。应定期按医嘱复查动脉血气，根据动脉血气分析结果和患者的临床表现，及时遵医嘱调整氧流量或呼吸机参数设置，保证氧疗效果。

4. 肺栓塞的护理

如果呼吸困难是由于肺栓塞引起，除上述护理外，还应给予如下护理。

（1）镇静：绝对卧床休息，保持安静，防止活动致使其他静脉血栓脱落。

（2）胸痛护理：观察胸痛的部位、诱发因素、疼痛严重程度，必要时遵医嘱给予止痛药物。

（3）溶栓治疗的护理：①保证静脉通路畅通；②用药护理，溶栓和抗凝治疗的主要药物不良反应为出血，应密切观察患者有无出血倾向，如牙龈、皮肤黏膜、穿刺部位等；观察患者有无头痛、呕吐、意识改变等脑出血症状；动、静脉穿刺时，要尽量选用小号针头，穿刺后要充分压迫止血，放松压迫后要观察是否继续出现皮下渗血；③溶栓后护理，按医嘱抽血查凝血时间、动脉血气、描记心电图，以判断溶栓效果及病情变化。

（4）其他处理：做好外科手术和介入治疗的准备。

5. 支气管哮喘急性发作的护理

如果呼吸困难是由哮喘急性发作所引起，应尽快配合采取措施缓解气道阻塞，纠正低氧血症，恢复肺功能，预防哮喘进一步恶化或再次发作，防治并发症。遵医嘱给予 β_2 受体激动药、氨茶碱、抗胆碱药、糖皮质激素等，解除支气管痉挛。维持水、电解质与酸碱平衡，注意补充液体，纠正因哮喘持续发作时张口呼吸、出汗、进食少等原因引起的脱水，避免痰液黏稠导致气道堵塞。部分患者可因反复应用 β_2 受体激动药和大量出汗而出现低钾、低钠等电解质紊乱，应及时按医嘱予以纠正。并发呼吸衰竭者，遵医嘱给予鼻（面）罩等无创伤性辅助通气。若无效，做好有创机械通气治疗的准备与配合，对黏液痰栓阻塞气道的患者必要时可行支气管肺泡灌洗术。

6. ARDS 的护理

（1）氧疗护理：确定给氧浓度的原则是在保证 PaO_2 迅速提高到 60 mmHg 或 SpO_2 达 90% 以上的前提下，尽量降低给氧浓度。ARDS 患者轻者可用面罩给氧，多数患者需使用机械通气。

保护性机械通气是治疗 ARDS 的主要方法，其中最重要的是应用 PEEP 和小潮气量治疗。采用小潮气量，旨在控制吸气平台压，防止肺泡过度扩张。应用 PEEP 时应注意：①对血容量不足的患者，应补充足够的血容量以代偿回心血量的不足，但又不能过量，以免加重肺水肿；②PEEP 一般从低水平开始应用，逐渐增加至合适水平，使 PaO_2 维持在 > 60 mmHg 而 $FiO_2 < 0.6$；③使用 PEEP 时，应注意观察避免气压伤的发生；④有条件者采用密闭式吸痰方法，尽量避免中断 PEEP。

（2）控制液体量：注意控制 ARDS 患者液体摄入量，出入量宜维持负平衡（－500 mL 左右）。

（3）积极配合治疗原发病：如按医嘱控制感染、固定骨折、纠正休克等。

（4）营养支持：由于 ARDS 时机体常处于高代谢状态，应按医嘱补充足够的营养，提倡全胃肠营养。

（5）防治并发症：注意观察感染等并发症，如发热、咳嗽、咳黄绿色痰液等，应根据医嘱留取各种痰液标本。

7. 慢性阻塞性肺疾病急性发作的护理

在控制性氧疗、抗感染、祛痰、止咳、松弛支气管平滑肌等治疗措施的基础上，协助患者咳嗽、咳痰，必要时给予吸痰，保持呼吸道通畅。

8. 气胸的护理

积极配合给予排除胸腔气体，闭合漏口，促进患肺复张，减轻呼吸困难，改善缺氧症状等急救措施。

（1）胸腔穿刺抽气：张力性气胸患者如病情危重，应做好配合紧急穿刺排气的准备。在患侧锁骨中线第 2 或第 3 肋间用 16～18 号粗针头刺入排气，每次抽气不宜超过 1 000 mL。

（2）胸腔闭式引流：目的是排出气体，促使肺膨胀。患者在胸腔闭式引流时，护理上应注意：①连接好胸腔闭式引流装置；②搬动患者时，应夹闭引流管，并妥善固定；③更换引流装置时需夹闭引流管，注意无菌操作；④引流过程中注意观察引流是否通畅，穿刺口有无渗血，渗血多时，及时报告医生，随时给予更换敷料等处理；⑤鼓励患者咳嗽、深呼吸，促进胸腔内气体的排出。

（3）手术准备：若胸腔引流管内持续不断逸出大量气体，呼吸困难未改善，提示可能有肺和支气管的严重损伤，应做好手术探查修补裂口的准备。

（4）并发症的护理：①复张后肺水肿处理，复张后肺水肿多发生于抽气过多或过快时，表现为胸闷、咳嗽、呼吸困难无缓解，严重者可有大量白色泡沫痰或泡沫血痰；处理包括停止抽气，患者取半卧位、吸氧、应用利尿药等；②皮下气肿和纵隔气肿，皮下气肿一般不需要特殊处理往往能自行吸收，但需注意预防感染；吸入高浓度氧可促进皮下气肿的吸收消散；纵隔气肿张力过高，必要时需做锁骨上窝切开或穿刺排气处理。

9. 心理护理

呼吸困难患者因为突然发病，几乎都存在恐惧心理，应关注患者的神情变化，给予恰当的病情告知、安慰与心理支持，使其尽可能消除恐惧，保持情绪平稳，有良好的遵医行为。

10. 转运护理

急诊处理后需手术或住院的患者，应做好转运的准备工作。根据病情，准备氧气、监护仪、简易呼吸器、除颤仪等必要的转运抢救设施，安排相应的工作人员护送至手术室或病房，保证转运途中安全。

（孙岩岩）

第三节　窒息

窒息（asphyxia）是指气流进入肺脏受阻或吸入气体缺氧导致的衰竭或呼吸停止状态。一旦发生窒息，可迅速危及生命，应立即采取相应措施，查明原因，积极进行抢救。本节主要讨论气道阻塞引起的窒息。

一、病因与发病机制

引起窒息的原因各异，但其发病机制都是由于机体的通气受限或吸入气体缺氧导致肺的通气与换气功能障碍，引起全身组织与器官缺氧、二氧化碳潴留进而导致组织细胞代谢障碍、酸碱失衡、功能紊乱甚至衰竭而死亡。根据病因可分为：①气道阻塞性窒息，分泌物或异物部分或完全堵塞气道致通气障碍引起的窒息；②中毒性窒息，如 CO 中毒，大量的 CO 经呼吸道进入血液，与血红蛋白结合形成碳氧血红蛋白，阻碍氧与血红蛋白的结合及解离，引起组织缺氧造成的窒息；③病理性窒息，包括肺炎与淹溺等所致的呼吸面积的丧失，以及脑循环障碍引起的中枢性呼吸停止，主要表现为 CO_2 和其他酸性代谢产物蓄积引起的刺激症状与缺氧导致的中枢神经麻痹症状交织在一起。

二、病情评估与判断

1. 气道阻塞的原因判断

通过健康史、血气分析、胸部平片、纤维支气管镜检查，可判断不同原因引起的窒息。

2. 临床表现

气道阻塞的患者常呈吸气性呼吸困难，出现"四凹征"（胸骨上窝、锁骨上窝、肋间隙及剑突下软组织凹陷）。根据气道是否被完全阻塞可分为两类。

（1）气道不完全阻塞：患者张口瞪目，有咳嗽、喘气或咳嗽微弱无力，呼吸困难，烦躁不安。皮肤、甲床和口腔黏膜、面色青紫。

（2）气道完全阻塞：患者面色灰暗青紫，不能说话及呼吸，很快意识丧失，呼吸停止。如不紧急解除窒息，将迅速导致死亡。

3. 气道阻塞引起窒息的严重程度分级

Ⅰ度：安静时无呼吸困难，当活动时出现轻度的呼吸困难，可有轻度的吸气性喉喘鸣及胸廓周围软组织凹陷。

Ⅱ度：安静时有轻度呼吸困难，吸气性喉喘鸣及胸廓周围软组织凹陷，活动时加重，但不影响睡眠和进食，无烦躁不安等缺氧症状，脉搏尚正常。

Ⅲ度：呼吸困难明显，喉喘鸣声较响亮，吸气性胸廓周围软组织凹陷显著，并出现缺氧症状，如烦躁不安、不易入睡、不愿进食、脉搏加快等。

Ⅳ度：呼吸极度困难，患者坐立不安、手足乱动、出冷汗、面色苍白或发绀、心律不齐、脉搏细速、昏迷、大小便失禁等。若不及时抢救，则可因窒息导致呼吸心跳停止而死亡。

三、救治与护理

（一）救治原则

当窒息发生时，首先要保持呼吸道通畅，其次是采取病因治疗。对于气道不完全阻塞的患者，应查明原因，采取病因治疗和对症治疗，尽早解除气道阻塞。对于气道完全阻塞的患者，应立即解除窒息，或做好气管插管、气管切开或紧急情况下环甲膜穿刺的准备。

（二）护理措施

1. 即刻护理措施

①迅速解除窒息因素，保持呼吸道通畅；②给予高流量吸氧，使血氧饱和度恢复94%以上，必要时建立或重新建立人工气道，给予人工呼吸支持或机械通气；③建立静脉通路，遵医嘱给予药物治疗；④监测生命体征：给予心电、血压、呼吸、血氧饱和度监护，遵医嘱

采动脉血做血气分析；⑤备好急救物品：如吸引器、呼吸机、气管插管、喉镜等开放气道用物。

2. 根据窒息的严重程度，配合给予相应的救治与护理

（1）Ⅰ度：查明病因并进行针对性治疗，如由炎症引起，按医嘱应用抗生素及糖皮质激素控制炎症。若由分泌物或异物所致，尽快清除分泌物或取出异物。

（2）Ⅱ度：针对病因治疗，多可解除喉阻塞。

（3）Ⅲ度：严密观察呼吸变化，按医嘱同时进行对症治疗及病因治疗。经保守治疗未见好转、窒息时间较长、全身情况较差者，应及早做好配合气管插管或气管切开的准备。

（4）Ⅳ度：需立即行气管插管、气管切开或环甲膜穿刺术，应及时做好吸痰、吸氧及其相关准备与配合工作。

应注意的是：气管阻塞或气道异物引起的窒息，如条件允许，即使Ⅲ度、Ⅳ度呼吸困难，也可把握好时机，有效清理呼吸道或将异物取出后即可缓解呼吸困难，而不必首先行气管插管或气管切开术。

3. 气道异物的护理

气道异物有危及生命的可能，应尽早配合取出异物，以保持呼吸道通畅，防止窒息及其他并发症的发生。可使用海姆利希（Heimlich）手法排出异物，或经内镜（直接喉镜、支气管镜、纤维支气管镜）取出异物。如确实难以取出的异物，应做好开胸手术、气管切开的准备。对有明显气道阻塞的患者，紧急情况下可用粗针或剪刀行环甲膜穿刺或切开术，以开放气道。

4. 喉阻塞的护理

喉阻塞患者的护理重点是保持呼吸道通畅。对舌后坠及喉阻塞者，可使用口咽通气管开放气道。如为气管狭窄、下呼吸道梗阻所致的窒息，应立即做好施行气管插管或气管切开术的准备，必要时准备配合给予机械辅助通气。

5. 大咯血窒息时的紧急处理

如为肺部疾病所致大咯血，有窒息前兆症状时，应立即将患者取头低足高 45° 的俯卧位，头偏向一侧，轻拍背部以利引流；及时吸出口腔内的血块，畅通呼吸道；在解除气道阻塞后按医嘱给予吸氧等措施，改善缺氧。

6. 严密观察病情变化

随时注意患者呼吸、咳嗽及全身情况，如患者窒息后呼吸急促、口唇发绀、烦躁不安等症状仍不能改善或逐渐加重，应准备继续进行抢救。

7. 术前护理

必要时，做好经纤维支气管镜或喉镜取异物的术前准备工作。

8. 心理护理

嘱患者安静休息，避免剧烈活动，对精神紧张的患者，做好患者的解释和安慰工作。

（王春红）

第四节　急性胸痛

胸痛（chest pain）是指胸前区的不适感，包括胸部闷痛、刺痛、烧灼感、紧缩或压榨感等，有时可放射至面颊、下颌部、咽颈部、肩部、后背部、上肢或上腹部，表现为酸胀、麻木或沉重感等，常伴有精神紧张、焦虑、恐惧感，是急诊科常见的症状之一。胸痛的病因复杂各异，且危险性存在较大的差别。急性胸痛是一些致命性疾病的主要临床表现，如急性冠状动脉综合征、主动脉夹层、急性肺栓塞等。目前，"胸痛中心"是一种新型的医疗模式，通过院内多学科及院内外急救医疗服务体系信息共享和流程优化，急性胸痛患者得到了快速诊断和及时治疗，病死率降低，临床预后得到改善。

一、病因与发病机制

胸痛的病因涵盖各个系统，有多种分类方法，其中，从急诊处理和临床实用角度，可将胸痛分为致命性胸痛和非致命性胸痛两大类。致命性胸痛又可分为心源性胸痛和非心源性胸痛，其中急性冠脉综合征（acute coronary syndromes，ACS）、主动脉夹层（aortic dissection，AD）和急性肺栓塞属于致命性胸痛。

急性冠脉综合征是以冠状动脉粥样硬化斑块破溃，继发完全或不完全闭塞性血栓形成为病理基础的一组临床综合征，包括不稳定型心绞痛（unstable angina，UA）、非ST段抬高型心肌梗死（non-ST segment elevation myocardial infarction，NSTEMI）和ST段抬高型心肌梗死（ST segment elevation myocardial infarction，STEMI）；前两者又称非ST段抬高型急性冠脉综合征（non-ST segment elevation acute coronary syndrome，NSTE-ACS）。其中，斑块破溃若形成微栓子或不完全血栓，可诱发UA或NSTEMI；若形成完全性血栓，可诱发STEMI。这些综合征均可导致心搏骤停和死亡，因此早期识别和快速反应至关重要。

主动脉夹层是指主动脉内的血液经内膜撕裂口流入囊样变性的主动脉中层，形成夹层血肿，并随血流压力的驱动，沿主动脉壁纵轴延伸剥离导致的严重心血管急症。由于机械压迫、刺激和损伤导致突发撕裂样的胸部疼痛。约半数主动脉夹层由高血压引起，其他病因包括遗传性血管病变如马方综合征、血管炎性疾病如大动脉炎、医源性因素如导管介入诊疗术、主动脉粥样硬化斑块内膜破溃以及健康女性妊娠晚期等。

急性肺栓塞引起的胸痛与低氧血症、冠状动脉灌注减少、肺动脉高压时的机械扩张和波及壁胸膜有关。

由于心、肺、大血管以及食管的传入神经进入同一个胸背神经节，通过这些内脏神经纤维，不同脏器疼痛会产生类似的胸痛表现。此外，内脏病变除产生局部疼痛外，尚可产生牵涉痛，其发生机制是由于内脏器官的痛觉纤维与由来自皮肤的感觉纤维在脊髓后角终止于同一神经元上，通过脊髓丘脑束传入大脑，大脑皮质把来自内脏的痛觉误感觉为相应体表的痛觉。

二、病情评估与判断

1. 评估与判断流程

急诊接诊急性胸痛患者时，首要任务是迅速评估患者生命体征，简要收集临床病史，判断是否有危及生命的表现，如生命体征异常、面色苍白、出汗、发绀、呼吸困难等，以决定是否需要立即对患者实施抢救；然后详细询问病史中疼痛及放射的部位、性质、持续时间、影响因素、伴发症状等，配合体格检查和辅助检查，进行综合分析与判断。需要强调的是，急诊护士面对每一例胸痛患者，均需优先排查致命性胸痛。

2. 临床表现

（1）起病：急性冠脉综合征多在 10 分钟内胸痛发展到高峰，而主动脉夹层是突然起病，发病时疼痛最严重。

（2）部位及放射：心绞痛或心肌梗死的疼痛常位于胸骨后或心前区，向左肩和左臂内侧放射，也可向左颈或面颊部放射而被误诊为牙痛。主动脉夹层随夹层血肿的扩展，疼痛可随近心端向远心端蔓延，升主动脉夹层疼痛可向前胸、颈、喉放射，降主动脉夹层疼痛可向肩胛间、背、腹、腰或下肢放射。急性肺栓塞、气胸常呈剧烈的患侧胸痛。

（3）性质：疼痛的性质多种多样，程度可呈剧烈、轻微或隐痛。典型的心绞痛和心肌梗死呈压榨样痛并伴有压迫窒息感，而非典型疼痛表现为胀痛或消化不良等非特异性不适。主动脉夹层为骤然发生的前后移行性撕裂样剧痛。急性肺栓塞有胸膜炎性胸痛或心绞痛样疼痛。

（4）持续时间及影响因素：心绞痛一般持续 2～10 分钟，休息或含服硝酸甘油后 3～5 分钟内缓解，诱因包括劳累、运动、饱餐、寒冷、情绪激动等。不稳定型心绞痛还可在患者活动耐量下降，或静息状态下发作，胸痛持续时间延长，程度加重，发作频率增加。心肌梗死的胸痛持续时间常大于 30 分钟，硝酸甘油无法有效缓解。呼吸时加重的胸痛多见于肺、心包或肌肉骨骼疾患。与进食关系密切的胸痛多见于食管疾病。

（5）伴发症状：胸痛伴有血流动力学异常，如大汗、颈静脉怒张、血压下降或休克时，多见于致命性胸痛。胸痛伴有严重呼吸困难、发绀、烦躁不安提示呼吸系统疾病的可能性较大。恶心、呕吐可为心源性或消化系统疾病所致胸痛患者的伴发症状。

3. 体格检查

ACS 患者可无特异性临床体征，部分表现为面色苍白、皮肤湿冷、发绀、颈静脉怒张、低血压、心脏杂音、肺部啰音等。主动脉夹层累及主动脉根部，可闻及主动脉瓣杂音；夹层破入心包引起心脏压塞可出现贝克三体征，即颈静脉怒张、脉压减小、心音低钝遥远；夹层压迫锁骨下动脉可造成脉搏短绌、双侧收缩压和（或）脉搏不对称。急性肺栓塞患者最常见体征是呼吸频率增快，可伴有口唇发绀；血压下降、休克提示大面积肺栓塞；单侧或双侧不对称性下肢肿胀、腓肠肌压痛提示患者合并深静脉血栓形成。

4. 辅助检查

（1）心电图检查：心电图是早期快速识别 ACS 的重要工具，标准 12 导联或 18 导联心电图有助于识别心肌缺血部位、范围和程度。①STEMI 患者典型心电图：至少两个相邻导联 J 点后新出现 ST 段弓背向上抬高，伴或不伴病理性 Q 波、R 波减低；新发的完全左束支传导阻滞；超急性期 T 波改变；②NSTE-ACS 患者典型心电图：同基线心电图比较，至少 2 个相邻导联 ST 段压低≥0.1 mV 或者 T 波改变，并呈动态变化。少数 UA 患者可无心电图异常表现。上述心电图变化可随心绞痛缓解而完全或部分消失，如果其变化持续 12 小时以上，提示 NSTEMI；③急性肺栓塞患者典型心电图：$S_I Q_{III} T_{III}$ 征，即 I 导联 S 波加深，III 导联出现 Q 波及 T 波倒置。

（2）实验室检查：心肌肌钙蛋白 I/T（cTnI/T）是诊断心肌梗死的特异性高、敏感性好的生物性标志物，高敏肌钙蛋白（hs-cTn）是检测 cTnI/T 的高敏感方法。如不能检测 cTn，肌酸激酶同工酶（CK-MB）检测可作为替代。

多数急性肺栓塞患者血气分析 $PaO_2 < 80$ mmHg 伴 $PaCO_2$ 下降。血浆 D-二聚体升高，因其敏感性高而特异性差，若其含量低于 500 μg/L，有重要的排除价值。

（3）超声心动图：可定位主动脉夹层内膜裂口，显示真、假腔的状态及并发心包积液和主动脉瓣关闭不全的改变等。

（4）CT 血管成像：主动脉夹层和急性肺栓塞的临床首选影像学检查。

（5）肺动脉造影术：在 CT 检查难以确诊或排除急性肺栓塞诊断时，或者患者需要血流动力学监测时应用。

5. ACS 的危险分层

对于 ACS 患者的预后判断和治疗策略选择具有重要价值。

STEMI 高危特征包括广泛 ST 段抬高、新发左束支传导阻滞、既往心肌梗死病史、Killip 分级 > Ⅱ级、下壁心肌梗死伴左室射血分数 ≤35% 或收缩压 < 100 mmHg 或心率 >100 次/分或前壁导联 ST 段下移 ≥0.2 mV 或右室导联 V4R ST 段抬高 ≥0.1 mV、前壁心肌梗死且至少 2 个导联 ST 段抬高 ≥0.2 mV。

三、救治与护理

（一）救治原则

急性胸痛的处理原则是首先迅速识别致命性胸痛，给予积极救治，然后针对病因进行治疗。

1. ACS 的救治原则

（1）院前急救：①首先识别并确认缺血性胸痛，获取 12 导联心电图，如果 ST 段抬高，将患者送往能进行心血管再灌注治疗的医院，有条件者应提前与医院沟通；②监测生命体征和血氧饱和度，如果血氧饱和度 <94%，给予吸氧；③如果发生心搏骤停，立即进行心肺复苏（CPR）和除颤；④对症治疗，如舌下含服或喷雾硝酸甘油，必要时给予吗啡止痛；⑤建立静脉通路；⑥如果考虑给予院前溶栓治疗，应排除禁忌证。

（2）急诊科救治：具体如下。①救治目标：识别并分诊患者，缓解缺血性胸部不适；预防和治疗 ACS 的急性致命并发症（如心室颤动、无脉性室速、心源性休克、急性心力衰竭等）；②危险分层：根据评估结果，可将患者划分为 STEMI、高危 NSTE-ACS 以及中低危 NSTE-ACS，分别采取不同的救治措施；③早期再灌注治疗：如果 STEMI 患者症状出现时间 <12 小时，应直接行经皮冠状动脉介入治疗（percutaneous coronary intervention，PCI），目标时间是从接诊到球囊扩张时间 <90 分钟。如果采用静脉溶栓治疗，目标时间是从接诊到进针时间 <30 分钟。

2. 急性主动脉夹层的救治原则

积极给予镇静与镇痛治疗，给予控制血压、负性心率与负性心肌收缩力的药物，必要时介入或外科手术治疗。

3. 急性肺栓塞的救治原则

在呼吸循环支持治疗的基础上，以抗凝治疗为主；对于伴有明显呼吸困难、胸痛、低氧血症的大面积肺栓塞病例，采取溶栓、外科手术取栓或介入导管碎栓治疗。

（二）护理措施

1. 即刻护理措施

急性胸痛在没有明确病因前应给予：①安静卧床休息；②连接心电、血压、呼吸和血氧饱和度监测仪，注意电极位置应避开除颤区域和心电图胸导联位置；③当有低氧血症时，给予鼻导管或面罩吸氧，使血氧饱和度≥94%；④描记 12 导联或 18 导联心电图，动态关注 ST 段变化；⑤建立静脉通路，保持给药途径畅通；⑥按所在部门救治流程采取动脉、静脉血标本，监测血常规、血气分析、心肌损伤标志物、电解质、凝血试验、肝肾功能、D-二聚体等；⑦对 ACS 的急性致命并发症，如室颤、无脉性室速等，准备好急救药物和抢救设备；⑧对于 NSTE-ACS 极高危缺血患者，做好紧急行冠状动脉造影（＜2 小时）的准备；⑨如果病情允许，协助患者按医嘱接受胸部 X 线摄片、CT、磁共振成像（MRI）等影像学检查。

2. 胸痛护理

观察胸痛的部位、性质、严重程度、有无放射、持续时间、伴随症状、缓解和加重因素。注意疼痛程度的变化，胸痛时有无面色苍白、大汗和血流动力学障碍。及时向医生报告患者疼痛程度的变化。根据医嘱使用镇痛药，及时评估止痛的效果。

3. ACS 的护理

如胸痛的病因为 ACS，护理如下。

（1）按医嘱应用药物：明确用药剂量、途径、适应证、禁忌证以及简单药物原理。

1）阿司匹林：对于疑似 STEMI 患者，若无阿司匹林过敏史和近期胃肠道出血，应遵医嘱立即让其嚼服阿司匹林 150～300 mg，保证药物吸收效果。

2）硝酸酯类药物：包括硝酸甘油和硝酸异山梨酯。对于阿司匹林无法缓解的胸痛患者，若血流动力学稳定（收缩压高于 90 mmHg 或低于基线值 30 mmHg 以内且心率为 50～100 次/分），每 3～5 分钟让其舌下含服 1 片硝酸甘油，含服时确保舌下黏膜湿润，尽可能取坐位，以免加重低血压反应。若胸痛仍未缓解，及时报告医生，准备给予静脉滴注硝酸甘油，注意定期调整滴注速度，监测血流动力学和临床反应，使血压正常患者平均动脉压下降 10%，高血压患者平均动脉压下降 20%～30%。部分患者用药后可能出现面色潮红、头部胀痛、头晕、心动过速、心悸等不适，应告知患者是由于药物所产生的血管扩张作用所致，并注意密切观察。特别需要注意的是，对于心室前负荷不足的患者应慎用或不用硝酸甘油，这些情况包括下壁心肌梗死和右室心肌梗死、低血压、心动过缓、心动过速、过去 24～48 小时服用过磷酸二酯酶抑制剂。

3）吗啡：对于经硝酸酯类药物治疗胸痛未缓解的患者，应及时报告医生，准备给予吗啡治疗。吗啡有扩张血管作用，可能有前负荷依赖或 UA/NSTEMI 患者应慎用吗啡，因吗啡可能与其死亡率增高有关。

4）β 受体阻滞药：排除低血压、心动过缓、心力衰竭的 ACS 患者按医嘱给予 β 受体阻滞药，降低过快心率和高血压，减轻心肌耗氧。

5）氯吡格雷：具有血小板抑制剂作用，起效快、使用安全。高危 ACS 保守治疗患者或延迟性 PCI 患者在早期辅助治疗中按医嘱给予氯吡格雷可改善预后，尤其适合对阿司匹林过敏的 ACS 高危人群应用。

（2）再灌注心肌的治疗与护理：起病多在 3 ~ 6 小时，最多在 12 小时内，做好使闭塞的冠状动脉再通的准备，使心肌得到再灌注，缩小心肌坏死的范围。

1）直接 PCI 治疗的适应证：STEMI 患者。①发病 12 小时内或伴有新出现左束支传导阻滞，或伴严重急性心力衰竭或心源性休克（不受发病时间限制）；②发病 12 ~ 24 小时具有临床或心电图进行性缺血证据。

2）溶栓后 PCI 治疗的适应证：所有在院前溶栓的患者应及时转运到能进行 PCI 治疗的医院。①溶栓成功后 3 ~ 24 小时，或溶栓后出现心源性休克或急性严重心力衰竭时，应行冠状动脉造影并对梗死相关血管行血运重建；②溶栓治疗失败患者；③溶栓成功后若出现再发缺血、血流动力学不稳定以及危及生命的室性心律失常或有再次闭塞证据的患者。

3）PCI 术前护理：协助医生向患者及家属介绍 PCI 目的、方法。按医嘱进行血常规、凝血试验、心肌损伤标志物、肝肾功能等化验，做好手术区域的备皮，备好便携式给氧设施及必要的抢救药品与物品，尽快护送患者到介入导管室。

4）溶栓治疗的护理：如果因各种原因不能进行 PCI 而采用溶栓治疗，应做好以下护理。①评估溶栓治疗的适应证和禁忌证；②按医嘱准确给药，如尿激酶（UK）、链激酶（SK）和重组组织型纤维蛋白溶酶原激活剂（rt-PA）；③监测血压的改变；④按医嘱随时做心电图，及时了解再灌注心律失常和 ST 段的改变；⑤溶栓治疗最严重的并发症是颅内出血，应密切观察患者是否发生严重头痛、视觉障碍、意识障碍等；动、静脉穿刺后要注意延长按压局部时间至不出血为止；⑥按医嘱及时抽取和送检血液标本，及时了解化验和特殊检查结果；⑦注意观察有无药物不良反应，如寒战、发热等过敏反应。

（3）并发症的监测与处理。

1）心律失常的监测与处理：注意观察监护仪及心电图的心率（律），及时识别各种心律失常，并迅速配合医生给予及时处理。

2）心源性休克的监测与处理：密切观察患者的呼吸、血压、心率及皮肤颜色、温度、潮湿度等表现。如果患者出现心率持续增快、血压有下降趋势（< 90 mmHg），血氧饱和度低于 94%，皮肤颜色苍白或发绀，四肢湿冷，表情淡漠等症状，应高度警惕发生心源性休克的可能，应及时通知医生，配合给予必要的处理。

心源性休克的处理：具体如下。①补充血容量：估计有血容量不足，按医嘱补充液体，注意按输液计划调节滴速，观察有无呼吸困难、颈静脉充盈、恶心、呕吐、心前区疼痛加重等表现。②及时按医嘱给予药物：如血压低于 90 mmHg，及时给予血管活性药（如多巴胺）等静脉滴注。用药时注意观察血压和输液部位的皮肤，根据医嘱和血压具体情况调节输液速度。需要时，按医嘱采取措施纠正酸中毒及电解质紊乱，保护肾功能。③密切观察病情变化：注意观察药物作用与不良反应，密切观察心率（律）、血压、血氧饱和度、尿量和患者状况，准确记录出入水量，及时向医生报告病情变化情况。

3）急性左心衰竭的监测与处理：如患者出现不能平卧、呼吸困难、咳嗽、发绀、烦躁等心力衰竭症状，立即准备按医嘱采取紧急措施。①体位：将患者置于坐位或半坐位。②保持呼吸道通畅，给予高流量面罩吸氧。③遵医嘱给予各种抢救药物：如静脉注射吗啡，镇静，减轻恐惧感，同时也可降低心率，减轻心脏负荷；应用氨茶碱，解除支气管痉挛，缓解呼吸困难；给予洋地黄制剂，增加心肌收缩力和心排血量；应用硝酸甘油、硝普钠等血管扩张剂静脉滴注，扩张周围血管，减少静脉回心血量；给予呋塞米静脉注射，利尿，减少循环血量。在给药过程中，注意按药物用法给药，血管活性药物一般应用微量泵注入，注意控制输液速度，防止低血压。但对于肺和（或）体循环淤血者，注意严格控制静脉输液速度，监测液体出入量。④密切观察病情变化，协助完善相关检查：进行心电图、血压、血氧饱和度监测，密切观察药物作用及其病情变化。描记 12 导联心电图，留取动脉血气、脑钠肽、血常规、血糖、电解质和心肌损伤标志物等各种血标本；协助患者接受胸部 X 线摄片、超声检查。

（4）心理护理：ACS 患者突然发病、症状重，加上处于医院的特殊环境，告知的手术风险及医疗费用等因素均会引起患者紧张、恐惧、焦虑、烦躁，甚至绝望等负性情绪。因此，应重视对患者的心理护理，关心体贴患者。抢救过程中适时安慰和鼓励患者，有针对性地告知相关抢救措施，减轻患者的恐惧感，取得患者及其家属的配合，积极配合救治，增强对治疗的信心。

（5）健康指导：在救治 ACS 患者的同时，结合患者病情和不同特点对患者和家属实施健康教育和康复指导，强化预防意识，已有 ACS 病史应预防再次梗死和其他心血管不良事件称为二级预防。

1）改变生活方式：①合理膳食，宜摄入低热量、低脂、低胆固醇、低盐饮食，多食蔬菜、水果和粗纤维食物如芹菜、糙米等，避免暴饮暴食；②适当运动，保持适当的体力活动，以有氧运动为主，注意运动的强度和时间，以不致发生疼痛症状为度；③控制体重，在饮食治疗的基础上，结合运动和行为治疗等控制体重；④戒烟戒酒。

2）避免诱发因素：调整日常生活与工作量，不可过于劳累，避免情绪激动，减轻精神压力，保证充足睡眠。

3）正确应用药物：告知患者用药的目的、作用及注意事项，指导患者正确应用抗血小板聚集、抗缺血、抗心律失常、降压降脂降糖等药物，积极治疗冠心病、高血压、高血脂、糖尿病等基础慢性疾病。

4）病情自我监测：向患者讲解疾病的知识，包括 ACS 发生的简单过程、诱因、监护意义。教会自测脉率，以及早发现心律失常。告知患者及其家属心绞痛发作时的缓解方法，如心绞痛发作比以往频繁、程度加重，疼痛时间延长，应警惕心肌梗死的发生，及时就医。

4. 主动脉夹层的护理

如胸痛的病因是主动脉夹层，护理如下。

（1）按医嘱给予药物治疗：具体如下。①降压治疗：降压可以减轻或缓解患者胸痛，防止主动脉破裂，争取手术机会。一般静脉持续应用微量泵给予扩血管药物，如硝普钠，同时配合应用 β 受体阻滞药或钙通道阻滞剂，将收缩压控制在相应安全水平。用药过程中要密切监测血压变化，避免血压出现骤降或骤高，根据血压变化调节药物剂量，使血压维持在相对稳定和安全的水平。②镇痛治疗：如果患者胸痛剧烈，应及时报告医生，遵医嘱给予吗啡等治疗，观察并记录胸痛缓解情况，密切监测有无心动过缓、低血压和呼吸抑制等不良反应。

（2）密切观察病情变化：严密监测四肢血压和心率（律）的变化，观察胸痛缓解或加重情况；关注辅助检查结果，了解病情严重程度与发展趋势；出现任何异常情况，及时向医生报告。主动脉夹层极易发生夹层破裂而危及生命，应随时做好抢救的准备。

（3）做好介入治疗、手术或转运的准备：按医嘱为患者做好接受介入治疗或住院接受外科手术治疗的准备，按部门要求为转运过程中可能发生的病情变化做好充分的准备。

5. 急性肺栓塞的护理

如胸痛病因是急性肺栓塞，其护理参见本章第二节"呼吸困难"。

（王　佳）

第四章

ICU 护理

第一节　循环系统的监护

一、无创血压监测

无创血压监测（NIBP）是通过加压袖带阻断动脉血流，在持续放气时测定袖带压力振荡或袖带放气时血流继续流经动脉时的压力。

1. 测量技术

（1）手动法：尽管手动法测定无创血压耗时较长且个体差异较大，但由于其操作简便，成本低廉，仍得到广泛应用。

1）听诊法：首先利用袖带加压阻断血管血流，随着袖带压力降低，血管内逐渐形成湍流，而产生科罗特科夫（Korotkoff）音，通过听诊可以确定收缩压，而当血流声音消失时的压力即为舒张压。

2）示波测量法：该方法将袖带与压力表相连，随着袖带逐渐放气，第一个振荡出现时的压力即为收缩压，而振荡消失时的压力即为舒张压。

（2）自动无创测量技术：此法使用方便，应用广泛。多数自动测量血压设备均采用示波测量技术。一般而言，袖带充气至超过前次收缩压 40 mmHg（或达到约 170 mmHg），此后在逐渐放气的同时用传感器监测袖带内的压力振荡。最大振荡出现时的最低压力与平均动脉压（MAP）有很好的相关性。收缩压和舒张压可通过运算法则确定，但通常分别与最大振荡波形的初始上升和最后下降相对应。

2. 注意事项

（1）袖带宽度适中：袖带宽度应覆盖上臂或大腿长度的 2/3，即袖带宽度相当于肢体直径的 1.2 倍。袖带过窄可导致测量值过高，袖带过宽可导致测量值过低。

（2）停止活动：活动可能导致测量时间过长，此时部分仪器甚至无法测量血压。

（3）常规监测时测量周期不应少于 2 分钟，如果设定测量血压过于频繁，可能导致静脉淤血；某些仪器设有统计模式，可快速反复测量血压，但可能影响肢体灌注并损害外周神经。

（4）心律失常患者有时没有正常的心脏搏动，因此在袖带逐渐放气时可能无法记录实际血压。血压很低或很高，电子测压仪很难感知压力振荡。

（5）在一次血压测量完毕后，将袖带完全放气，需等待 30 秒，方可进行下一次血压监测。

（6）血压计袖带内垫一次性衬布，每 4 小时松开袖带片刻或更换肢体进行血压测量，以减少因持续充气而对肢体血液循环产生的影响，并减轻给患者带来的紧张与不适。

（7）无论电子测压仪还是手动血压计，因长时间使用，精确度会降低，因而每半年由专业技师检测一次准确度。当电子测压仪测量血压异常与患者体征不相符时，要用人工测量法进行核实。

（8）患者转出重症监护室（ICU）时，血压计袖带放臭氧消毒柜消毒后备用。

二、有创动脉血压监测

有创血压监测（IBPM）是将动脉导管置入动脉内直接测量动脉内血压的方法。IBPM 为持续的动态变化过程，不受人工加压、减压、袖带宽窄及松紧度的影响，准确、直观，可根据动脉波形变化来判断分析心肌的收缩力。患者在应用血管活性药时及早发现动脉压的突然变化，有利于医务人员根据动脉压的瞬间变化及时调整治疗。还可以反复动脉抽血监测血气分析，避免反复动脉穿刺，减轻患者痛苦，减少护士工作量，也可为临床诊治提供可靠的监测数据。

1. 概念

IBPM 为直接感知血液内的压强，将套管针置于动脉血管内连接延长管、传感器及监护仪，传感器将导管内液体压转换为电信号输入监测仪，最终将其转换成数字和波形，显示于屏幕上。有创压较无创压高 5 ~ 20 mmHg（1 mmHg = 0.133 kPa）。一般股动脉收缩压较桡动脉高 10 ~ 20 mmHg，而舒张压低 15 ~ 20 mmHg，足背动脉收缩压可能较桡动脉高 10 mmHg，而舒张压低 10 mmHg。

2. 置管方法

穿刺部位首选桡动脉，因为桡动脉位置表浅，易触及，易定位，易观察，易于护理和固定。其次是股动脉、足背动脉、肱动脉等。以桡动脉为例，操作时，常规消毒铺巾，操作者左手示指、中指触及患者桡动脉搏动，右手持穿刺针，在搏动最强处进针，穿刺针与皮肤呈 30° ~ 40°，若有鲜红色的血液喷至针蒂，表明针芯已进入动脉，此时将穿刺针压低 15°，再向前进针约 2 mm，如仍有回血，送入外套管，拔出针芯，有搏动性血液喷出，说明导管位置良好，即可连接测压装置，此为直接法；如果不再有回血表明已经穿透血管，再少许进针，退出针芯，接注射器缓慢回吸后退，当回血通畅时，保持导管与血管方向一致，捻转推进导管，此为穿透法。

3. IBPM 管道的管理

（1）测压管道的连接：穿刺成功后，应立即连接冲洗装置，调整压力传感器的高度平右心房的水平，一般放在腋中线第 4 肋间。压力袋内的肝素盐水（配置浓度为 2 ~ 4 U/mL），24 小时更换 1 次。压力袋外加压至 300 mmHg，主要起抑制动脉血反流的作用。

（2）压力换能器的调零：监测取值前实施调零操作（关近端，通大气，归零，关闭大气，打开近端），最好 4 小时调零 1 次。测压过程中如对数值有疑问，需随时调零。如监护仪上动脉波形消失，可能是动脉堵塞引起，应用注射器抽吸，如无回血，需立即拔出动脉导管，严禁动脉内注射加压冲洗。

（3）从测压管抽取血标本：从测压管抽取血标本时，应先将管道内液体全部抽出后再取血，以避免因血液稀释而影响检查结果。

（4）严防气体进入血液：在测压、取血、调零或冲洗管道等操作过程中，要严防气体进入血液而造成动脉气栓。

（5）注意事项：定时冲洗管道，保持通畅，防止血液凝固堵塞，确保动脉测压的有效性和预防动脉内血栓形成。

4. 波形的识别与分析

正常动脉压力波形分为升支、降支和重搏波。升支表示心室快速射血进入主动脉，至顶峰为收缩压，正常值为 100～140 mmHg；降支表示血液经大动脉流向外周，当心室内压力低于主动脉时，主动脉瓣关闭与大动脉弹性回缩同时形成重搏波。之后动脉内压力继续下降至最低点，为舒张压，正常值为 60～90 mmHg。从主动脉到周围动脉，随着动脉管径和血管弹性的降低，动脉压力波形也随之变化，表现为升支逐渐陡峭，波幅逐渐增高。

5. 常见并发症的预防及护理措施

（1）防止血栓形成：实施 IBPM 引发血栓形成的概率为 20%～50%，其主要是由于置管时间过长、导管过粗或质量较差、反复穿刺或血肿形成以及重症休克或低心排血量综合征等因素引起。因此，为防止血栓形成应做到：①避免反复穿刺损伤血管；②发现血凝块应及时抽出，禁止注入，如抽出有困难，立刻拔管；③取血标本后立即将血液冲回血管内；④发现缺血征象如面色发白、发凉及有疼痛感等异常变化，应及时拔管；⑤动脉置管时间长短与血栓形成相关，一般不宜超过 7 日；⑥防止管道漏液，应把测压管道的各个接头连接紧密。

（2）预防感染：IBPM 诱发的感染通常主要是由于导管直接与血管相通，破坏了皮肤的屏障作用，导管放置时间长，细菌容易通过三通管或压力传感器进入体内。为预防此类感染发生，穿刺过程要求严格执行无菌技术，局部皮肤感染应及时拔管更换测压部位。在留取血标本、测压及冲洗管道等操作时，应严格遵循无菌操作原则。每日消毒穿刺点及更换无菌贴膜 1 次。密切观察穿刺部位有无出血，防止细菌从导管入口进入血液而导致逆行感染发生菌血症及败血症。三通管应用无菌巾包好，24 小时更换 1 次。拔管后要进行常规导管尖端细菌培养。

（3）预防出血和血肿：套管针脱出或部分脱出、拔除导管后压迫时间过短、接头衔接不牢或脱离等，易导致局部出血、渗血或形成血肿。因此，在进行各项治疗护理工作时，避免牵拉导管；应将动脉置管处暴露，加强巡视。同时因肝素在肝脏代谢，大部分代谢物从肾脏排出，对老年人及肝肾功能不良者尤应注意是否有出血倾向。对于意识不清和烦躁患者给予约束带约束置管侧肢体，固定牢套管针。拔管后，局部按压 5～10 分钟，再用绷带加压包扎，30 分钟后予以解除。如果出现血肿可局部用 30% 硫酸镁湿敷。

（4）预防动脉空气栓塞：由于冲洗装置排气不彻底、管道系统连接不紧密及更换肝素帽或采集血标本时，空气很容易进入。残留空气不仅能引起空气栓塞，还会影响测压数值，因为气泡常使机械信号减弱或衰减，从而导致一个减幅的类似波和错误的压力读数。因此，在实施护理时，要拧紧所有的接头，确保开关无残气；避免增加不必要的开关和延长管；应在取血或调零后，快速冲洗开关处。

三、中心静脉压监测

中心静脉压（CVP）是指腔静脉与右心房交界处的压力，是反映右心前负荷的指标。将导管经颈内静脉或锁骨下静脉插入上腔静脉，导管末端再与充满液体的延长管和换能器相连，通过测压装置与多功能监护仪相连，即可由监护仪上获得中心静脉压的波形与数值。CVP 由 4 种成分组成：①右心室充盈压；②静脉内壁压力，即静脉内血容量；③作用于静脉外壁的压力，即静脉收缩压和张力；④静脉毛细血管压。CVP 是临床观察血流动力学的主要指标之一。

1. 正常值及临床意义

CVP 正常值为 5~12 cmH_2O（2~8 mmHg）。CVP 为 2~5 cmH_2O 常提示右心房充盈欠佳或血容量不足，CVP 为 15~20 cmH_2O 时，则表示右心功能不良，心脏负荷过重。当患者出现左心功能不全时，CVP 也就失去了参考价值。CVP 结合其他血流动力学参数综合分析，在 ICU 中对患者右心功能和血容量变化的评估有很高的参考价值，因而在输血补液及使用心血管药物治疗时连续观察 CVP 的变化极为重要。临床上根据 CVP 与血压、尿量的关系来分析病情，特别是心脏大手术后患者 CVP 与血压、尿量受各种因素影响而变化。因此，ICU 护士必须具备高度的责任心和丰富的临床经验，根据不同的情况及时配合医师采取相应的急救措施。

（1）CVP 与血压、尿量的关系及病情分析。

1）补液试验：取等渗盐水 250 mL，于 5~10 分钟内经静脉滴入，若血压升高，CVP 不变，提示血容量不足；若血压不变而 CVP 升高 3~5 cmH_2O（0.29~0.49 mmHg），则提示心功能不全。

2）Weil "5-2 法则"：也是补充血容量治疗中的指导方法之一。在输液中如 CVP 值升高超过原基础值 5 cmH_2O，应暂停输液；如输液后 CVP 值升高低于 5 cmH_2O，但高于 2 cmH_2O，则短时间暂停输液，如 CVP 值持续升高 2 cmH_2O 以上，应进行监护观察；如 CVP 值升高随后降至 2 cmH_2O 以下，可再开始冲击补液。

（2）不同病情对 CVP 的要求不尽相同：例如，某些左心手术或左心功能不全的患者，虽然左房压已超出正常范围，但 CVP 仍可能为正常或低于正常，而有些右心手术患者，CVP 虽然已超出正常范围，但仍存在容量不足。临床上要调节和保持最适合患者病情需要的 CVP。

2. 适应证

CVP 监测的适应证：①各类大型手术，尤其是心血管、颅脑和胸部大而复杂的手术；②各种类型的休克；③脱水、失血和血容量不足；④右心功能不全；⑤大量静脉输血、输液。

3. CVP 的监测方式

（1）经玻璃水柱测定。

1）将 T 形管和三通管分别连接患者的中心静脉导管、有刻度数字的消毒测压管和静脉输液系统，柱内充满输液液体。

2）测压计垂直地固定在输液架上。

3）水柱零点通常在第 4 肋间腋中线部位，平右心房水平，水柱向中心静脉压开放。

4）至水柱逐渐下降停止，在呼气末时读的水柱对应的刻度数字的数值即为中心静脉压的值。

5）机械通气患者应关闭 PEEP 后测定或者按 PEEP 每 4 cmH_2O 约 1 mmHg 计算。

（2）经换能器测定。

1）留置中心静脉导管成功。

2）测压装置与导管接头应连接紧密，妥善固定，以防滑脱。

3）每次测压前要先抽吸测压管有无回血，如回血不畅或无回血应考虑导管是否已脱出，或导管紧贴静脉壁，或为静脉瓣所堵塞，此时应及时调整导管位置后方可测定。

4）确保管道通畅：每间隔 2 ~ 4 小时，快速滴注 10 ~ 15 mL 液体，以确定管道的通畅性，必要时可用肝素溶液冲洗。同时导管连接要紧密牢固，防止因接头松脱而导致出血。

5）保持测压的准确性：每次测压均应调整零点。使换能器指示点对准腋中线与腋前线之间与第 4 肋间的交叉点，以此点作为右心房水平，旋转三通管，使换能器与大气相通，校对零点；对好零点后，再次旋转三通管，使中心静脉导管与测压装置相通，待显示器显示的数值稳定后，即为此刻 CVP 值。

4. CVP 监测的注意事项

（1）判断导管插入上、下腔静脉或右心房无误。

（2）将零点置于第 4 肋间右心房水平腋中线。

（3）确保静脉内导管和测压管道系统内无凝血、无空气，管道无扭曲等。

（4）测压时确保静脉内导管畅通无阻。

（5）加强管理，严格无菌操作。

5. 影响 CVP 的因素

（1）CVP 上升的常见因素：①右心泵功能低下，如充血性心力衰竭、心源性休克；②心脏压塞；③肺循环阻力升高，如肺水肿、严重肺不张、肺循环高压；④药物影响，如使用强烈收缩血管的药物，小动脉收缩，回心血量相对增加，致使中心静脉压上升；⑤胸膜腔内压升高时，如气胸、血胸或使用呼吸机正压通气，气管内吸引或剧烈咳嗽时；⑥电解质紊乱或酸碱平衡失调，可影响心血管功能；⑦三尖瓣狭窄或反流时右房扩大，压力上升，即使在血容量不足时，中心静脉压也高或正常；⑧补液量过多或过快。

（2）CVP 下降的常见因素：①血容量不足；②应用血管扩张剂的影响。

6. CVP 的监测护理

（1）根据病情遵医嘱监测中心静脉压，并注意观察变化趋势。

（2）预防感染：导管置入过程中严格遵守无菌操作原则，压力监测系统保持无菌，避免污染。如穿刺部位出现红肿、疼痛情况，应立即拔出导管。

（3）调定零点：导管置入后，连接充满液体的压力延长管及换能器，换能器应置于腋中线第 4 肋间水平。每次测压前应调定零点。患者更换体位后应重新调定零点。

（4）测压通路应尽量避免滴注升压药或其他抢救药物，以免测压时药物输入中断引起病情波动。

（5）穿刺部位护理：密切观察穿刺部位情况，每日用安尔碘消毒一次，特殊情况随时消毒。局部以透明敷贴覆盖以利于观察，并视具体情况随时更换。

（6）接受正压呼吸机辅助呼吸的患者，吸气压 > 25 cmH_2O 时胸膜腔内压增高，会影响中心静脉压值。咳嗽、呕吐、躁动、抽搐或用力均可影响中心静脉压，应在安静 10~15 分钟后再进行测定。

7. CVP 的并发症及防治

（1）感染：中心静脉置管感染率为 2%~10%，因此在操作过程中应严格遵守无菌技术，加强护理，每日更换敷料，每日用肝素稀释液冲洗导管。

（2）出血和血肿：颈内静脉穿刺时，穿刺点或进针方向偏向内侧时，易穿破颈动脉，进针太深可能穿破椎动脉和锁骨下动脉，在颈部可形成血肿，肝素化后或凝血机制障碍的患者更易发生。因此，穿刺前应熟悉局部解剖，掌握穿刺要点，一旦误穿入动脉，应做局部压迫，对肝素化患者，更应延长局部压迫时间。

（3）其他：包括气胸、血胸、气栓、血栓、神经和淋巴管损伤等。虽然发病率很低，但后果严重。因此，必须加强预防措施，熟悉解剖，认真操作，一旦发现并发症，应立即采取积极治疗措施。

四、有创血流动力学监测

有创血流动力学监测用于心肌梗死、心力衰竭、急性肺水肿、急性肺栓塞，各种原因导致的休克、心跳呼吸骤停、严重多发伤、多器官功能衰竭、严重心脏病围术期等需严密监测循环系统功能变化的患者，提供可靠的血流动力学指标，指导治疗。

1. 用品

（1）斯旺—甘兹（Swan-Ganz）导管：目前常用四腔导管，有 3 个腔和 1 根金属线。导管顶端用于测量肺动脉压；近端开口距离顶端 30 cm，用于测量 CVP；与气囊相通的腔；气囊附近有一热敏电阻，用于热稀释法测定心排血量。

（2）多功能床旁监护仪。

（3）测压装置：包括换能器、压力延长管、三通管、加压输液袋、2% 肝素盐水等。

2. 肺动脉压力监测

（1）肺动脉压（PAP）：由导管肺动脉压力腔测得。肺动脉收缩压正常情况下与右室收缩压相等，正常值为 15~28/5~14 mmHg。PAP 升高见于低氧血症、肺栓塞、肺不张、肺血管疾病等。PAP 降低见于低血容量性休克。

（2）肺毛细血管楔压（PCWP）：测压管连接于肺动脉压力腔，向气囊内注入 1.2 mL 气体，导管顶端进入肺动脉分支，此时测得的压力为 PCWP，正常值为 8~12 mmHg。PCWP 可较好地反映左房平均压及左室舒张末压。PCWP 升高见于左心功能不全、心源性休克、二尖瓣狭窄或关闭不全、胸腔压力增加、使用升压药物等。PCWP 降低见于血容量不足、应用扩张血管的药物。

（3）右心房压（RAP）：由导管中心静脉压腔测得，正常值为 2~8 mmHg。RAP 反映循环容量负荷或右心房前负荷变化，比 CVP 更为准确。心包积液及心力衰竭时可造成相对性右室前负荷增加，右室注入道狭窄（如三尖瓣狭窄）时右房压不能完全代表右室前负荷。

（4）右室压（RVP）：在导管进出右室时测得。正常值为 15~28/0~6 mmHg。舒张末期压力与右房压相等。

（5）心排血量（CO）：利用热稀释法测得。向右房内快速而均匀注入 5~10 mL 室温水或冰盐水，导管尖端热敏电阻即可感知注射前后导管尖端外周肺动脉内血流温度之差，此温差与心排血量之间存在着一定的关系，通过多功能监护仪的计算便可直接显示心排血量。此方法所得结果有一定误差，因此，至少应重复 3 次，取平均值。静息状态下正常值为 4 ~ 8 L/min。CO 降低常见于各种原因引起的心功能不全以及脱水、失血、休克等原因引起的心排血量降低。

3. 与 CO 有关的血流动力学指标

（1）心脏指数（CI）：为每分钟心排血量除以体表面积（CO/BSA）。正常值：2.8 ~ 4.2 L/（min·m²）。经体表面积化后排除了体重不同对心排血量的影响，更准确地反映了心脏泵血功能。<2.5 L/（min·m²）提示心功能不全，<1.8 L/（min·m²）会出现心源性休克。CI 升高见于某些高动力性心力衰竭，如甲状腺功能亢进症、贫血等。

（2）心脏每搏量（SV）：正常值为 50 ~ 110 mL。SV 反映心脏每搏泵血能力，影响因素有心肌收缩力、前负荷、后负荷，一些作用于心肌细胞膜内 β 受体及能改变心肌浆网钙离子释放的药物能明显增加 SV；在一定范围内，增加心脏的前负荷或后负荷也可适当增加 SV，但在心肌有严重损伤时心肌耗氧量会增加。

（3）肺血管阻力（PVR）：正常值为 15 ~ 25（kPa·s）/L。PVR 反映右心室后负荷大小，肺血管及肺实质病变时也可影响结果。表示为：PVR =（MPAP − PCWP）×80/CO。

（4）全身血管阻力（SVR）：正常值为 90 ~ 150（kPa·s）/L。反映左心室后负荷大小。左室衰竭、心源性休克、低血容量性休克、小动脉收缩等使 SVR 升高；贫血、中度低氧血症使 SVR 降低。表示为：SVR =（MAP − CVP）×80/CO。

4. 监测指标的临床意义

（1）循环功能的判断：根据血流动力学指标，大体可了解循环灌注状况、心脏泵血功能、循环容量和心脏前负荷、循环阻力或心脏后负荷等。

（2）帮助临床鉴别诊断：心源性与非心源性肺水肿的鉴别，在排除影响 PCWP 因素后，可用 PCWP 指标来鉴别，PCWP > 2.4 kPa（18 mmHg）时心源性可能性大，> 3.3 kPa（25 mmHg）时则心源性肺水肿可以肯定，<1.9 kPa（14 mmHg）则可基本排除心源性肺水肿。急性肺栓塞临床表现类似心源性休克，血流动力学均可表现为 RAP、PVR 升高，MAP、CI 降低，但前者 PCWP 偏低，后者 PCWP 偏高。急性心脏压塞与缩窄性心包炎时均可出现 SV、CI、MAP 下降，RAP 与 PCWP 升高值相似，但后者 RAP 监测波形呈"平方根号"样特征性改变。血流动力学监测对区别不同类型休克也有鉴别意义。心源性休克常出现 CI 下降、心脏前负荷增加；低血容量休克表现为心脏前负荷下降、CI 降低、SVR 增加；过敏性休克时全身血管扩张而阻力降低、心脏前负荷下降、CI 减少；感染性休克按血流动力学可分为高心排低阻力型和低心排高阻力型休克。

（3）指导临床治疗：危重患者血流动力学监测的目的是确定输液量、血管活性药应用的种类和剂量以及利尿剂的应用，以便维持有效的血液灌注，保证充足的氧供，同时又不过多增加心脏负担和心肌耗氧量，故应根据监测指标综合分析，及时解决主要矛盾。

1）一般型：CI > 2.5 L/（min·m²）、PCWP < 15 mmHg，患者无须特殊处理，当心率 > 100 次/分时，可考虑应用镇静剂或小剂量 β 受体阻滞药。

2）肺淤血型：CI > 2.5 L/（min·m²）、PCWP > 15 mmHg，治疗目标为降低 PCWP，可应用利尿剂、静脉扩张药。

3）低血容量型：CI < 2.5 L/（min·m²）、PCWP < 15 mmHg，治疗目标为适当静脉输

液，增加心脏前负荷，提高心排血量。

4）左心功能不全型：CI < 2.5 L/（min·m²）、PCWP > 15 mmHg，治疗目标为提高 CI、降低 PCWP，使用血管扩张剂、利尿剂，必要时加用正性肌力药物。

5）心源性休克型：CI < 1.8 L/（min·m²）、PCWP > 30 mmHg，治疗目标为提高 CI、降低 PCWP，以正性肌力药及血管扩张药为主，同时可采用主动脉内球囊反搏治疗。

6）右心室梗死型：CI < 2.5 L/（min·m²）、CVP 或 RAP 升高，PCWP < CVP（或 RAP），治疗目标是提高 CI，以静脉补液为主，维持 RAP 在 18 mmHg 以下为宜，有利于提高左心室心排血量，禁用利尿剂。

（4）了解肺换气功能及全身氧动力学状况：根据动脉和混合静脉血血气结果、吸入氧浓度等，可经有关公式计算出肺的换气功能和全身动力学。

5. 监测及管理

（1）根据病情需要，及时测定各项参数，换能器应置于心脏水平，每次测压前应调整零点。通过压力波形确定导管所在部位。

（2）肺动脉导管和右房导管应间断以 2‰肝素液 3 mL/h 静脉滴注，防止凝血。

（3）导管固定应牢固，防止移位或脱出。当波形改变时，应及时调整，使之准确。必要时，X 线床旁摄片，以确定导管位置。

（4）严格执行无菌操作原则，测压和测心排血量时应注意预防污染。病情好转后应尽早拔除。

（5）持续监测心律的变化，测量肺毛细血管楔压时，充气量不可超过 1.5 mL，且应间断、缓慢地充气。气囊过度膨胀或长时间嵌楔，血管收缩时气囊受压，可致导管内血栓形成。应持续监测肺动脉压力波形，定时进行胸部 X 线检查了解导管尖端位置，预防肺栓塞。肺动脉高压的患者，其肺动脉壁脆而薄，气囊充气过度可引起肺出血或肺动脉破裂。

（6）漂浮导管拔除时，应在监测心率的条件下进行。拔管后，施行局部压迫止血。

五、脉搏指数连续心排血量监测

脉搏指数连续心排血量监测（PiCCO），依据质量守恒定律即某特定物质在系统末端流出的量等于该物质流入端的量跟系统流入端与流出端之间减少或增加的量之和，将单次心排血量测定发展为以脉搏的每搏量为基准的连续心排血量监测技术。与其他 CO 监测方法相比，具有微创伤、低危险、简便、精确、连续等优点。可监测胸腔内血容量、血管外肺水含量、每搏量变异度等容量指标，从而反映机体心脏前负荷及肺水肿状态。

1. 方法

为患者行中心静脉置管，于股动脉放置一根 PiCCO 专用监测导管，中心静脉导管及温度感知接头与压力模块相连接，动脉导管连接测压管路，与压力及 PiCCO 模块相连接。测量开始，从中心静脉注入一定量的冰生理盐水，经过上腔静脉→右心房→右心室→肺动脉→血管外肺水→肺静脉→左心房→左心室→升主动脉→腹主动脉→股动脉→PiCCO 导管接收端。监护仪可将整个热稀释过程描绘成曲线，再对曲线波形进行分析，得出一参数，再结合测得的股动脉压力波形，计算出一系列数值。热稀释测量需进行 3 次，取平均值作为常数，以后只需连续测定主动脉压力波形下的面积，即可得出患者的连续心排血量。

2. 监测参数

（1）经肺温度稀释：心排血量（CO）、胸内血容量（ITBV）、血管外肺水（EVLW）。

（2）动脉脉搏轮廓计算：连续心排血量（CCO）、心搏容积（SV）、心搏容积变量（SVV）、外周血管阻力（SVR）。

3. 适应证

凡需要心血管功能和循环容量状态监测的患者，如外科、内科、心脏、严重烧伤以及需要中心静脉和动脉插管监测的患者，均可采用 PiCCO，包括：①休克；②急性呼吸窘迫综合征（ARDS）；③急性心功能不全；④肺动脉高压；⑤心脏及腹部、骨科大手术；⑥严重创伤；⑦脏器移植手术。

4. 禁忌证

有些为相对禁忌证，例如，股动脉插管受限的可考虑腋动脉或其他大动脉，下列情况有些是测定值的变差较大，也列入了其中：①出血性疾病；②主动脉瘤、大动脉炎；③动脉狭窄，肢体有栓塞史；④肺叶切除、肺栓塞、胸内巨大占位性病变；⑤体外循环期间；⑥体温或血压短时间变差过大；⑦严重心律失常；⑧严重气胸、心肺压缩性疾患；⑨心腔肿瘤；⑩心内分流。

六、主动脉内球囊反搏术

主动脉内球囊反搏术（IABP）多用于经药物治疗未见改善的心源性休克或心脏手术后无法脱离体外循环支持的危重患者。IABP 的使用是临时性的，通过一段时间的辅助或使心脏功能改善，或为终末期心脏病患者进行心脏移植术赢得一些准备时间，是临床应用比较广泛和有效的一种机械循环辅助装置。

1. 原理

IABP 是利用"反搏"的原理与心脏的心动周期同步运行，使冠状动脉的血流量增加和心脏的后负荷下降的装置。将带有一个气囊的导管植入降主动脉近心端，在心脏收缩期，气囊内气体迅速排空，造成主动脉压力瞬间下降，心脏射血阻力降低，心脏后负荷下降，心脏排血量增加，心肌耗氧量减少。舒张期主动脉瓣关闭同时气囊迅速充盈向主动脉远、近两侧驱血，使主动脉瓣根部舒张压增高，增加了冠状动脉血流和心肌氧供，全身灌注增加。IABP 可使心肌氧供/氧需比率得到改善，并伴有外周灌注的增加。

2. 适应证

IABP 的适应证包括：①各种原因引起的心力衰竭，如急性心肌梗死并发心源性休克、围手术期发生的心肌梗死、心脏手术后难以纠正的心源性休克、心脏挫伤、病毒性心肌炎等；②急性心肌梗死后的各种并发症，如急性二尖瓣关闭不全、梗死后室间隔缺损、乳头肌断裂、大室壁瘤等；③内科治疗无效的不稳定型心绞痛；④缺血性室性心动过速；⑤其他：高危患者进行各种导管及介入和手术治疗、心脏移植前后的辅助治疗、人工心脏的过度治疗。

3. 禁忌证

IABP 的禁忌证包括：①主动脉瓣反流；②主动脉夹层动脉瘤；③脑出血或不可逆性的脑损害；④心脏病或其他疾病的终末期；⑤严重的凝血机制障碍。

4. 安装使用程序

（1）主动脉气囊反搏导管的选择：现在使用中的主动脉气囊反搏导管采用的是硅酮化多聚氨基甲酸乙酯材料，具有很好的柔韧性，并可将在气囊表面血栓形成的危险减少到最小。在选择导管时应考虑气囊充气时可阻塞主动脉管腔的90%～95%。目前有多种型号的导管可供选择，主要为4.5～12.0 F，气囊容积为2.5～50 mL，临床可以根据患者的体表面积和股动脉的粗细选择气囊的大小。

（2）主动脉气囊反搏导管插入技术。

1）主动脉气囊反搏导管的插入方法：具体如下。①经皮股动脉穿刺是目前使用较广泛的方法，插入前评价患者股动脉和足背动脉搏动、双下肢皮肤颜色、温度等有助于气囊插入后对肢体缺血的迅速识别。采用严格无菌技术在腹股沟韧带下方行股动脉穿刺，送入导引钢丝后拔除穿刺针，沿导引钢丝送扩张器扩张股动脉穿刺口后撤除扩张器，再沿导引钢丝送入鞘管至降主动脉胸段，将主动脉气囊反搏导管插入引导鞘管，使其顶端位于左锁骨下动脉开口以下1～2 cm气囊的末端在肾动脉开口水平以上，可通过胸部X线摄片观察导管尖端是否位于第2～3肋间，将鞘管退出至留在体内2～4 cm后固定，连接压力传感器和床旁反搏机。②经股动脉直视插入，手术暴露股动脉，将一段长5 cm，直径8～10 mm的人工血管以45°插至股动脉，将主动脉气囊反搏导管经人工血管插入动脉，同前所述定位后，用带子结扎人工血管固定气囊反搏导管。③经胸骨正中切开插入，当有腹主动脉瘤或严重的外周血管病变而不能经股动脉插入主动脉气囊反搏导管时，可在进行心脏手术时经胸骨正中切开，直接将气囊反搏导管插入升主动脉或主动脉弓，经主动脉弓将气囊推进至降主动脉胸段。

2）主动脉气囊反搏导管插入前的准备和插入过程中的监测：具体如下。①主动脉气囊反搏导管插入前的准备。协助医师评价患者情况，包括双下肢皮肤颜色、温度、动脉搏动、基础感觉和运动能力以及患者插管前的血流动力学状态，并进行全面的神经系统的检查。向患者及其家属简单、概括地解释与IABP治疗相关的问题，如治疗的目的、反搏的原理、可能出现的并发症、使用中如何配合等，取得患者及其家属对操作的理解，消除他们的恐惧，并签署知情同意书。保持静脉通路开放，以备在导管插入过程中出现紧急情况可以快速给药；检查患者正在使用的仪器设备的运行是否正常以及报警设备是否正确，如呼吸机、心电监护仪、输液泵以及负压吸引装置等。护士应常规进行备皮准备，协助医师进行皮肤消毒。插管前提醒医师检查气囊是否存在漏气情况。②主动脉气囊反搏导管插入过程中的监护。主动脉气囊反搏导管插入过程中可能发生的并发症，包括栓塞、动脉内膜剥脱、主动脉穿通、气囊位置放置错误等。护士必须密切观察、测量并记录患者的血压、心率、心律、尿量及双下肢温度、颜色、动脉搏动等，对患者出现的每一个临床表现尤其是疼痛有所警觉（如胸前或后背疼痛均提示主动脉内膜剥脱），及早发现和处理并发症。插管后常规立即行床旁胸部X线检查，明确主动脉气囊反搏导管的位置。

（3）主动脉气囊反搏泵主机的准备。

1）触发方式的选择：触发时生理性的相关信号，它使放置在主动脉内的气囊进行充气和放气时相连续不断地切换。触发启动点在主机显示屏上的一个时间点上标明，指示气囊充气或排气，并且可以听到主机发出的声音。一般的主动脉内球囊反搏泵常采用心电图R波作为触发的识别标志，同时还具备有更精细、复杂的系统使之可以采用其他触发方式，如根据动脉压力波形触发、心室或房室起搏器起搏信号触发等方式。主动脉气囊反搏泵还可以由操作者选择内部强制触发方式，例如，行心肺复苏时，患者的心电图和血压均不足以触发反搏而采取的内部强制触发方式。基本的触发方式有以下几种。①心电图触发方式，是最常用的触发方式，心电图 R 波信号反馈到一个微程序处理器，经过整合后将控制信号传递到气体传输系统，驱动气囊充气和排气。外部的电干扰如起搏器发出的起搏信号、电刀干扰等可能严重地干扰触发启动探测的可信性，现在许多主动脉气囊反搏装置已经安装有滤波装置，以保证在这些不利情况下保持适当的触发和时相判定。②压力触发方式，各种原因心电图不能有效触发或心电图信号不清楚时，可选择压力触发方式，触发的信号标志可以从气囊导管中心测压腔获得，要求收缩压 > 50 mmHg，脉压 > 20 mmHg。因为不规则的心律可导致动脉压力波形形态发生变化，所以不建议用于不规则的心律。③起搏状态触发方式，当患者正在应用起搏器进行心房起搏、心室起搏或房室顺序起搏时，可以选择利用起搏信号触发模式。在这种触发方式下，高尖的起搏信号成为触发识别的信号，因此既要兼顾主动脉气囊反搏达到最大效益，同时又要让起搏器继续起搏。④内部强制触发方式，主动脉气囊反搏主机还设有一个非同步的触发方式，其用于患者不能产生心脏输出时，如心搏骤停时心脏的电活动和搏动不足以启动主动脉内球囊反搏泵，此时主机强制触发反搏可以固定的频率（自动状态为80 次/分）触发产生冠状动脉的血流灌注。为了防止相反的作用，主机自动监测患者心脏的自主电活动，并在监测到 R 波时排气。一旦患者出现自主的心脏电活动，可将触发模式转换回心电图触发方式。

2）时相转换：在反搏过程中，时相转换适当可以使主动脉内气囊在每个心动周期中的充气和排气协调地相互交替发生作用。理想的反搏结果是，产生高的肺动脉舒张压（理想的 PDP），从而增加冠状动脉的灌注；降低主动脉舒张末压（后负荷），从而减少心肌氧耗，增加心排血量。达到理想的舒张期增量不仅要依靠充气的时相，还取决于气囊的位置、气囊充气的速度、心排血量的多少、主动脉的顺应性以及主动脉瓣的情况等。气囊充气起始点在主动脉波形重脉切迹（DN 点）处，产生显著的舒张压增高，舒张末期压力降低，收缩峰压下降。气囊排气时相假设预期在收缩期有一个使心肌氧需求下降的结果，气囊排气刚好在心室射血期前主动脉内血液容积突然锐减，致使主动脉内压力下降，从而有效降低了左心室的后负荷，最终减少心肌对氧的需求。

主动脉内球囊反搏充气/排气时相转换适当地获得安全有效应用的前提，需要监护室医师和护士具有有关心动周期的基础知识和操作上的一些技巧。首先，操作者一定要能够明确舒张期的开始。在主动脉压力波形上表示舒张期开始的标志是重脉切迹，它代表主动脉瓣关闭，气囊充气最好在此点稍前。其次，操作者一定要能够确定收缩期的开始。动脉压力波形向上快速升高表示主动脉瓣开放、心室射血，气囊排气最好发生在此之前。

主动脉瓣内气囊充气/排气时相设置不当会造成以下 4 种情况。①充气过早：IABP 在主动脉瓣关闭之前充气→主动脉瓣提前关闭→每搏射血量减少（CO 减少）。②充气过迟：PDP 低于理想状态。主动脉舒张压放大效果降低，冠状动脉的灌注量减少（疗效欠佳）。③排气过早：APSP = PSP，BAEDP 处成 "U" 形。后负荷未减轻，心肌耗氧未减轻。④排气过迟：BAEDP 大于 PAEDP。左室的后负荷增加→心肌耗氧量增加，CO 减少。

为了能够达到理想的充气/排气时相和简化临床操作，现在的主动脉内球囊反搏仪具有自动控制时相的功能，它可以在心率和心律的变化中自动校正时相对衰竭的心脏进行支持。

5. 监护要点

在接受 IABP 支持治疗患者的整个治疗监护过程中，重症监护室（ICU）护理人员的作用是非常重要的。进行 IABP 支持治疗的患者需要 24 小时不间断地监护，患者的病情一般都非常严重，随时可能发生变化，所以监护人员必须做到正确地、安全地处理各种病情变化。监护人员对 IABP 技术掌握的熟练程度、对解剖学和病理生理学知识的理解程度决定了他们在监护过程中可以及时提供极其重要的信息，对医师作出应用 IABP 支持治疗的选择、在整个过程中正确处理病情变化和调整 IABP 支持治疗非常有帮助。

（1）妥善固定插管：无菌敷料包扎插管部位，并妥善固定，当 IABP 治疗开始以后，监护人员要按照无菌原则对插管部位进行包扎处理，将主动脉气囊反搏导管固定在患者的大腿上，防止脱位。每 24 小时更换敷料 1 次，必要时随时更换。

（2）体位和活动：对安装 IABP 的患者，监护人员一定要强调其绝对卧床。插管侧大腿弯曲不应超过 30°，床头抬高也不应超过 30°，以防导管打折或移位。护理人员应鼓励和协助患者在允许的范围内多移动。

（3）心理护理：患者应用 IABP 支持治疗时对病情和治疗现状感到焦虑，经常会提出有关治疗和预后方面的问题。患者可能因为在自己体内存在一个治疗装置而感到不安，还可能为经济、家庭关系等方面的问题而焦虑。护士应耐心解释患者提出的问题，安慰鼓励患者，为患者创造一个安静的、能够充分休息的环境。在条件允许的情况下可以遵医嘱给予镇静药。

（4）血流动力学状态的监测：根据需要每 15 ~ 60 分钟评估并记录患者血流动力学状态及对 IABP 支持治疗的反应。主要观察和记录数据包括生命体征、中心静脉压、肺动脉压、肺毛细血管楔压、心排血量、液体出入量、血气分析及其他实验室检查。一般在 IABP 支持治疗开始 15 分钟，各种血流动力学指标可以得到改善。

（5）主动脉血管并发症的预防：IABP 治疗中最常见的并发症是主动脉血管并发症，发生率在 6% ~ 24%。通常与插入操作有关，主要危险因素有糖尿病患者、高血压患者、女性患者和外周血管疾病患者。护士应密切观察患者是否出现血管性并发症的症状和体征，如突然剧烈的疼痛、低血压、心动过速、血红蛋白下降、肢体末梢凉等，并及时向医师报告。

（6）下肢缺血的预防：下肢缺血发生率在 5% ~ 19%。监护室护士对应用 IABP 支持治疗的患者应加强观察其穿刺侧肢体的脉搏、皮肤颜色、感觉、肢体运动、皮肤温度等。在主动脉内气囊导管插入后第 1 小时内每隔 15 分钟观察判断 1 次，此后每 1 小时测量、判断 1 次。当发生插入术后的下肢缺血时，应撤出气囊导管。

（7）预防血栓、出血和血小板减少症：注意要把主动脉气囊反搏泵因故障不工作的时间控制在 15 分钟内，1 : 3 IABP 不超过 1 小时。观察足背动脉情况、下肢温度及颜色变化。观察尿量变化：如尿量减少、尿比重低，应考虑是否肾衰竭或肾动脉栓塞。正确执行肝素抗凝治疗及全身凝血因子激活时间（ACT）监测，维持 ACT 在 180 ~ 200 秒。监测血小板计数、血红蛋白、血细胞比容。如果发生出血，根据需要进行输血，必要时输血小板。

（8）预防感染：按照无菌原则进行伤口更换敷料，注意伤口有无红、肿、热、痛和分泌物。常规预防性使用抗生素。对患者进行细致的生活护理，包括口腔护理、中心静脉插管护理、导尿管护理等。密切监测患者的体温、白细胞计数等，必要时进行血培养。

（9）保持最佳的主动脉内球囊反搏效果：IABP 治疗的有效性取决于患者的血流动力学

状态和仪器的有关参数的正确选择。监护人员可以通过 IABP 治疗期间主动脉压力波形的变化来判断辅助治疗效果。另外，监护人员还要知道如何判断主机工作状态和常见问题、故障的排除。

（10）其他治疗：在施行 IABP 期间，应同时执行其他有关治疗，如纠正酸中毒、补足血容量、纠正心律失常、应用血管活性药物维持血管张力和呼吸机治疗等。

6. 主动脉内球囊反搏的撤离

（1）IABP 撤离的指征：①心脏指数 > 2.0 L/（min·m²）；②动脉收缩压 > 90 mmHg；③左心房和右心房压 < 20 mmHg；④心率 < 110 次/分；⑤尿量 > 0.5 mL/（kg·h）；⑥无正性肌力药物支持或用量 < 5 μg/（kg·min）。

（2）酌情早期撤离：有主动脉血管内并发症、下肢缺血、气囊导管内形成血栓等并发症时，应酌情早期撤离 IABP。

（3）撤离步骤。

1）撤离 IABP 的过程要在医师的指导下逐步地减少主动脉内球囊反搏的辅助比例，从 1 : 1 减少到 1 : 2 最终到 1 : 4，并逐渐减少抗凝剂的应用，在拔除气囊导管前 4 小时停止用肝素，确认 ACT < 180 秒，这样可减少出血并发症。

2）给予少量镇静药，剪断固定缝线。

3）停机后用 50 mL 注射器将气囊内气体抽空，将气囊导管与鞘管一起拔除。

4）让血液从穿刺口冲出几秒或 1~2 个心动周期，以清除血管内可能存在的血栓碎片。

5）局部压迫 30 分钟，继以沙袋压迫 8 小时。护士应嘱患者平卧 6~12 小时，严密观察穿刺部位出血情况，最初 30 分钟观察 1 次，2~3 小时后可适当延长观察时间。

6）在拔除气囊导管后，护士应立即检查远端动脉搏动情况和患者血流动力学状态等，及早发现异常并及时处理。

七、氧代谢监测

生理情况下，机体细胞正常活动有赖于持续不断的氧供给，当细胞内氧的利用发生障碍时，导致机体出现一系列的功能、代谢和形态的改变，甚至危及生命。恰当的氧供给取决于心、肺及血液系统功能的协调。机体的氧代谢主要包括摄取、输送和消耗 3 个环节。监测氧代谢，可及时发现脏器组织氧代谢的障碍。实施能改善组织的氧输送和氧消耗的有效措施，是提高危重患者治疗水平的关键。组织氧合的全身性测定包括全身性氧输送（DO_2）、氧消耗（VO_2）、氧摄取率（ERO_2）、混合静脉血氧饱和度（SvO_2）及动脉血乳酸测定值（ABL）。

1. 氧输送

DO_2 是指每分钟心脏向外周组织输送的氧量。由心脏指数（CI）及动脉血氧含量（CaO_2）所决定。动脉血氧含量由血红蛋白（Hb）、动脉血氧饱和度（SaO_2）及动脉血氧分压（PaO_2）决定。

$$DO_2 = CI \times CaO_2 \times 10$$
$$CaO_2 = 1.34 \times Hb \times SaO_2 + 0.003 \times PaO_2$$

2. 氧消耗

VO_2 是指每分钟机体实际的耗氧量，在正常情况下，VO_2 反映机体对氧的需求量，但并不代表组织的实际需氧量。VO_2 的决定因素是 DO_2 血红蛋白氧解离曲线的 P_{50}、组织需氧量及细胞的摄氧能力。

（1）直接测定单位时间内吸入气和呼出气中氧含量并计算其差值。

（2）通过反向 Fick（reverse-Fick）法计算，如下所述。

$$VO_2 = CI \times (CaO_2 - CvO_2) \times 10$$
$$CvO_2 = 1.34 \times Hb \times SvO_2 + 0.003 \times PvO_2$$

3. 氧摄取率

ERO_2 是指每分钟氧的利用率，即组织从血液中摄取氧的能力，反映组织的内呼吸，与微循环灌注及细胞内线粒体功能有关。

$$ERO_2 = VO_2/DO_2$$

正常基础状态 ERO_2 为 $0.25 \sim 0.33$，即 VO_2 为 DO_2 的 $1/4 \sim 1/3$。

4. 混合静脉血氧饱和度

SvO_2 反映组织器官摄取氧的状态，正常范围在 $60\% \sim 80\%$。全身氧输送降低或氧需求大于氧输送时，SvO_2 降低；组织器官利用氧障碍或微血管分流增加时，SvO_2 升高。肺动脉内的血是理想的混合静脉血标本，通常经 Swan-Ganz 导管抽取肺动脉血。SvO_2 与中心静脉血氧饱和度（$ScvO_2$）有一定相关性，$ScvO_2$ 的值比 SvO_2 的值高 $5\% \sim 15\%$。

5. 动脉血乳酸测定

血乳酸和乳酸清除率是评价疾病严重程度及预后的重要指标之一。组织缺氧使动脉血乳酸升高，但仅以血乳酸浓度不能充分反映组织的氧合状态。研究表明，患者乳酸清除率能够更好地反映患者预后。监测乳酸 >2 mmol/L 所持续的时间、连续监测血乳酸及乳酸清除率的动态变化，能够更好地指导危重患者的救治。

（李 燕）

第二节 中枢神经系统的监护

中枢神经系统是人体意识行为的控制系统，其解剖结构和功能十分复杂。因而对于这一系统的临床监测也变得更加困难，因此，ICU 护理人员不仅要有扎实的危重病急救知识和抢救技术，同时还必须具有神经系统的基本知识和技能，并能对一些神经系统阳性体征和监测结果有初步分析及判断的能力。

一、意识状态的观察

意识状态是指人对周围环境和自身状态的认知与觉察能力，是大脑高级神经中枢功能活动的综合表现。意识活动主要包括认知、思维、情感、记忆和定向力 5 个方面。

凡能影响大脑功能活动的疾病均会引起不同程度的意识状态改变，称为意识障碍，可表现为兴奋不安、思维紊乱、语言表达能力减退或失常、情感活动异常、无意识动作增加等。

1. 意识障碍的病因及发生机制

正常意识状态的维持取决于大脑皮质及皮质下网状结构功能的完整性。受感染或非感染性因素（如肿瘤、外伤、中毒或脑部病变及氧供不足）影响，均可能发生病理损害，引起脑细胞代谢紊乱、功能低下，从而产生意识障碍。

2. 意识障碍的临床表现

意识障碍可根据意识清晰程度、意识障碍范围、意识障碍内容的不同而有不同表现。临床上常见的意识障碍有嗜睡、意识模糊、昏睡、昏迷和谵妄等。

（1）嗜睡：是一种轻度的意识障碍。患者呈病理性持续睡眠状态，经刺激可唤醒，醒后能回答问题，能配合体格检查。刺激停止后又复入睡。

（2）意识模糊：是一种较嗜睡更重的意识障碍。患者虽能保持简单的精神活动，但对周围事物的刺激判断能力下降，出现定向力障碍，常伴有错觉和幻觉，思维不连贯。

（3）昏睡：是一种较严重的意识障碍，需强烈刺激方能唤醒患者，但很快又入睡。醒时回答问题含糊不清或答非所问，昏睡时随意运动明显减少或消失，但生理反射存在。

（4）昏迷：患者意识丧失，是一种严重的意识障碍。根据昏迷程度可分为以下3种。

1）浅昏迷：患者随意运动丧失，对周围事物及声、光刺激无反应，对疼痛刺激有反应，但不能唤醒。吞咽反射、咳嗽反射、角膜反射、瞳孔对光反射存在，眼球能转动。

2）中度昏迷：对周围刺激无反应，防御反射、角膜反射减弱，瞳孔对光反射迟钝，眼球无转动。

3）深昏迷：对一切刺激均无反应，全身肌肉松弛，深浅反射、吞咽反射及咳嗽反射均消失。

（5）谵妄：是一种以兴奋性增高为主的急性脑功能活动失调状态，其特点为意识模糊，定向力丧失伴有错觉和幻觉，烦躁不安，言语紊乱。可见于急性感染的发热期、颠茄类药物中毒、肝性脑病及中枢神经系统疾病等。

3. 意识障碍的评估方法

判断患者意识状态多采用问诊，通过交谈了解患者的思维、反应、情感、计算、定向力等方面的情况。对较为严重者，应进行痛觉试验、瞳孔反射以及腱反射等检查以确定患者的意识状态。

（1）临床评定：根据患者的语言反应、对答是否切题、对疼痛刺激的反应、肢体活动、瞳孔大小及对光反射、角膜反射等可判断患者有无意识障碍及其程度。

（2）量表评定：目前比较常用的是格拉斯哥昏迷评分表（GCS）对意识障碍的程度进行观察与测定。主要依据对睁眼、言语刺激的回答及命令动作的情况对意识障碍的程度进行评估（表4-1）。

表4-1 格拉斯哥昏迷评分表（成人用）

检查项目	反应	得分
睁眼反应	自动睁眼	4
	呼唤睁眼	3
	针刺后睁眼	2
	针刺无反应	1
语言反应	切题	5
	不切题	4
	含混不清（言语不清，但字音可辨）	3
	言语模糊不清，字意难辨	2
	任何刺激均毫无言语反应	1

检查项目	反应	得分
运动反应	遵嘱动作	6
	针刺时有推开动作（定位动作）	5
	针刺时有躲避反应（肢体回缩）	4
	针刺时有肢体屈曲	3
	针刺时有肢体伸直	2
	针刺时毫无反应	1

1）量表的使用：GCS 反映意识障碍等级评分的项目包括睁眼反应、言语反应和运动反应，分别测 3 个项目并予以计分，再将各个项目分值相加求其总和，即可得到有关成人患者意识障碍水平的客观评分。

2）评分及意义：被观察总分为 3～15 分，正常人为 15 分。为获得反应所需的刺激越大，得分越低。总分低于或等于 7 分者为昏迷，3 分者为深昏迷。

动态的 GCS 评分和记录可显示意识障碍演变的连续性，可将 3 项记录分值分别绘制成横向的 3 条曲线。如总分值减少，曲线下降，提示患者意识状态恶化，病情趋向严重。总分值增加，意识曲线上升，提示意识情况好转，病情趋于缓和。注意评估患者的反应时，必须以其最佳反应计分。

4. 意识障碍伴随症状

（1）意识障碍伴持续高热：先发热后意识障碍者见于重症感染疾病；先有意识障碍后有发热见于脑出血、蛛网膜下腔出血等。

（2）意识障碍伴抽搐：见于癫痫持续状态、尿毒症、脑炎等。

（3）意识障碍伴高血压：见于高血压脑病、脑出血、子痫等。

（4）意识障碍伴心动过缓：见于房室传导阻滞、颅内高压等。

（5）意识障碍伴呼吸缓慢：见于吗啡、巴比妥类药物、有机磷农药中毒。

（6）意识障碍伴瞳孔缩小：见于吗啡类、巴比妥类、有机磷农药中毒。

（7）意识障碍伴瞳孔散大：见于颠茄类、酒精、氰化物中毒及癫痫、低血糖状态。

二、瞳孔监测

1. 正确掌握观察瞳孔的方法

正常成人瞳孔成圆形，直径 2～4 mm，双侧对称等大等圆，对光反射灵敏。＜2 mm 为瞳孔缩小，＞5 mm 为瞳孔散大。光照一侧瞳孔有无对光反射。

观察时要用聚光集中的电筒，对准两眼中间照射，对比观察瞳孔大小、形状及对光反射，再将光源分别移向双侧瞳孔中央，观察瞳孔的直接和间接对光反射，注意对光反射是否灵敏。

2. 颅脑损伤时的瞳孔变化

（1）一侧瞳孔缩小：小脑幕切迹疝早期可出现，继而瞳孔扩大。

（2）一侧瞳孔缩小伴眼睑下垂：交感神经麻痹所致，见于霍纳（Horner）综合征。

（3）双侧瞳孔缩小：常见于脑桥出血或阿片类药物中毒，也见于脑室或蛛网膜下腔出血。

（4）双侧瞳孔时大时小、变化不定：对光反射差，常为脑干损伤的特征。

（5）一侧瞳孔扩大：见于中脑受压，如果伤后患者意识清醒，而一侧瞳孔散大，可能为动眼神经损伤。

（6）双侧瞳孔散大：对光反射消失，眼球固定伴深昏迷，则提示临终状态。

（7）眼球震颤：为小脑或脑干损伤。

3. 角膜反射

用棉签的棉花毛由睫毛外缘轻触角膜。正常情况下，眼睑迅速闭合。此反射用来判断昏迷的程度。浅昏迷，角膜反射存在；中度昏迷，角膜反射减弱；深昏迷，角膜反射消失。如一侧角膜反射消失，考虑对侧大脑半球病变或同侧脑桥病变。

三、肢体运动监测

1. 上肢检查

双上肢抬起与肢体成直角位，检查者突然放手，健侧上肢缓慢落下，瘫痪侧迅速落下。

2. 下肢检查

双下肢屈膝90°，双足平放于床上，检查者突然放手，健侧保持垂直位，患侧不能自动伸直，并倒向外侧。

3. 反射

注意腱反射、腹壁反射和提睾反射是否对称。

4. 肌力

肌力是指肢体做某种运动时肌肉的收缩力。肌力分为6级。

0级：肌肉完全麻痹，肌肉不能收缩。

Ⅰ级：肌肉轻微收缩，但不能平行移动。

Ⅱ级：肢体能在床上平行移动，但不能对抗地心引力而抬离床面。

Ⅲ级：能对抗地心引力而抬离床面，但不能对抗阻力。

Ⅳ级：能对抗较大的阻力，但比正常者弱。

Ⅴ级：正常肌力。

四、生命体征监测

密切监测患者的生命体征，特别是患者颅内压增高时血压会增高，心率、呼吸会减慢，当颅内压增高到一定程度时患者的血压会下降，脉搏快而弱，出现陈—施呼吸（潮式呼吸），并可发生呼吸停止。生命体征的监护如下。

1. 体温

脑干、丘脑等损伤患者，由于体温调节功能受损，会出现持续性高热，达40 ℃以上，同时伴有意识障碍，预后不佳。

2. 心率和血压

颅脑损伤后，心率和血压常有短时间的变动。

3. 呼吸

当患者神经系统遭受功能损害时，以呼吸变化最为敏感。

4. 局部症状

观察视力、视野、肢体活动、语言、尿量来判断神经功能受损情况。

五、颅内压监测

颅内压（ICP）是指颅腔内容物（脑组织、脑脊液和血液）对颅腔壁产生的压力，由脑室或脊髓蛛网膜下腔导出的脑脊液（CSF）压表示。

临床上通常以侧卧位腰椎穿刺测得的压力表示，正常值成人为 $0.68 \sim 1.96$ kPa（$7 \sim 20$ cmH$_2$O），儿童为 $0.49 \sim 0.98$ kPa（$5 \sim 10$ cmH$_2$O）。颅内压的调节除部分依靠颅内的静脉血被排挤到颅外的血液循环外，主要是通过脑脊液量的增减来调节。

1. 临床观察

颅内压增高的基本临床特征是头痛、呕吐、视神经盘水肿、意识障碍和脑疝等。然而由于不同的发病原因，根据其起病和临床经过可分为急性和慢性颅内压增高。

（1）头痛：慢性颅内压增高所致头痛多呈周期性和搏动性，常于夜间或清晨时加重，如无其他体征常易误诊为血管性头痛。如在咳嗽、喷嚏、呵欠时加重，说明颅内压增高严重。急性颅内压增高多由于外伤所致颅内血肿、脑挫伤、严重脑水肿等引起脑室系统的急性梗阻，因此其头痛剧烈，而且不能被缓解，常很快发生意识障碍，甚至脑出血。

（2）呕吐：恶心和呕吐常是颅内压增高的征兆，尤其是慢性颅内压增高唯一的临床征象。伴剧烈头痛的喷射状呕吐则是急性颅内压增高的佐证。

（3）视神经盘水肿：视神经盘水肿是诊断颅内压增高的准确依据。由于急性颅内压增高病情进展迅速，一般很少发生此种情况。慢性颅内压增高往往有典型的视神经盘水肿表现，包括视神经盘边缘模糊不清、视神经盘充血变红、静脉增粗、搏动消失，可发展为视盘生理凹陷消失，视盘肿胀隆起，其周围有时可见"火焰性"出血。

（4）意识障碍：是急性颅内压增高最重要的症状之一，由中脑与脑桥上部的被盖部受压缺氧或出血，使脑干网状上行激活系统受损所致。慢性颅内压增高不一定有意识障碍，但随着病情进展，可出现情感障碍、兴奋、躁动、失眠、嗜睡等。

（5）脑疝：由于颅内压增高，脑组织在向阻力最小的地方移位时，被挤压入硬膜间隙或颅骨生理孔道中，发生嵌顿，称为脑疝。颅内压高达 $2.9 \sim 4.9$ kPa 持续 30 分钟就可发生脑疝。脑疝发生后，一方面是被嵌入的脑组织发生继发性病理损害（淤血、水肿、出血、软化等）；另一方面是损害邻近神经组织，阻碍、破坏脑脊液和血液的循环通路及生理调节，使颅内压更为增高，形成恶性循环，以致危及生命。临床常见的脑疝有小脑幕裂孔疝和枕骨大孔疝。

1）小脑幕裂孔疝：多为幕上大脑半球的病变，临床表现为病灶侧瞳孔先缩小后散大、意识障碍、对侧偏瘫和生命体征变化，如心率慢、血压高、呼吸深慢和不规则等。

2）枕骨大孔疝：主要由于增高的颅内压传导至颅后窝或因颅后窝本身病变而引起。早期临床表现为后枕部疼痛，颈项强直。急性的枕骨大孔疝常表现为突然昏迷、明显的呼吸障碍（呼吸慢、不规则或呼吸骤停），心率加快是其特征。

2. 适应证

颅内压监测的适应证包括：①有颅内出血倾向者；②有脑水肿倾向者；③术前已有颅内压增高者，如梗死性脑积水需行脑室外引流者。

3. 有创颅内压监测

有创颅内压监测是将导管或微型压力传感器探头置于颅腔内，导管与传感器的另一端与颅内压（ICP）监护仪连接，将 ICP 压力动态变化转为电信号，显示于示波屏或数字仪上，并用记录器连续描记出压力曲线，以便随时了解 ICP 的一种技术。

（1）目的：颅脑创伤后常伴有 ICP 增高，根据 ICP 高低及压力波形，可及时准确地分析患者 ICP 变化，对判断颅内伤情，脑水肿情况指导治疗和估计预后都有参考价值。

（2）实施指征：临床症状和体征可为 ICP 变化提供重要信息，但在危重患者，ICP 升高的一些典型症状和体征，有可能被其他症状所掩盖，而且对体征的判断也受检测者经验和水平的影响，因此是不够准确的。判断 ICP 变化最准确的方法是进行有创的 ICP 监测。实施的指征为：①所有开颅术后的患者；②CT 显示有可以暂不必手术的损伤，但 GCS 评分 <7 分，该类患者有 50% 的概率可发展为颅内高压；③虽然 CT 正常，但 GCS <7 分，并且有下列情况两项以上者，年龄 >40 岁；收缩压 <11.0 kPa；有异常的肢体姿态，该类患者发展为颅内高压的可能性为 60%。

（3）方法：实施有创 ICP 监测的方法有 4 种。

1）脑室内压监护：是颅内压监测的"金标准"，一般选择患侧脑室额角穿刺，穿刺点在冠状缝前 2 cm，中线旁 2.5 cm 交点。颅锥行额角穿刺，置入导管深度 6~7 cm，将导管与头皮固定后，导管另一端与颅内压传感器及颅内压监护仪连接。将传感器固定并保持在室间孔水平，应用液压传感器，应定时调整零点，保证数据准确性。脑室内置管可测量整体颅内压（ICP），而且可外接导管引流脑脊液及脑室内注入药物（如抗生素）。然而，如果由于脑肿胀或颅内占位病变使脑室变小或移位，置管变得困难。脑室内置管并发感染的发生率达 11%。置管 5 日后感染概率增加，一般监护时间不宜超过 5 日。

有研究发现，许多患者可能在置管过程中发生脑脊液感染。脑室内导管可能会堵塞，尤其是在蛛网膜下腔出血或脑脊液蛋白升高时。如果脑室内导管顶部的引流孔部分阻塞，导管顶部脑脊液引流阻力增加，导管中形成压力差，那么通过导管相连的传感器所得颅内压较实际偏低。尽管通过冲洗可使导管恢复通畅，反复冲洗操作明显增加了感染概率。

2）脑实质内压监护：是将传感器直接插入脑实质内，连接颅内压监护仪进行颅内压监护。

3）硬脑膜外压监护：是将传感器置于硬膜外进行监测，由于硬脑膜完整并发颅内感染的机会较少，但是如果传感器探头与硬脑膜接触不均匀，可能影响压力测定的准确性。

4）腰椎穿刺测压：在急性 ICP 升高，特别是未做减压术的患者不宜采用，因有诱发脑疝形成的可能。一旦脑疝形成后，脊髓腔内压力将不能准确反映 ICP。

4. 护理措施

（1）妥善固定：防止管道脱出、打折和阻塞。

（2）保持密闭、无菌、通畅：保持测压管通畅，保持敷料干燥，防止颅内感染。

（3）确保监测装置正常：监测过程每 1~2 小时检查系统的功能状态。每一次监测前均要校零，零点参照点一般位于外耳道水平。

（4）保持 ICP 监测的准确性：各种操作如翻身、吸痰等，均可影响 ICP 值。患者平静后测量，确保 ICP 监测的准确性。当 ICP >2.0 kPa 即被认为 ICP 增高，在常规治疗的基础上合理使用脱水药效果好。

（5）掌握 ICP 与病情变化的联系：ICP 与意识、瞳孔及生命体征有着连动作用，监测过程中，同时需严密观察意识、瞳孔及生命体征变化，并结合 ICP 数据，进行综合、准确的判断，抓住抢救时机。

（6）监测过程中操作要轻柔：避免晃动患者的头部，同时防止光纤探头位置移动，避免损伤硬膜致硬膜外血肿发生。

（7）监测一般不超过 7 日。

5. 颅内压监测时的注意事项

（1）保持患者呼吸道通畅，躁动时应用镇静剂以免影响监测。

（2）监测前调整传感器零点，监测的零参照点一般位于外耳道水平，患者平卧或头高 $10° \sim 15°$。

（3）颅内压监测整个操作过程中注意严格执行无菌操作，预防性应用抗生素。

（4）颅内压监测无绝对禁忌证，但存在相对禁忌证，凝血功能不好可增加相关性出血的风险，应尽量等到国际标准化比值（INR）、凝血酶原时间（PT）、凝血激活酶时间（PTT）等指标纠正至正常范围之后再进行 ICP 监测。通常情况下 PT 应当低于 13.5 秒，并且 INR 应当小于 1.4 秒。对于存在高 INR 及 PT，而又需要 ICP 监测或神经外科手术的患者，可给予香豆素中提取的单倍剂量重组凝血因子。对于服用抗血小板药物的患者，应给予血小板治疗，同时结合凝血时间评估血小板功能。无论是医源性还是病理性免疫抑制，均为 ICP 监测的相对禁忌。

（刘　娟）

第五章

压疮护理

第一节　压疮的预防

一、压疮危险因素的评估

应用压疮危险因素评估量表（risk assessment scale，RAS）对患者的状况进行客观评估是压疮预防关键性的一步，目的是使临床护理人员早期筛选患者是否存在发生压疮的危险，特别是对压疮发生的高危人群的压疮预防起到积极作用。

（一）危险因素评估量表

自 20 世纪 60 年代起，学者们不断研制出了多种压疮危险因素评估工具，目前国内临床上常用的有 Norton 评估表、Braden 评估表和 Waterlow 评估表。

1. Norton 评估表

Norton 评估表是在 1962 年研究如何预防老年患者压疮时研发的，是一个特别适用于评估老年患者的压疮危险因素预测的工具。Norton 评估表是美国卫生保健与研究组织推荐使用的评估压疮的预测工具，Norton 评估表评估 5 个方面的压疮危险因素：身体状况、精神状况、活动能力、移动能力和失禁情况。每项分为 4 个等级，即 1~4 分，得分范围在 5~20 分，得分越低，发生压疮的危险性越高。得分 12~14 分表示中度危险，而 12 分以下则表示高度危险。

由于 Norton 评估表欠缺患者的营养评估，因此，在临床使用时，必需另外增加患者的营养评估。Norton 评估表及评估指引见表 5-1。

表 5-1　Norton 评估表及评估指引

身体状况		精神状况		活动能力		移动能力		失禁	
良好	4	灵活	4	能走动	4	完全自主	4	无	4
尚好	3	冷漠	3	需协助	3	有些限制	3	偶尔	3
瘦弱	2	混乱	2	坐轮椅	2	非常受限	2	经常	2
非常差	1	麻木	1	卧床	1	难以动弹	1	双重失禁	1

Norton 危险评估指引

身体状况：

良好　　身体状况稳定，看起来很健康，营养状况很好

尚好　　身体一般状况稳定，看起来健康

瘦弱　　身体状况不稳定，看起来还算健康

非常差　身体状况很差，看起来真的生病了

精神状况：

灵活　　对人、事、地点方向感非常清楚，对周围事物敏感

冷漠　　对人、事、地点认知只有 2~3 项清楚，反应迟钝、被动

混乱　　语言反应接近消失，不理解别人语言，无法遵嘱睁眼与伸舌，痛觉反应存在，偶有烦躁或喊叫，与环境失去接触能力，思维活动缺失

麻木　　意识丧失，无自主运动，对周围事物及声光刺激无反应

活动能力：

能走动　户外和室内行走自如

需协助　行走短距离需要帮助

坐轮椅　行走严重受限或无法站立，不能承受身体重量或必须依赖轮椅

卧床　　不能下床

移动能力：

完全自主　不需要协助就能完成较大的和经常的体位改变

有些限制　能经常独立地做微小的四肢或身体移动

非常受限　做微小身体或肢体位置的改变，但不能经常或独立作明显的移动

难以动弹　如果没有协助，身体或四肢不能做任何甚至微小的位置改变

失禁：

无　　　指大小便完全自控或小便失禁已留置尿管

偶尔　　在过去 24 小时内有 1~2 次大小便失禁之后使用尿套或尿管

经常　　在过去 24 小时内有 3~6 次小便失禁或腹泻

双重失禁　无法控制大小便，24 小时内有 7~10 次失禁发生

注　评估表总分为 20 分，得分 12~14 分表示中度危险，小于 12 分表示高度危险。

2. Braden 评估表

Braden 评估表的评估内容包括感觉、潮湿、活动、移动、营养、摩擦力和剪切力 6 个部

分，每项 1~4 分，总分 6~23 分，得分越低，发生压疮的危险性越高。18 分是发生压疮危险的临界值，15~18 分提示轻度危险，13~14 分提示中度危险，10~12 分提示高度危险，9 分以下提示极度危险。

Braden 评估表的修订版在中国使用较为广泛，对压疮的高危人群具有较好的预测效果。Braden 评估表及其评估指引见表 5-2。

表 5-2　Braden 评估表及其评估指引

感觉	完全受损 1 分	非常受损 2 分	轻微受损 3 分	无受损 4 分	评分
对压力导致的不适感觉的能力	由于知觉减退或服用镇静剂而对疼痛刺激无反应或者是大部分接触床的表面只有很小感觉疼痛的能力	仅仅对疼痛有反应，除了呻吟或烦躁外不能表达不适，或者是身体的 1/2 由于感觉障碍而限制了感觉疼痛或不适的能力	对言语指挥有反应，但不是总能表达不适或需要翻身或者 1~2 个肢体有些感觉障碍从而感觉疼痛或不适的能力受限	对言语指挥反应良好，无感觉障碍，感觉或表达疼痛不适的能力没有受限	
潮湿	持续潮湿 1 分	经常潮湿 2 分	偶尔潮湿 3 分	很少潮湿 4 分	
皮肤潮湿的程度	皮肤持续暴露在汗液或尿液等制造的潮湿中，患者每次翻身或移动时都能发现潮湿	皮肤经常但不是始终潮湿，至少每次移动时必须换床单	皮肤偶尔潮湿，每日需额外更换 1 次床单	皮肤一般是干爽的，只需常规换床单	
活动	卧床 1 分	坐位 2 分	偶尔行走 3 分	经常行走 4 分	
身体的活动程度	限制卧床	行走能力严重受限或不存在，不能负荷自身重量和/或必须依赖椅子或轮椅	白天可短距离行走伴或不伴辅助，每次在床上或椅子上移动需耗费大半力气	醒着的时候每日至少可以在室外行走两次，室内每 2 小时活动 1 次	
移动	完全不自主 1 分	非常受限 2 分	轻微受限 3 分	不受限 4 分	
改变和控制身体姿势的能力	没有辅助身体或肢体甚至不能够轻微地改变位置	可以偶尔轻微改变身体或肢体位置。但不能独立、经常或明显改变	可以独立、经常、轻微改变身体或肢体位置	没有辅助可以经常进行大的改变	
营养	非常缺乏 1 分	可能缺乏 2 分	充足 3 分	营养丰富 4 分	
日常进食方式	从未吃过完整的一餐，每餐很少吃完 1/3 的食物，每日吃 2 餐，而且缺少蛋白质（肉或奶制品）摄入液体量少，没有补充每日规定量以外的液体；或者是肠外营养和（或）主要进清流食或超过 5 日是静脉输液	很少吃完一餐，通常每餐只能吃完 1/2 的食物，蛋白质摄入仅仅是每日 3 餐中的肉或奶制品，偶尔进行每日规定量外的补充；或者少于最适量的液体食物或管饲	能吃完半数餐次以上，每日吃 4 餐含肉或奶制品的食物，偶尔会拒吃一餐，但通常会接受补充食物；或者管饲或胃肠外营养提供大多数的营养需要	吃完每餐食物，从不拒吃任一餐，通常每日吃 4 餐或更多次含肉或奶制品的食物，偶尔在两餐之间吃点食物，不需要额外补充营养	

摩擦力和剪切力	有问题1分	潜在问题2分	无明显问题3分	评分
感觉	移动时需要中等到大量的辅助,不能抬起身体避免在床单上滑动,常常需要人帮助才能复位。大脑麻痹,牵缩,激动不安导致不断地摩擦	可以虚弱地移动或需要小的辅助,移动时皮肤在某种程度上与床单、椅子、约束物或其他物品发生滑动,大部分时间可以在床上椅子上保持相对较好的姿势,但偶尔也会滑下来	可以独自在床上或椅子上移动,肌肉的力量足以在移动时可以完全抬起身体,在任何时候都可在床上或椅子上保持良好姿势	

注 15~18分提示轻度危险,13~14分提示中度危险,10~12分提示高度危险,9分以下提示极度危险。

2003年中国香港理工大学的彭美慈、汪国成等以Braden量表为基础,修订了Braden量表,删除了原量表中"营养状况"评分项目,增加了"体型/身高""皮肤类型"2项评分内容,共7个条目。修订者提供的诊断界值为<19分,量表见表5-3。

表5-3 Braden评估表中文修订版

评分内容	1分	2分	3分	4分
感觉	完全受损	非常受损	轻微受损	未受损
潮湿	持续潮湿	经常潮湿	偶尔潮湿	很少潮湿
活动度	卧床不起	局限于椅	偶尔行走	经常行走
活动能力	完全不能	非常限制	轻微限制	不受限
摩擦力和剪切力	有	潜在危险	无	
体型/身高	肥胖 超过标准体重的30%或更多	消瘦 低于标准体重20%	偏瘦/偏胖 标准体重±10%~20%	标准
皮肤类型	水肿 皮下有过多的液体积聚	皮肤增厚变粗糙 表皮水分丢失增加且角质增多	干燥 皮肤缺乏水分或油脂,有明显皱褶、皮屑或痒痕	正常

3. Waterlow评估表

Waterlow评估表评估内容包括:一般情况,如体形、体重、身高、皮肤状况、失禁情况、移动力、性别、年龄、食欲;特别危险部分,如营养不良、感知、特殊药物、吸烟、外科创伤等。得分越高,表示发生压疮的危险性越高。10~14分提示轻度危险,15~19分提示高度危险,大于19分提示极度危险。此评估表评价内容较多,临床应用比较困难,但敏感度较高,特别适用于ICU危重症患者及手术患者的压疮危险预测。Waterlow评估表及评估指引见表5-4。

表 5-4　Waterlow 评估表及评估指引

体形、体重与身高		危险区域的皮肤类型		性别和年龄		组织营养不良	
中等	0	健康	0	男	1	恶病质	8
超过中等	1	tissue paper	1	女	2	心力衰竭	5
肥胖	2	干燥	1	14~49	1	外周血管病	5
低于中等	3	水肿	1	50~64	2	贫血	2
（参照亚洲人标准体重表）		潮湿	1	65~74	3	抽烟	1
		颜色差	2	75~80	4		
		裂开/红斑	3	81+	5		

控便能力		运动能力		饮食		神经性障碍	
完全自控	0	完全	0	中等	0	糖尿病/多发性硬化/	
偶失禁	1	烦躁不安	1	差	1	脑血管意外/运动/	
尿/大便失禁	2	冷漠的	2	鼻饲	2	感觉神经障碍	4~6
大小便失禁	3	限制的	3	流质	2	大手术/创伤：腰以下/脊椎的大	
		迟钝	4	禁食	3	手术或创伤	5
		固定	5	厌食	3	手术时间≥2 小时	5
						药物治疗：使用类固醇、细胞毒性药、大剂量抗炎药	4

总评分	10~14 分轻度危险，15~19 分高度危险，大于 20 分极度危险

Waterlow 评估指引

体形、体重与身高：

中等	体重在标准体重的 ±10% 范围内
超过中等	体重超过标准体重的 10%~20% 范围内
肥胖	体重超过标准体重的 20%
低于中等	体重比标准体重低 10%~20% 为消瘦、低 20% 以上为明显消瘦

皮肤类型：

健康	皮肤颜色、湿度、弹性等正常
菲薄	皮肤紧张发亮，或由于皮下脂肪减少、肌肉萎缩，皮肤变薄
干燥	无汗时皮肤异常干燥
水肿	皮下组织的细胞内及组织间隙内液体积聚过多

组织营养不良：

恶病质	极度消瘦
心力衰竭	指伴有临床症状的心功能不全，通常伴有肺循环和（或）体循环淤血
外周血管病	指心脏以外的血管病变
贫血	外周血血红蛋白量低于正常值下限，成年男性 <120 g/L，女性 <110 g/L
抽烟	定义为每天吸烟一支且持续 1 年或以上

控便能力：

完全自控	指大小便完全自控，或尿失禁已留置尿管
偶失禁	指大小便基本自控，偶尔有尿和（或）大便失禁

Waterlow 评估指引	
控便能力：	
尿/大便失禁	指尿或大便失禁或有腹泻
大小便失禁	大小便混合失禁
运动能力：	
完全	意识清楚，身体活动自如，自主体位
烦躁不安	意识模糊，躁动不安，不自主活动增加
冷漠的	意识淡漠，活动减少
限制的	患者不能随意调整或变换体位
迟钝	存在感觉/运动功能障碍，自主变换体位能力减弱或医疗限制
固定	由于强迫体位或被动体位等不会自主变换体位或者要求变换体位
饮食、食欲：	
中等	消化功能、进餐次数、用餐时间、进食方式、摄入食物种类和量正常
差	食欲差，摄入食物种类和量减少
鼻饲	将导管经鼻腔插入胃内，从管内注入流质食物、营养液、水和药物
流质	一切食物呈流体，易吞咽、消化、无刺激
禁食	长期禁食超过 2 日
厌食	无食欲或其他原因患者不愿（拒绝）进食
神经性障碍：	
糖尿病	一种常见的代谢内分泌病，分为原发性或继发性两类
多发性硬化	一种青壮年发病的中枢神经系统炎性脱髓鞘病，引起肢体无力或瘫痪
脑血管意外	由各种原因引起的脑血管病变，导致脑功能缺损的一组疾病总称
运动障碍	可分为瘫痪、僵硬、不随意运动及共济失调等
感觉障碍	机体对各种形式的刺激无感知、感知减退或异常的一组综合征
大手术/创伤：	
	所有外科/腰以下/脊椎手术时间＞2 小时，评估有效时间为术后 24 小时内
药物治疗：	
大剂量类固醇	包括糖皮质激素、盐皮质激素、性激素
细胞毒性药	在细胞分裂时能够选择性杀死细胞的药物，如环磷酰胺、甲氨蝶呤等

（二）压疮其他评估方法

除了危险因素评估量表以外，国外还应用计算机监测系统监测患者皮肤与床垫或坐垫间的压力大小。此类的计算机监测系统包括充气系统和电动系统两种。常规使用的充气系统由于气囊易受体位的影响而精确度较低，而电动系统由于可以进行实时校正因而精确度较高。

二、压疮的预防措施

通过压疮危险因素评估后，可筛选出压疮的高危人群，对压疮高危人群进行压疮预防措施的干预，能有效预防临床患者压疮的发生。主要的预防措施有减轻局部压力和剪切力、保持皮肤干燥、营养支持、健康教育等。

（一）减轻局部压力和剪切力

1. 定时翻身

（1）翻身间隔时间：间歇性解除压力是预防皮肤长时间受压的主要措施，临床护理中应根据患者评估的情况制订翻身的时间与位体表（表5-5）。一般的患者翻身时间间隔为2小时变换1次体位，但长期卧床患者可通过评估其皮肤及全身情况来调整翻身的间隔时间：2小时翻身时如皮肤出现可见性充血反应在15分钟内能消退则认为皮肤可以承受2小时的压力，如15分钟内皮肤发红不消退，翻身时间应缩短至1小时。

表5-5　制订翻身的时间与位体

时间	体位
8：00～10：00	仰卧位
10：00～12：00	右侧卧位
12：00～14：00	左侧卧位
14：00～16：00	仰卧位
16：00～18：00	右侧卧位
18：00～20：00	左侧卧位
……	……

（2）体位：30°侧卧位（图5-1）。Gutmann提出与90°侧卧位相比，使用枕头支撑的患者侧卧30°体位能使患者避开身体骨突处部位，且每个受力点位置的压力均小于毛细血管关闭压，降低了压疮发生的风险。30°侧卧位有利于压力分散和血液流动，而90°侧卧位，由于局部受力面积较小，可导致局部体重的压力超过毛细血管的压力，尤其是骨突处，容易引起血流阻断和缺氧，导致组织坏死。因此，提倡30°侧卧位在临床应用，从而减轻局部压力，避免压疮的发生。

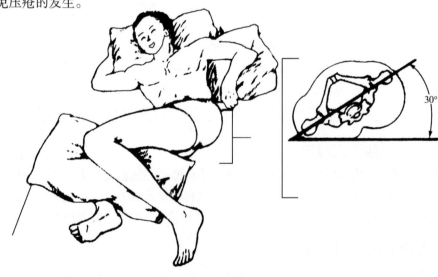

图5-1　30°侧卧位

剪切力的发生与体位有关，特别是当抬高卧床患者床头30°时或坐轮椅患者的身体前倾时，骶尾部及坐骨结节处均产生较大的剪切力，导致局部缺血，增加压疮发生的危险性。因此，临床上要尽量避免将卧床患者长时间的抬高床头30°，以减少骶尾部的剪切力。如果患者因病情需要取半卧位，要在患者的臀下给予必要的支撑，以避免患者因向下滑行而产生剪切力。

2. 使用减压装置

目前临床使用的减压装置根据作用部位分为两种，一种是局部减压装置，另一种是全身性减压装置，各种减压装置的主要作用是使身体压力再分布，从而减轻身体局部的压力。

（1）局部减压装置：在临床使用较广泛，如轮椅坐垫、手术中使用的局部减压垫主要用于患者局部的某个或某几个骨突处的减压，常使用在枕部、肘部、骶尾部、足跟部。各种不同的局部减压装置材质也不同，常见的有泡沫或海绵减压垫、啫喱垫（图5-2）等，也有临床自制的一些减压装置（图5-3）。

值得注意的是，以往临床经常使用的气垫圈已不建议使用，特别是在一些水肿、瘫痪的患者中避免使用，这类患者的局部血液循环差，气垫圈在使用过程中导致患者局部循环障碍加重，不仅不能降低压疮的发生，还促发局部压疮的发生。

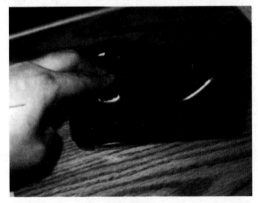

A.啫喱垫

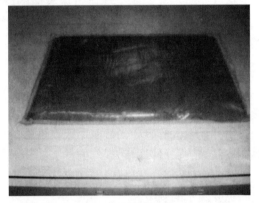

B.啫喱垫

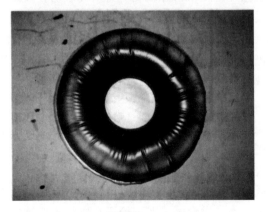

C.啫喱垫

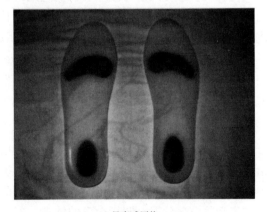

D.足底减压垫

图5-2 局部减压装置

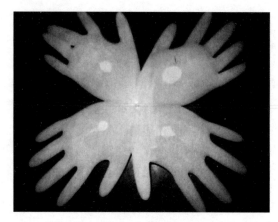

图5-3　自制减压装置

（2）全身性减压装置：主要是临床使用的气垫床和水床，包括各种柔软的静压垫和动压垫。目前波浪形气垫床和球形气垫床应用较多，水床应用不多。多房性电动充气床垫使小房交替充气、放气，变换承受压力的部位，使每一部位的受压时间不超过几分钟。空气缓慢释放床（空气漂浮）是空气通过床表面的纤维织物缓慢渗出，使患者漂浮于床上。空气射流床使暖热空气通过覆盖有纤维聚酯膜的颗粒状陶瓷串珠，产生类似于流波的串珠运动，变换受压量的大小。

（二）保持皮肤干燥

保持皮肤干燥对于压疮高危人群非常重要。每日定时检查全身的皮肤状况，尤其是骨突受压处皮肤。患者皮肤过于干燥时，可适当给予不含香精的温和的皮肤润肤霜。持久排汗，如自主神经紊乱的患者，可使用吸收性强的材料改善患者湿度，避免使用爽身粉，因为粉聚集在皮肤皱襞，可以引起额外的皮肤损伤。及时更换潮湿的衣服与床单、清洁皮肤，保持患者皮肤的清洁干爽，以减轻局部皮肤的摩擦力。当患者发生大小便失禁时，注意保护局部的皮肤免受粪水的刺激。

传统的护理方式认为按摩可以促进局部血液循环，改善营养状况。有研究表明，按摩无助于防止压疮。因软组织受压变红是正常保护反应，是氧供应不足的表现，无须按摩。如果皮肤发红持续30分钟以上不能消退，则表明软组织受损，此时按摩将会导致更严重的创伤，甚至使皮肤破溃。有研究者提出应用局部制剂进行压疮的预防，欧盟压疮委员会、法国压疮委员会对此进行了多中心的对照临床研究，发现液体敷料能降低皮肤压疮的发生率。

（三）营养支持

营养不良是压疮发生的危险因素之一，因此，改善患者的营养状况对预防压疮的发生十分重要。临床研究也表明，合适的热量和蛋白摄入可以预防压疮的发生。根据患者的病情，给予合适的热量与蛋白质饮食。在增加蛋白摄入时，必须评价肝功能和肾功能，在肝肾功能不良时，可通过保证患者获得足够的热量来降低蛋白的摄入。必要时，请营养师会诊，全面评估患者的营养状况，制订合理的饮食。对于不能由口进食的患者，给予鼻饲注入机体的各种营养物质，以保证患者的营养需要。同时，监测患者的摄入与排出，以保持机体营养的动态平衡。

（四）健康教育

对长期卧床患者、脊髓损伤患者及老年人特别是老年卧床患者等压疮的高危人群，进行及时、准确的评估是预防压疮的必要条件。根据评估结果制订合理的护理计划采取有效的预防措施，患者及其家属的参与非常重要。因此，对患者，尤其是社区的居家患者及其家属的教育是预防长期卧床患者及其他压疮高危人群发生压疮的关键。

（1）指导患者家属定时改变体位：翻身是简单且有效的预防措施，采取合理的翻身间隔时间可提高护理质量并节约医疗卫生资源。指导患者家属间隔一定的时间改变体位，教育正确的翻身方法，避免发生拖拉等动作，以减轻局部的压力和摩擦力。指导坐轮椅的患者隔30分钟臀部抬离轮椅约30秒。

（2）根据病情使用合适的减压装置：根据病情及评估情况，指导患者选择合适的减压装置，如局部的减压垫或全身减压的气垫床，并教会患者及其家属正确使用。

（3）保护皮肤，避免盲目局部按摩：指导患者及其家属观察皮肤情况，尤其是骨突处受压的皮肤状况。每日清洁皮肤，保持清洁干爽，如有潮湿刺激，及时清洁皮肤与更换衣物。指导失禁患者正确使用失禁用品，避免皮肤受粪水刺激。同时，指导患者及其家属不要盲目行局部皮肤按摩，尤其是水肿部位及红肿皮肤，以免损伤皮肤。

（4）增加营养：让患者及其家属理解营养对于压疮的预防的重要性。指导患者进食合适的热量和蛋白质饮食，指导长期鼻饲患者家属为鼻饲注入营养，并说明注入时的注意事项。

（5）发现皮肤问题，及时就诊：指导患者及其家属，一旦发现皮肤出现问题，要及时就诊。

（景　婕）

第二节　压疮创面的护理

一、伤口评估

（一）整体评估

1. 皮肤受损的原因

评估患者皮肤损伤的内在因素和外在因素。评估患者的年龄、营养及局部血供情况，患者的活动能力、移动能力及感觉是否存在障碍，损伤局部是否存在压力或剪切力或摩擦力或潮湿刺激。

2. 伤口持续时间

在伤口处理过程中，经过2~4周正规伤口处理，伤口如果没有任何进展，则要评估是否存在影响伤口愈合的因素。

3. 影响伤口愈合的因素

（1）全身性因素：包括年龄、营养状况、血液循环系统功能、神经系统疾病、其他潜在性疾病如糖尿病、自身免疫性疾病及患者的心理状态和全身用药情况等。

（2）局部性因素：包括伤口的位置、大小和深度，伤口存在感染，伤口内有异物，伤口干燥或过于潮湿，伤口内组织水肿，伤口表面血纤维蛋白覆盖，伤口及周围皮肤受摩擦、牵拉及压迫等。

（二）局部评估

伤口局部评估包括伤口所在的位置、组织损伤程度、伤口所处阶段、伤口大小、有无潜行和窦道、伤口基底组织、伤口渗出液、伤口边缘及周围皮肤状况、伤口有无感染和疼痛。

美国压力性溃疡顾问小组（National Pressure Ulcer Advisory Panel，NPUAP）于 1989 年将压力性溃疡分为 4 期。在临床评估中发现有些患者虽然皮肤完整，但深部组织出现损伤。另外，如果伤口覆盖焦痂或坏死组织，伤口则无法分期，深色皮肤患者很难判断是否存在Ⅰ期压疮。因此，美国压力性溃疡顾问小组于 2007 年对压疮重新分期，在原有的 4 期基础上增加了可疑深部组织损伤及不可分期阶段，新的压疮分期见表 5-6 及图 5-4。

表 5-6　压疮分期

压疮分期	组织损伤及其特点
怀疑深层组织损伤 Suspected deep tissuelnjury	1. 潜在软组织受压力或剪切力损伤，皮肤局部变成紫色或褐紫红色，表皮或呈现充血的水疱 2. 该部分组织在之前可能有疼痛、坚实、柔软、潮湿或与邻近组织相比较热或冷 3. 深肤色患者难以发现深层组织的损伤 4. 损伤的演变可能由一个暗黑色创伤上的小水疱开始 5. 创伤也许进一步演变成薄焦痂覆盖 6. 即使给予适当的治疗，损伤处也可能会急速转变至暴露皮下组织
Ⅰ期 Stage Ⅰ	1. 完整的皮肤下局部出现压之不褪色的红色，通常发生在骨突处 2. 深色的皮肤可能看不见皮肤变红的情况，但局部的皮肤颜色也许与周围的皮肤不同 3. 该部分组织在之前可能有疼痛、坚实、柔软、潮湿或与邻近组织相比较热或冷 4. Ⅰ期的损伤在深色皮肤的患者很难发现，但在高风险的患者要进行压疮危险标志
Ⅱ期 Stage Ⅱ	1. 表皮及部分真皮组织缺失，可表现为无腐肉的红色或粉红色基底的开放性浅层溃疡，也可表现为表皮完整或已破溃的含血清的水疱 2. 表现为有光泽或干涸浅层溃疡，无腐肉或瘀伤 3. 这一阶段的状况应该与皮肤撕裂、粘贴胶布导致的痕迹、会阴皮炎、浸渍或表皮脱落相区别 4. 如有皮肤瘀伤表明怀疑深层组织损伤
Ⅲ期 Stage Ⅲ	1. 全皮层缺失，伤口可见皮下脂肪组织，但未达骨、肌腱或肌肉 2. 也许存在腐肉，但不遮蔽组织损伤的深度 3. 可能存在潜行
Ⅳ期 Stage Ⅳ	1. 全皮肤缺失，并包括暴露的骨、肌腱或肌肉。腐肉或焦痂可能在溃疡的某些部位出现。常有潜行和窦道存在 2. Ⅳ期压疮的深度因该部位的解剖结构而不同。鼻梁、耳朵、枕部和足踝等处没有皮下组织，因此溃疡可以是浅层的 3. Ⅳ期压疮可能延伸到肌肉和支撑结构如筋膜、肌腱或者结缔组织，有可能发生骨髓炎。创面往往可见或触及骨骼或肌腱 4. 压疮可能需要 1 年以上才能痊愈，痊愈后该处仍是压疮高危部位，愈合后的瘢痕组织抗张力强度只有正常的 40%
无法界定 Unstageable	1. 全皮层缺失，但溃疡基底被黄色、棕褐色、灰色、绿色或棕色的腐肉掩盖及（或）有棕褐色、褐色或黑色的焦痂在溃疡底部 2. 直到去除足够的腐肉或焦痂，溃疡的基底真正深度暴露之后才能界定压疮的阶段

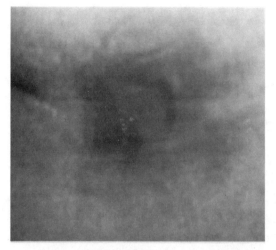

A.怀疑深层组织损伤

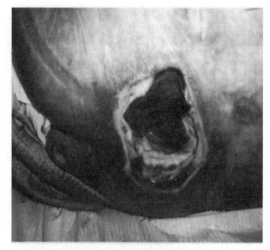

B.无法界定

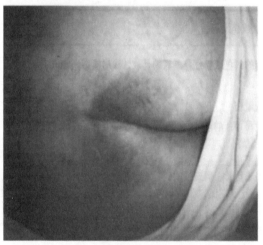

C.Ⅰ期压疮

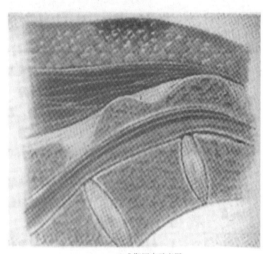

D.Ⅰ期压疮示意图

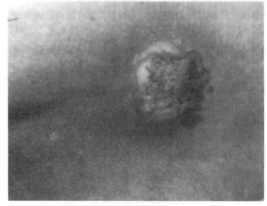

E.Ⅱ期压疮

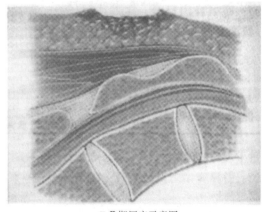

F.Ⅱ期压疮示意图

图 5-4

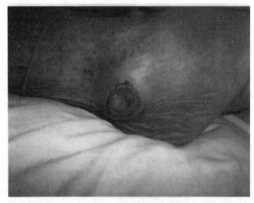

G.Ⅲ期压疮

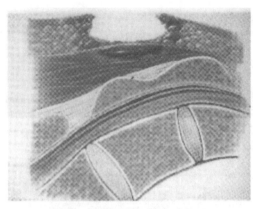

H.Ⅲ期压疮示意图

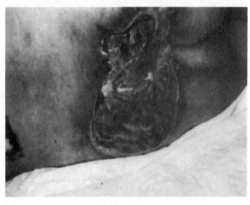

I.Ⅳ期压疮

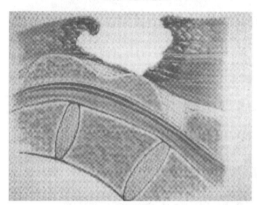

J.Ⅳ期压疮示意图

图5-4　压疮分期

二、伤口处理

1. 怀疑深层组织损伤

（1）解除局部皮肤的压力与剪切力，减少局部的摩擦力。同时，密切观察局部皮肤的颜色变化，有无水疱、焦痂形成。

（2）伤口处理：局部皮肤完整时可给予液体敷料外涂，避免大力按摩。如出现水疱，可按Ⅱ期压疮处理；如果局部形成薄的焦痂，可按焦痂伤口处理。如发生较多坏死组织，则进行伤口清创，按Ⅲ期、Ⅳ期压疮处理。

2. Ⅰ期压疮

（1）局部可以不用任何敷料。避免再受压，观察局部发红皮肤颜色消退状况，对于深色皮肤的患者观察局部的皮肤颜色与周围皮肤颜色的差异变化。

（2）减小局部摩擦力，局部皮肤可给予透明薄膜或薄的水胶体敷料或液体敷料，观察局部皮肤颜色的变化。水胶体敷料和液体敷料可改善局部皮肤的缺血缺氧状况。

3. Ⅱ期压疮

（1）水疱：直径小于 2 cm 的水疱，可以让其自行吸收，局部粘贴透明薄膜保护皮肤；直径大于 2 cm 的水疱，局部消毒后，在水疱的最下端用 5 号小针头穿刺并抽吸出液体，表面覆盖透明薄膜，观察渗液情况。如果水疱内再次出现较多液体，可在薄膜外消毒后直接穿刺抽液，薄膜 3～7 日更换 1 次。如果水疱破溃，暴露出红色创面，按浅层溃疡原则处理伤口。

（2）浅层溃疡：由于Ⅱ期压疮创面通常是无腐肉的红色或粉红色基底的开放性浅层溃疡，可根据渗液情况使用合适的敷料。渗液较少时，可用薄的水胶体敷料，根据渗液 2～3 日更换 1 次；渗液中等或较多，可用厚的水胶体敷料或泡沫敷料，3～5 日更换 1 次（图 5-5、图 5-6）。

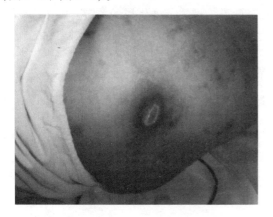

图 5-5　Ⅱ期压疮浅层溃疡

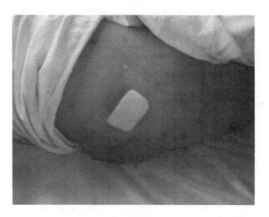

图 5-6　给予水胶体敷料

4. Ⅲ期、Ⅳ期压疮

（1）清除坏死组织：Ⅲ期、Ⅳ期压疮的创面通常覆盖较多坏死组织，因此，首先要进行伤口创面清创处理。评估患者的全身和局部情况后，决定使用何种清创方法。①当伤口内坏死组织比较松软时，可采用外科清创的方法；②当伤口坏死组织比较致密，且与正常组织混合时，首先进行自溶性清创，待坏死组织松软后再配合外科清创的方法；③当黑色焦痂覆盖伤口时，可在焦痂外做一些小切口，再使用自溶性清创的方法进行清创；④当伤口内有较深潜行或窦道时，可采用机械性冲洗的方法进行清除部分坏死组织；⑤当坏死组织非常致密，采用其他方法无法清除时，可考虑使用化学性清创方法。

（2）控制感染：当伤口存在感染症状时，全身或局部使用抗生素前先行伤口分泌物或组织的细菌培养和药敏试验，根据培养和药敏结果选择合适的抗生素治疗。感染性伤口可选择合适的消毒液清洗伤口，再用生理盐水清洁，伤口可使用银离子抗菌敷料。

（3）伤口渗液处理：根据伤口愈合不同时期渗液的特点，进行伤口渗液的管理，可选择恰当的敷料，也可使用负压治疗，主要目的是达到伤口液体平衡，细胞不发生脱水，也不会肿胀。①当黑色焦痂覆盖时，通常伤口很少渗液或没有渗出，此时需要给伤口补充一定的水分才能溶解焦痂，因此，可使用水分较多的敷料，如水凝胶或离子持续交换型敷料；②当伤口有较多黄色坏死组织覆盖时，伤口的渗液由少到多，可使用既具有吸收能力又具有清创作用的敷料来进行吸收渗液和清创，如可选择水胶体、藻酸盐、高渗盐水敷料等敷料；③当伤口较多红色肉芽组织生长时，渗液较多，可选用吸收能力强的敷料以吸收伤口内过多的渗液，如藻酸类敷料、水性纤维敷料、泡沫塑料类敷料等；④当伤口内肉芽组织填满伤口，部分上皮组织生长时，伤口渗液逐渐减少，可使用水胶体或薄的泡沫敷料以促进伤口愈合。

（4）伤口潜行和窦道的处理：在伤口评估时，如果发现伤口内有潜行或窦道，一定要仔细评估潜行的范围及窦道的深度，在肛门附近的伤口要检查是否有瘘管的存在。根据潜行和窦道深度及渗出情况选择合适的敷料填充或引流，填充敷料要接触到潜行或窦道的基底部，但填充时不要太紧而对伤口产生压力。常用的引流和填充的敷料有脂质水胶体敷料、高渗盐水敷料、亲水纤维含银敷料、藻酸盐等。

（5）关节处伤口处理：压疮的伤口好发于关节部位，如肘关节处、踝关节处、髋关节处。关节处皮下组织比较少，因此，关节处的伤口往往是全皮层损伤，经常可见关节面暴露，由于关节活动多，伤口难以愈合。保护好关节面是护理关节处伤口的关键，除了进行局部的减压外，还应保护关节面湿润的环境，避免关节面破坏后骨直接的暴露。必要时，伤口清洁后进行手术治疗以保护关节。

（6）足跟部伤口的处理：由于足跟部组织的特殊性，伤口的颜色往往不够鲜红而被误以为是伤口内坏死组织。位于足跟的压疮在处理过程中要注意保护伤口，避免清创，伤口以清洁干燥为主，注意减压。

5. 无法界定分期

（1）当伤口无法界定属于哪一期时，应记录无法界定，而不猜测记录属于几期。

（2）当伤口因覆盖焦痂或坏死组织无法进行界定时，应先清除伤口内焦痂和坏死组织，再确定分期。

（3）伤口处理与Ⅲ期、Ⅳ期压疮方法相同。增加喝水量。

1）口服甘露醇：20%甘露醇溶液 500 mL，术前 1 日下午 4 时开始口服，先服 20%甘露醇溶液 250 mL，然后喝水或糖盐水 1 000 mL；再服余下的 250 mL，然后喝 1 000 mL 以上液体，服用液体的量以排出清水样便为度。

2）清洁灌肠：对于不能耐受口服泻药或口服泻药后出现呕吐及年老体弱，心、肺、肾疾的患者可选用术前晚及术晨清洁灌肠。

（张苑香）

第六章

伤口护理

第一节 敷料的种类与特性

1962 年英国动物学家 Winter 经研究证实，湿性环境下伤口愈合速度比干性环境快 1 倍，从而产生了湿性愈合理论。在湿性环境下：伤口局部湿润，不会形成结痂；敷料不与伤口新生肉芽组织粘连；密闭性和半密闭性敷料，减少伤口感染的机会；无须频繁更换敷料，创造接近生理状态的愈合环境，细胞分裂增殖速度快。而干性愈合环境下：创面局部脱水，形成结痂，阻碍上皮细胞的爬行；频繁更换敷料，使创面局部温度下降，细胞分裂增殖速度减慢；敷料与伤口新生肉芽组织粘连，更换敷料时再次性损伤；创面与外界无阻隔性屏障，增加伤口感染的机会。随着对湿性愈合理念的理解，市面上出现了各种类型和规格的敷料。目前，湿性愈合敷料广泛应用于临床。

敷料的使用目的是营造一个与皮肤相近的自然环境，能让伤口快速自然的愈合。理想的敷料应具有的功能包括：保持伤口周边皮肤的干燥；维持伤口敷料种类的演变；吸收过多的渗液；装填死腔，避免渗液或碎屑堆积引起的感染，或形成溃疡；清除坏死组织及渗液；提供保护环境，避免细菌侵入；提供类似人体正常体温（37 ℃）的恒定环境；起到固定、止痛、止血的效果；有清创作用，加速伤口渗液中的酶分解坏死组织；能将药物传导到伤口内；控制气味；提供有效的 pH 值，促进血红蛋白与氧的结合与释放。因此，医务人员只有对敷料的分类、基本特性、功能、优缺点、适应证及用法有所了解，才能适当的处理伤口，促进伤口愈合。目前临床将敷料分为传统敷料，相互作用型敷料（密闭性和半密闭性敷料）及生物活性敷料等。

一、传统敷料

传统敷料由天然植物纤维或动物毛类物质构成，如纱布、棉垫、羊毛、各类油纱布等。这类敷料只是暂时性的覆盖材料，均需在一定的时间内加以更换。

（一）纱布

一般要求敷料有较高的吸液能力，且液体能均匀分布于整块敷料中，以防止局部积液。最常见的传统敷料是纱布。

纱布由棉花、软麻布和亚麻布加工而成，由于对创面的愈合无明显促进作用，也称惰性敷料。这种敷料虽然具有吸收好、保护创面、制作及应用简单、价格便宜、可重复使用、用料来源广泛、质地柔软，可在复杂的致伤部位使用，有较强吸收能力可防止创面渗液积聚等优点，但其缺点也很突出：通透性太高，容易使创面脱水；粘着创面，更换时造成再次性机械性损伤；外界环境微生物容易通过，交叉感染的机会多；用量多，更换频繁，费时且患者痛苦。

传统敷料对创面有保护作用，但更换敷料时容易损伤肉芽组织，延迟创面愈合，纱布敷料中局部应用抗生素导致的细菌的耐药可使感染创面难以愈合。

（二）湿润性不粘纱布

湿润性不粘纱布是由传统纱布经石蜡油、羊毛脂等浸润而成，如凡士林纱布，其优点是减少粘连，湿润环境，有利于表皮生长。有的可在湿润纱布中加入抗生素、中药、锌剂等使其具备抗菌作用。湿润性不粘纱布无特殊气味，不粘连伤口，可有效地维持创面的湿性环境并防止感染扩散。缺点是该敷料有时难于固定，特别是术后早期运动时，故建议每日更换；无吸收作用；在渗出物较多的伤口使用会导致伤口周围的皮肤浸渍，故只能用于干性伤口。凡士林纱布常用于肉芽组织伤口的覆盖和感染伤口的引流，临床应用十分广泛。

（三）塑料膜性不粘纱布

塑料膜性不粘纱布是在传统敷料的外周包一层带孔的塑料薄膜，为现今应用较多的敷料。在联合应用局部抗生素软膏时能为伤口提供一个湿性环境。这种敷料的优点是防止敷料纤维脱落、价格便宜、不粘连伤口、减轻换药时的疼痛和组织损伤，并可根据伤口形状剪裁。该敷料有一定的吸收性，若渗出液较多则需要外层敷料的辅助。

（四）合成纤维纱布

这类敷料具有纱布一样的优点，如经济，具有很好的吸收性能等，而且有些产品还具有自粘性，使用方便。然而，这类产品同样具有纱布一样的缺点，如通透性高，对外界环境颗粒性污染物无阻隔等。主要优点：透气，多为自粘性敷料；可吸收少量渗出液，多用于低渗出量伤口或一期愈合的伤口，大多数外科术后伤口及切割伤和擦伤的伤口；可防止外界污染。主要缺点：不适合高渗出量伤口；对粘胶易过敏。

二、密闭性和半密闭性敷料

1981 年，美国加州大学旧金山分校外科系的 Knighton 等发现伤口含氧量与血管增生的关系，在无大气氧存在下的血管增生速度为大气氧存在时的 6 倍，新血管的增生随伤口大气氧含量的降低而增加，批驳了"伤口透气"是陈旧的伤口愈合观念，大气氧是不能被伤口直接所利用的，伤口的愈合是利用人体体内血红蛋白的氧合作用；密闭的环境能保持伤口的湿润。此后，有不少人做科研跟进，不但证明了此概念的重要性，还发现湿性愈合的其他好处，包括可以保护神经末梢，减轻疼痛。减少纤维组织形成，故此令瘢痕减少及支持自溶性清创。在此后的数十年间，不停地有促进此湿性愈合的敷料产生，对伤口的治疗又跨进了一大步。湿性愈合是利用伤口敷料用密闭或半密闭方法保持伤口湿润，增加细胞生长及移行速度，加速伤口愈合，并可防止痂皮形成。

（一）密闭性和半密闭性敷料的特性

敷料与创面之间存在着多种形式的相互作用，如吸收渗出液以及有毒物质、允许气体交换，从而为愈合创造一个理想的环境；阻隔性外层结构，防止环境中微生物侵入，预防创面交叉感染等。

（二）密闭性和半密闭性敷料的类别

密闭性和半密闭性敷料主要包括薄膜类敷料、水胶体类敷料、水凝胶类敷料、藻酸盐敷料、藻酸钙钠盐敷料、泡沫类敷料和亲水纤维敷料等。

1. 薄膜类敷料

薄膜类敷料是创伤修复材料中最常见的类型，可以是单一材料的薄膜，也可在生物医用薄膜的一面涂上一层材料。制作薄膜的材料大多是一些透明的弹性体，如聚乙烯、聚丙烯腈、聚乙内酯、聚乳酸、聚四氟乙烯、聚乙烯醇、聚氨酯和硅氧烷弹体等。其中聚氨酯类和硅橡胶类材料最为常用。

（1）特性：薄膜类敷料几乎没有吸收性能，对渗出液的控制是靠其对水蒸气的转送蒸发，转送速度取决于分子结构和厚度，理想的薄膜类敷料的呼吸速度与正常人皮肤的呼吸速度相当。

（2）优点：阻隔环境微生物入侵创面，防止交叉感染；保持伤口湿性愈合环境，有助于细胞移行；促进肉芽组织形成和坏死组织的自我分解；具有自粘性，使用方便，而且透明，便于观察创面情况；不需要二级敷料。

（3）适应证：主要应用于固定留置针、导管，保护创口，预防感染；用于表浅伤口及少量渗液或无渗液的创面，也可作为其他敷料的辅助性敷料。常用的有自粘性薄膜敷贴、透明防水敷料、透明薄膜、透明薄膜敷贴等。

2. 水胶体类敷料

水胶体类敷料是由聚合的基材和粘接在基材上的水胶体混合物构成。其中，水胶体混合物主要是由明胶、果胶和羧甲基纤维素钠混合形成，并在混合的过程中掺入液体石蜡和橡胶黏结剂，使得敷料比较容易粘附在伤口上，但这种敷料比起薄膜类敷料要厚得多，水胶体类敷料几乎没有水蒸气的转送能力，它是靠水胶层对渗出物吸收、胶层的厚薄决定吸收能力大小的，但吸收大量渗出物之后可能污染伤口。

（1）安普贴。

1）特性：安普贴是一种半渗透水胶体类敷料，由外层聚氨酯背衬及内层水胶黏性物质组成。当与伤口接触时，安普贴的水胶微粒吸收伤口渗出物并膨胀，形成一层温和湿润的凝胶填充层，从湿度，温度和 pH 值方面为伤口提供了最佳的愈合环境。

2）优点：湿润凝胶填充伤口，更换无痛，加快愈合，防止感染，可淋浴，可防止外界水及细菌侵入，透明，易于随时监测创面愈合情况，使用方便，单片无菌包装。

3）适应证：适用于慢性难愈合的创面、压疮、小腿溃疡，适用于压疮的早期预防及预防轻度渗出性表皮损伤愈合后期的伤口。

（2）优拓脂质水胶体敷料。

1）特性：是一种不粘创面的非闭合性水胶体类敷料，水胶微粒（羧甲基纤维素）散布在不粘创面的聚合物及有凡士林覆盖的聚氨酯网上，单片无菌包装。

2）优点：加快愈合。优拓接触创面的渗出物后，水胶微粒与凡士林相互作用形成脂质水胶作用于创面，为创面愈合创造最佳的愈合条件，湿性界面不粘贴伤口表面及周边皮肤，更换无痛，无出血，不会损伤新生的组织。使用方便，创面可 2～3 日更换 1 次。

3）适应证：与凡士林油纱适应证相同。切割伤、烧伤、表皮擦伤、供皮区、慢性创面的最后愈合阶段。需要二级敷料（需要外敷料包扎固定）。

（3）多爱肤水胶体敷料。

1）特性：其主要成分是亲水性颗粒和疏水性聚合物组成，具有双重黏性，可粘贴于干燥和潮湿性创面。具亲水性，可吸收过量伤口渗出液。

2）优点：能粘贴于干燥和潮湿性创面；可吸收过量伤口渗出液，形成潮湿性创面环境，不破坏新生肉芽组织；能促进上皮化与胶原蛋白质合成，能提供无大气氧环境，以加速新微血管增生，防止细菌侵犯与抑制细菌繁殖。

3）适应证：可使用于普通创面，如一般撕裂伤、供皮部位与烫伤创面，更可用于慢性创面（包括压疮的治疗和预防）和下肢溃疡的治疗。

（4）康惠尔水胶体类敷料：水胶体类敷料包括康惠尔溃疡贴、康惠尔透明贴、康惠尔减压贴、康惠尔溃疡粉和康惠尔溃疡糊。

1）特性：主要成分是羧甲基纤维素钠（CMC）、合成弹性体、医用黏合剂、合成增塑剂和表层聚氨酯（PU）半透膜。这种敷料与创面渗出液接触后，能吸收渗出物，并形成一种凝胶，避免敷料与创面黏着；同时，表面的半透膜结构可以允许氧气和水蒸气进行交换，但又对外界颗粒性异物如灰尘和细菌具有阻隔性，因此，这类敷料具备很多与多聚泡沫类敷料相似的优点。

2）优点：①能吸收创面渗出物和一些有毒物质；②保持创面湿润，潴留创面本身释放的生物活性物质，在为创面愈合提供一个最佳的微环境外，还可以使创面愈合的过程加速；③具有清创作用；④形成凝胶，保护暴露的神经末梢，减轻疼痛，同时，更换敷料时不会造成再次性机械性损伤；⑤具有自黏性，使用方便，良好的顺应性，使用者感觉舒适，而且外观隐蔽；⑥阻隔外界颗粒性异物如灰尘和细菌的侵入；⑦减少换药次数，一般可3～7日更换1次，从而减轻护理人员的劳动强度；⑧能加快创面愈合，节省费用；⑨为创面创造一个低氧、微酸的环境。

3）适应证：可用于慢性创面（包括压疮的治疗和预防）和下肢溃疡的治疗。

3. 水凝胶类敷料

（1）特性：此类敷料是以水及非粘连性的多分子聚合物制成的，有糊状凝胶或片状敷料，含水量高，因此，不能吸收大量渗液。各生产厂家生产的敷料所含成分不一，有含高水分，含高盐分及羧甲基纤维素钠颗粒和藻酸钙成分所制成的糊状凝胶或片状敷料。凝胶敷料和水凝胶敷料在现代创伤外科中应用十分广泛。硅酮类凝胶敷料目前应用较广，还有胶原凝胶、芦荟凝胶、壳聚糖凝胶、血小板凝胶、含酶凝胶等各种凝胶敷料，它们常以凝胶和水凝胶、泡沫凝胶或凝胶膜片形式在烧伤、创伤、溃疡等创面中应用。

（2）优点：水化伤口，提供湿润环境；促进自溶清创，用于黑痂清创；利于上皮移行及肉芽生长；不粘伤口；可镇痛；更换敷料时不会损伤伤口；糊状凝胶能填满空洞伤口。

（3）适应证：这类敷料适应于中至深度的伤口，有坏死组织的伤口，少至中量渗液的伤口以及烧伤和放射性伤口。常用的有20%高渗盐水凝胶、多爱肤水胶体敷料、凝胶敷料等。

4. 藻酸盐敷料

（1）特性：这是一类从天然海藻植物里提炼出来的天然纤维（多聚糖，polysaccharide），并经过精细的加工程序而成的高科技敷料，能吸收高于本身重量17～20倍的渗液。

当与伤口接触时，与渗液作用形成一种柔软的凝胶，保持一个湿润有效的愈合环境。

（2）优点：具有强大而快速吸收渗出液的能力；形成凝胶，能保持创面湿润且不粘创面，保护暴露的神经末梢，减轻疼痛；与渗出液接触后发生 Na^+-Ca^{2+} 交换，释放出钙离子，起到止血和稳定生物膜作用；可被生物降解，环保性能好。

（3）适应证：适用于中至大量渗液和中至深度的伤口以及有空洞与窦道的伤口或感染性伤口。常用的有吸收性藻酸盐敷料、拜尔坦藻酸盐敷料等。

5. 藻酸钙钠盐敷料

（1）特性：由海藻的天然提取物制成的含钙离子的高吸收藻酸盐类敷料纤维加工而成，与创面接触时通过离子交换生成可溶性的海藻酸钙。海藻酸钙可吸收本身重量 20 倍的渗液，是纱布的 5~7 倍。

（2）优点：具有强大而快速吸收渗出液的能力，可吸收水分至饱和；吸收渗液后发生膨胀，起到凝胶作用，有利于形成创面愈合所需的湿润环境，经过生物降解而溶解在渗液中，能够完全剥离，纤维不残留在创面上；释放的钙离子可诱导血小板活化，产生凝血因子和生长因子，起到止血和加速创面愈合的作用；海藻酸钙还具有吸附细菌，阻挡细菌通过屏障的作用，并通过刺激伤口巨噬细胞的活化来增强创面抗致病菌的能力；能够吸附红细胞和血小板，使其紧贴敷料不致出血。

（3）适应证：适用于中至大量渗液和中至深度的伤口以及有空洞与窦道的伤口、感染性伤口，凝血功能欠佳或术后有出血的伤口，还可用于止血。常用的有舒康博藻酸钙敷料、藻酸钙敷料条。

6. 泡沫类敷料

泡沫类敷料是创伤修复材料中使用较广的一类材料。

泡沫类敷料具有多孔性，对液体具有较大的吸收容量。氧气和二氧化碳几乎能完全透过。目前泡沫类敷料使用最多的是聚氨酯泡沫和聚乙烯醇泡沫，这类敷料对伤口渗出物的处理是靠海绵型的水蒸气转运和吸收机制来控制渗出物的。泡沫类敷料可制成各种厚度，对伤口有良好的保护功能，加入药物后还可促进伤口的愈合。但现在大多数泡沫类敷料没有压敏胶，不能自行粘贴，因此还需要使用辅助绑扎材料来固定。

泡沫类敷料的优点：快速而强大的渗出液吸收能力，减少伤口浸渍；通透性低，使创面保持湿润，避免更换敷料时再次性机械性损伤；表面半透膜的阻隔性能，可防止环境颗粒性异物如灰尘和微生物的侵入，预防交叉感染；轻便、使用方便、顺应性好，可适合身体各个部位；隔热保温、缓冲外界冲力。

泡沫类敷料的适应范围很宽，主要应用于各种中至大量渗出的创面，肉芽生长期或肉芽过长时的创面。常用的有舒康博泡沫敷料、美皮康、痊愈妥等。

（1）舒康博泡沫敷料。

1）特性：双层结构的伤口敷料，由保护层—微孔亲水性聚氨酯膜和伤口接触层—中孔亲水性聚氨酯层组成。具有高吸收性、良好的清创作用、与创面无粘连、无残留等特点。

2）优点：①伤口接触层，具有很高的渗液吸收能力，即使在加压下，泡沫垂直吸收的强大能力也能够有效吸收渗液、污垢和细菌，防止外源性感染，透气性良好，使用舒适，保证周围皮肤和衣物的清洁；②保护层，外层半通透性的 PU 膜，保证伤口不会被外来的细菌及水分污染，同时保证创面和外界良好的水气交换，小孔设计帮助锁住渗液，防止污染周围皮肤及衣物。

3）适应证：该产品使用在无感染临床症状、伴有中等渗出的表浅伤口，如溃疡、压疮、供皮区、磨削伤；也可作为二层固定敷料。

（2）美皮康。

1）特性：防水透气自粘性软聚硅酮吸收敷料。

2）优点：保持伤口的湿润，促进伤口愈合；更换敷料时，不损伤伤口新生组织，减少出血和疼痛；有效减少伤口周围皮肤浸渍；独特的3层结构，吸收量大；有边设计，防水。

3）适应证：中等至大量渗出液伤口。

7. 亲水纤维敷料

（1）特性：主要成分为羧甲基纤维素钠（CMC），具高吸收性，相当于6层纱布的4～5倍，敷料吸收/锁住渗液，形成凝胶，提供伤口湿润愈合环境。

（2）优点：可吸收自身重量22倍的渗液；具有渗液吸附功能，防止渗液向伤口周围正常皮肤扩散和回渗，使正常皮肤免受侵蚀；形成的凝胶可紧密地附着在各种形状的创面上，避免死腔的形成，减少细菌滋长；防止伤口粘连，避免换药时伤口疼痛。

（3）适应证：用于中等到重度渗出液伤口。常用的有亲水性纤维含银敷料等。

三、生物活性敷料

随着对创面愈合过程的病理生理的深入研究，人们对创面愈合过程的理解也越来越深刻，从而导致了创面敷料的不断改进与发展。新型的创面敷料相对于早期而言，已经发生了革命性的变化，而且有多种不同性能的敷料可供临床护理人员选用。同时随着对敷料作用机制研究的不断深入，目前，对其分类也越来越困难，有些敷料既可作为密闭性和半密闭性敷料，也可作为生物活性敷料，足见其作用机制的复杂。

（一）生物活性型敷料的特性

自身具有活性或能促进有活性物质释放，从而使创面愈合速度加快。

（二）生物活性型敷料的主要产品

成纤维细胞生长因子（FGF）生物蛋白海绵、壳聚糖敷料、胶原敷料、生长因子类创伤修复敷料、多糖敷料（polysaccharides）等。

1. FGF生物蛋白海绵

（1）特性：是利用胶原蛋白和FGF蛋白制成的新型医用活性材料。通过与组织等接触，使胶原蛋白和动物脑组织FGF蛋白发生协同生物功效，并以缓释方式作用于创面，具有修复神经纤维、促进新生毛细血管生成、促进细胞再生等作用，能够促进组织创伤的主动修复，缩短愈合时间。需在2～8℃冰箱内保存。

（2）优点：可强大而快速吸收创腔渗液，起到良好的引流作用；湿润创面的自溶作用，简化清创，促进伤口愈合；有止血作用。

（3）适应证：适用于中至大量渗液和中至深度的伤口以及有空洞与窦道的伤口，凝血功能欠佳或术后有出血的伤口，还可用于止血。常用的有生物蛋白海绵等。

2. 壳聚糖敷料

（1）特性：壳聚糖是从甲壳类动物的壳中提取，并经过脱乙酰化而成的一种多聚糖胺。

伤口中存在有溶菌酶，可降解甲壳质及其衍生物，壳聚糖在创面上可降解 N-乙酰氨基葡萄糖，后者能被表皮细胞所吸收，是表皮细胞生长繁殖所必需的营养物质。壳聚糖还能够增加创面组织的网状结构以及胶原合成，从而增加伤口抗拉强度，同时甲壳质的衍生物还能激活巨噬细胞，促进创面快速愈合。

（2）优点：吸水性较好，透气性强，能够促进伤口愈合；有较强的止血作用，且能够促进创面愈合，并可作为药物的缓释载体。

（3）适应证：有中等渗出的表浅伤口及有空洞与窦道的伤口。常用的有几丁糖等。

3. 胶原敷料

（1）特性：胶原是结构蛋白，需在 $2\sim8$ ℃ 的冰箱内保存。在临床上可制成多种敷料，如胶原海绵和胶原凝胶等。具有止血快速、生物相容性好、抗原性弱、生物可降解性较好等特点。可将壳聚糖与胶原海绵联合制成敷料用于止血。

（2）优点：恢复皮肤的屏障功能，避免创面脱水；减少蒸发热损失，减少创面渗出液中蛋白质和电解质的丢失；避免伤口细菌污染，以保护伤口和防止患者发生败血症；更换敷料时疼痛较轻；能促进伤口清创；为深度创面的自体移植创建良好的肉芽创面；减少Ⅱ度烧伤创面的供皮区创面的愈合时间；改善愈合质量，抑制过度的成纤维细胞生长，并能减少创面瘢痕形成。

（3）适应证：主要用于新鲜缺损创面、供皮区和植皮区创面的保护。

4. 生长因子类创伤修复敷料

重组人表皮生长因子制剂（rhEGF）。

（1）特性：rhEGF 是一种多肽类细胞生长因子，通过与存在于细胞膜的表皮生长因子（EGF）受体结合，激活酪氨酸激酶、蛋白激酶等多种生化酶，通过细胞内信号传递系统，引发一系列生化反应，刺激细胞的趋化作用，促进细胞 DNA、RNA 和羟脯氨酸的合成，促进细胞有丝分裂，加速细胞分化，调节细胞蛋白质合成、转换及细胞的新陈代谢，完善胶原组织的构建，加速创面肉芽组织的生成和上皮组织的形成，加快创面愈合速度，提高愈合质量。包括外用重组人表皮生长因子（衍生物）喷剂、重组人表皮生长因子外用溶液（Ⅰ）、重组人表皮生长因子凝胶等不同剂型的产品，具有相同的活性成分及作用。

（2）优点：促进基因表达产物的有效释放和提高其生物活性，加速创面愈合。

（3）适应证：各种外伤、擦伤、刀割伤创面、供皮创面；各种手术伤口；烧伤（浅Ⅱ度、深Ⅱ度、肉芽创面）；各种残余创面：伤口感染后创面、皮炎后创面、冻伤创面等；急、慢性体表溃疡：糖尿病溃疡、血管性溃疡、激光溃疡、药物性溃疡、压疮、瘘道等各种皮肤和黏膜溃疡；放射性皮炎（皮肤溃疡）的预防和治疗。

5. 多糖敷料

常用的是多磺酸黏多糖乳膏。

（1）特性：多磺酸黏多糖透皮吸收后发挥抗炎作用，促进水、血肿吸收，刺激受损组织再生。

（2）优点：具有良好的生物相容性，无毒、无刺激、无致敏的特性；吸附渗出液而不粘连伤口，减少换药时的再损伤；形成一个有利于成纤维细胞生长和迁移的小环境，加速创面愈合；加速Ⅲ型胶原蛋白的分泌，从而促进肉芽组织和上皮组织的形成，减少瘢痕形成；具有良好的组织相容性，具有天然抗菌活性，对防止感染起良好作用；止血、止痛。

（3）适应证：适用于各种手术缝合切口、烧伤、烫伤、擦伤及各种体表的渗出、血肿、水肿；修复皮肤创面与手术后瘢痕；溃疡创面、外伤性创面感染；新生儿脐部护理等。

四、其他敷料

（一）银离子敷料

这是一种新型的广谱抗菌敷料，30 分钟内快速杀灭细菌，并随时间持续释放低浓度银离子，抑制微生物增长和促进愈合作用。杀菌效力保持 3～7 日，主要适用于严重污染伤口，感染伤口，糖尿病足溃疡。

1. 优拓银

（1）特性：是一种脂质水胶技术与抗菌因子（银离子）的结合。水胶微粒（羧甲基纤维素）、磺胺嘧啶银散布在不粘创面的聚合物及有凡士林覆盖的聚氨酯网上，单片无菌包装。

（2）优点：强效、广谱、持久抗菌，加速伤口愈合。为创面愈合创造良好条件：不粘伤口，更换无痛，减少换药频率，使用方便。

（3）适应证：Ⅱ度烧伤，供皮区，急性感染伤口、慢性感染伤口，预防伤口感染，包括污染伤口、手术切口、引流口、造瘘口、压疮、下肢溃疡。需要二级敷料（需要外敷料包扎固定）。

2. 爱康肤湿性敷料（含银亲水性纤维敷料）

（1）特性：是亲水性纤维和高效抗菌剂银离子的结合。抗菌功能迅速、持续、稳定。

（2）优点：广谱抗菌，对金黄色葡萄球菌、铜绿假单胞菌、溶血性链球菌、肠球菌、大肠杆菌和白念珠菌等敏感。长效抗菌，在长时间不换药的情况下，能持续抗菌达 14 日以上，有效地控制伤口感染。

（3）适应证：Ⅱ度烧伤，供皮区，急性感染伤口，慢性感染伤口，预防伤口感染。

3. 爱银康银离子敷料

（1）特性：一层聚酯核心可保持湿润环境，两层银离子外衣杀菌防菌。

（2）优点：是一种超微银离子生产技术，30 分钟内快速杀灭细菌，杀菌效力可保持 3～7 日，是一种新型的广谱抗菌银离子敷料。

（3）适应证：局部和深度烧伤、烫伤；取皮区、受皮区；压疮；静脉溃疡，糖尿病溃疡。

4. 康惠尔泡沫类银离子抗菌敷料

（1）特性：持续释放银离子，形成抗菌屏障，吸收渗液，提供湿性愈合环境。

（2）优点：广谱安全杀菌，包括对甲氧西林耐药金黄色葡萄球菌、万古霉素耐药肠球菌敏感；局部持续释放银离子杀菌；良好的吸收渗液能力，减少换药次数；提供密闭性，湿性伤口愈合环境，加速伤口愈合。

（3）适应证：各种难愈合伤口局部感染的预防和治疗。

（二）美盐敷料

（1）特性：由吸收性聚酯纤维、28% 氯化钠组成。

（2）优点：提供高渗环境，有利于细菌和坏死组织的清除；减轻水肿，促进伤口愈合；

操作方便，无异物残留。

（3）适应证：大量渗出物的感染或深腔性伤口，如窦道、压疮、下肢溃疡等。

（三）德湿威湿疗伤口敷料

（1）特性：是一种新型交互式伤口清洁敷料。其外层是一种疏水的人造纤维纺织材料，不粘伤口，核心部分为聚丙烯酸酯（SAP），经林格液激活后，SAP对蛋白类物质具有极高的亲和力，可主动吸收伤口渗液及坏死组织。

（2）优点：具有交互式清洁创面的作用，起到"无创"清创的作用；持续清创，加速坏死组织脱落；控制感染，促进创面愈合；防止感染，有效保护受区皮片。

（3）适应证：适用于Ⅱ度烧伤和小面积Ⅲ度烧伤创面；外科伤口，如脂肪液化、术后坏死皮瓣、感染性伤口的治疗等；难愈性慢性伤口，如糖尿病坏疽、深部压疮、难治性溃疡、组织缺损伤口等；用于腐肉创面和陈旧性肉芽创面的清创期。

由于工艺和原材料不同，各种敷料特点各异，没有一种敷料适合于各种类型的伤口，也没有一种敷料可以一成不变地适合于同一伤口的不同愈合时期。选择敷料应综合考虑患者全身和局部状况，并根据伤口情况随时调整敷料，以达到最佳愈合效果，缩短愈合时间。

（邢　杰）

第二节　伤口敷料粘贴技巧

医用胶布种类繁多，可起到固定、避免脱落等作用。但胶布对人体皮肤而言是一种异物，长时间的接触、摩擦及刺激可引起皮肤各种不同的反应。如果选用或使用不当会引起患者皮肤损伤等问题。同时由于身体某些部位的特殊性，伤口敷料固定较为困难，虽可用绷带或弹性网套作外固定，但往往由于患者躁动不安或活动而导致伤口敷料容易脱落，增加患者的治疗费用和护理时间；另外，患者担心伤口敷料脱落而不敢翻身或下床活动，影响伤口和疾病的康复；特别是应用新型敷料处理伤口时，新型敷料单价较高，如伤口敷料无脱落、渗漏和污染等情况可5~7日更换1次，这样可保持伤口恒定的温度和湿度，有效促进伤口愈合，缩短愈合时间。如频繁更换不但达不到有效的治疗效果，而且增加患者的经济负担。因此，如何选用合适的医用胶布并正确使用，避免皮肤损伤，以及如何粘贴特殊部位的伤口敷料，使伤口敷料粘贴稳妥、牢固持久，既便于患者活动又使其感到舒适，同时又有利于伤口愈合，是值得研究的问题。

一、胶布粘贴常见问题及注意事项

（一）胶布粘贴常见问题

1. 张力性机械性损伤
张力性机械性损伤是胶布使用中最常见的问题。

（1）原因：通常是由于在粘贴胶布时牵拉过紧、先粘贴一端然后粘贴另一端或粘贴部位出现肿胀、膨隆而导致。

（2）临床表现：皮肤充血、红肿、皮肤撕脱或水疱，典型表现为胶布两端出现张力性水疱。

（3）护理措施。

1）评估患者皮肤和全身情况，选用合适的医用胶布。

2）避免粘贴胶布于肿胀部位，如局部出现肿胀应重新粘贴。

3）正确粘贴胶布，避免物理性的摩擦或牵拉。粘贴时不可粘贴一侧，再加拉力粘贴另一侧，引起皮肤张力或牵拉力而导致皮肤损伤（图6-1A）；应将胶布平放于粘贴处，使之与皮肤贴妥，然后由胶布中央往两边用手指抹压胶布，保证胶布与皮肤粘贴处无张力（图6-1B）。

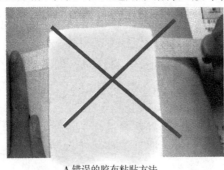

A.错误的胶布粘贴方法　　　　　　　　　　B.正确的胶布粘贴方法

图6-1　胶布粘贴方法

2. 非张力性机械性损伤

（1）原因：皮肤因胶布选择不恰当（黏性太强）或不正确的揭除而受到损伤。

（2）临床表现：皮肤红肿、破损、刺痛。

（3）预防措施。

1）了解患者皮肤和全身性情况，选用合适的医用胶布。

2）揭除胶布时，一手轻按皮肤，另一手缓慢以180°水平方向向伤口撕除，避免物理性损伤（图6-2A）。

3）当胶布粘有毛发时，顺毛发生长方向撕除（图6-2B）。

4）先撕开敷料两侧的胶布，再整个移除，避免由一侧用力移走胶布造成物理性的皮肤伤害（图6-2C）。

5）当胶布粘着皮肤揭不掉时不要强行揭下，如果患者的情况允许，可用消毒液或生理盐水或清水先浸湿粘胶，使其变得容易脱落后再移除；或用专用溶解粘胶的液体擦拭粘胶（如剥离剂）。

6）如胶布与皮肤粘贴过紧，可用酒精或乳液涂抹在胶布背衬上降低其黏性。

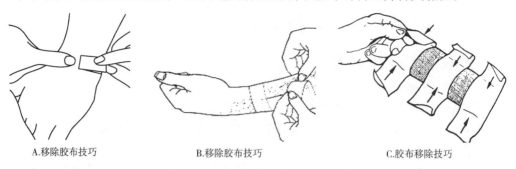

A.移除胶布技巧　　　　　　　B.移除胶布技巧　　　　　　　C.胶布移除技巧

图6-2　胶布的移除

3. 表皮剥脱

（1）原因：主要是由于在同一部位反复使用胶布，表皮细胞被胶布胶损伤。

（2）临床表现：损伤程度与患者的皮肤条件有关，可表现为皮肤充血、肿胀、破损及疼痛等。

（3）预防措施：表皮剥脱者使用透气性佳、黏性适中的低敏性胶布；局部皮肤涂抹或喷洒皮肤保护膜后再行粘贴；注意更换胶布粘贴部位及正确揭除胶布。

4. 化学性损伤

（1）原因：皮肤表面与胶布间有刺激性化学物质残留。可为胶布胶的化学物直接作用于皮肤，也可是皮肤上存留有化学刺激物（如酒精或其他消毒剂等），加上覆盖不透气的胶布导致皮肤产生化学物刺激的反应。

（2）临床表现：胶布粘贴部位出现红、肿、丘疹，严重时可产生脓疱。

（3）预防措施：粘贴胶布前用生理盐水或清水清洗伤口周围皮肤并抹干净，避免使用消毒液；胶布粘贴于干燥、清洁、无化学剂或油脂的皮肤上（化学物质或油脂会影响胶布黏性），并选用透气性好的胶布。

5. 皮肤浸渍

（1）原因：胶布粘贴部位的皮肤长期处于潮湿环境或胶布透气性差所引起，浸渍可削弱皮肤强度，使之更容易受刺激及损伤。

（2）临床表现：皮肤发白变软，并出现肿胀和皱褶。

（3）预防措施：为了避免引起皮肤浸渍，重要的是选择不妨碍皮肤排汗和呼吸的透气性良好、黏性适中的低敏性胶布。另外，要选择符合使用目的和部位的有一定固定力和黏着力的胶布。也可局部皮肤涂抹或喷洒皮肤保护膜再粘贴胶布；及时更换沾湿的伤口敷料，避免皮肤受伤口渗液刺激；注意更换胶布并正确地去除胶布。

6. 过敏反应

（1）原因：对胶布本身的粘胶或材料过敏。

（2）临床表现：红、肿、丘疹及发痒，涉及部位不限于胶布边缘或下面，可涉及胶布周的广泛部位。胶布粘贴时间越长，反应越严重。

（3）预防措施：去除现用的胶布使用透气性好、低致敏性胶布；使用无粘胶绷带，如3M 自粘绷带；对患者进行斑贴试验，了解患者的过敏史，避免接触致敏源；经常观察胶布缘的皮肤，注意有无发痒或发红的现象。

7. 残胶

（1）原因：胶布粘胶与背衬结合不牢固导致粘胶残留。氧化锌胶布较常见。

（2）临床表现：胶布去除时粘胶残留在皮肤或固定物上。

（3）预防措施：胶布上的粘胶残留在皮肤表面时，可以用胶布反复粘贴残胶处以去除残胶；也可用沾酒精、汽油或松节油的纱布或棉签轻轻擦拭以去除残胶，但使用后需用肥皂和清水将溶剂清洗干净。

（二）胶布粘贴注意事项

（1）撕除需要的长度后进行粘贴，避免将胶布粘贴固定后再从胶布卷上撕除。

（2）避免将胶布贴于关节部位和皮肤病变部位，粘贴胶布应与身体的纵轴垂直或与身体动作相反的方向，如粘贴时需横过关节面，避免直贴，因为直贴时胶布随着关节的活动而松动（图6-3A）。如果伤口在不易固定的部位，可考虑应用管状网式固定网或使用自粘性绷带固定。

（3）避免重叠粘贴胶布（图6-3B）。

（4）敷料两侧胶布长度应是敷料宽度的一半固定才稳妥（图6-3C）。

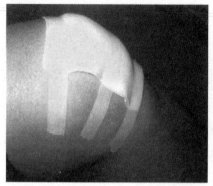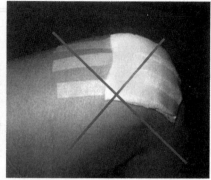

A.关节部位胶布的粘贴技巧

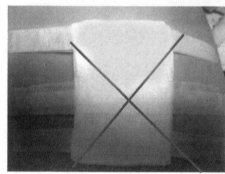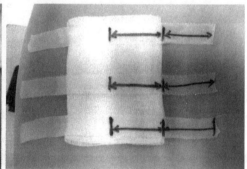

B.重叠粘贴   C.胶布粘贴技巧

图6-3　胶布粘贴技巧

（5）胶布端需反折便于撕除。

（6）对经常需要更换敷料的伤口且皮肤条件较差者，可清洗干净伤口左右两侧的皮肤并抹干后粘贴皮肤保护皮或水胶体敷料。伤口覆盖敷料后先把胶布定于敷料上，之后将胶布贴于伤口两侧的皮肤保护皮或水胶体敷料上，避免胶布直接粘贴于皮肤。每次更换敷料时皮肤保护皮或水胶体敷料不需更换，除非变湿、脏、松脱或有皮肤问题才移除。

二、敷料固定技巧

（一）自粘型新型伤口敷料的固定

密闭型或半密闭型湿性敷料能维持伤口恒定的温度和湿度，利于伤口的愈合，如敷料没有脱落、渗漏，一般可维持5～7日。虽然密闭型或半密闭型湿性敷料一般都有自粘功能，但患者使用过程中敷料边缘的粘胶会粘着衣服而容易揭起，特别是患者不合作或烦躁不安时，以及易摩擦的部位容易松脱而影响使用时间。另外，在骶尾部等部位容易被大小便污染而缩短使用时间，影响治疗效果。因此，为使自粘敷料使用时间延长，保证敷料达到应有的治疗效果，对自粘型敷料需进行必要的外固定。

方法：清洗及抹干伤口及周围皮肤，从伤口中心粘贴水胶体或泡沫敷料，然后用手将敷料向四周抚平，尽量避免留下空隙或产生皱褶，敷料大小应超出伤口外缘至少 2 cm。容易摩擦的部位，为避免患者移动时敷料的移位，应在敷料的四周边缘用透气宽胶布或透明薄膜作封边固定（图 6-4A），如粘贴在大小便容易污染的部位，可以透明薄膜覆盖以免污染（图 6-4B），在外层敷料上标上日期能清楚地了解敷料的使用时间。更换敷料时，可先一手按住皮肤，由敷料的一角开始慢慢撕除，避免损伤皮肤。

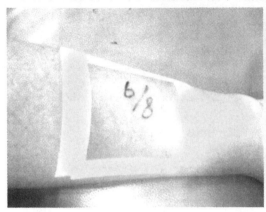 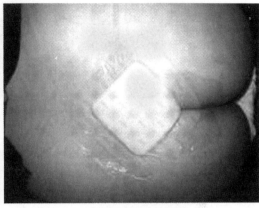

A.敷料用宽胶布封边固定　　　　　　　　　　　　B.敷料用透明薄膜覆盖

图 6-4　敷料固定

（二）特殊部位敷料的粘贴技巧

1. 耳部

对耳郭皮肤损伤，可将自粘敷料（水胶体）剪成 5 cm×7 cm 大小，将敷料长度对折一半后，沿着敷料的一侧外缘相隔 0.5 cm 剪切口。用法：首先将未剪切的一侧敷料固定在耳郭背面，然后将剪切片段的一侧沿着耳郭形状顺势固定。如果伤口较湿润，可以先将小片藻酸盐敷料垫底，再贴自粘敷料（图 6-5）。

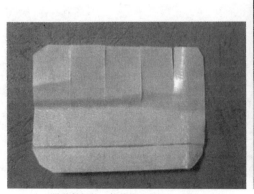 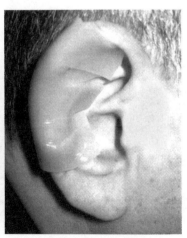

A.沿着敷料的一侧外缘,相隔0.5 cm剪切口　　　　　　B.沿着耳郭形状顺势固定

图 6-5　耳郭伤口敷料的剪裁与粘贴

2. 腋窝

将泡沫敷料辐射状剪开或剪裁成"十"字形状，以增加活动性和舒适度。粘贴敷料前需先剃除腋毛以增加黏附效果（图6-6）。

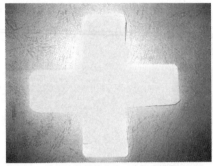
A.将泡沫敷料剪裁为"十"字形状

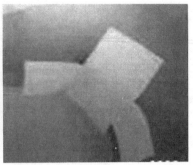
B.粘贴敷料

图6-6　腋窝伤口敷料的剪裁与粘贴

3. 足跟部、肘部等关节部位

剪裁敷料如图示形状，剪开处略作重叠粘贴调整至合适。为防止松脱，可用绷带包扎固定或穿上袜子做外固定（图6-7）。

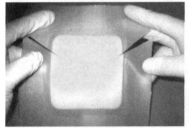
A.剪裁敷料

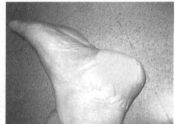
B.剪开处略作重叠粘贴

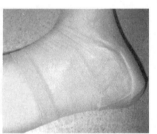
C.绷带包扎固定

图6-7　关节部位伤口敷料的剪裁与粘贴

4. 拇指（趾）

剪裁敷料成"十"字形状，如图6-8所示固定。

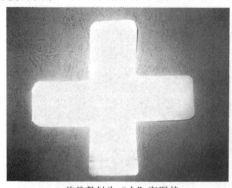
A.剪裁敷料为"十"字形状

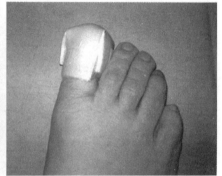
B.固定

图6-8　拇指（趾）伤口敷料的剪裁与粘贴

5. 手指/脚趾

伤口敷料剪裁如图6-9所示，用于固定手指/脚趾末端伤口，再用胶布固定。

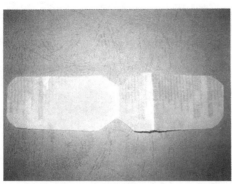

A.剪裁敷料   B.再用胶布固定

图 6-9 手指/脚趾伤口敷料的剪裁与粘贴

6. 指（趾）缝

将自粘敷料剪裁成蝴蝶结形状进行固定（图 6-10）。

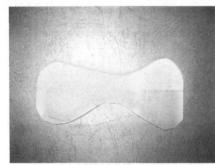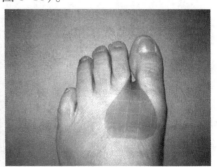

A.将敷料剪裁为蝴蝶结形状   B.固定

图 6-10 指（趾）缝伤口敷料的剪裁与粘贴

7. 多个手指/脚趾缝

剪裁敷料如图 6-11 所示形状进行粘贴固定。

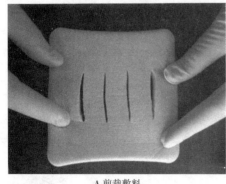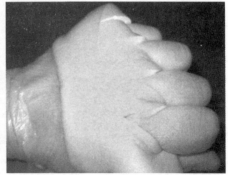

A.剪裁敷料   B.粘贴固定

图 6-11 多个手指/脚趾缝伤口敷料的剪裁与粘贴

8. 骶尾部

如有条件可应用臀形的敷料进行粘贴固定（图 6-12A）；如无臀形敷料，可将敷料倾斜粘贴，即敷料的一角对准臀裂方向（图 6-12B）。

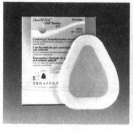
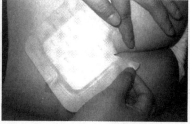
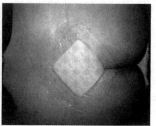

A.臀形敷料　　　　　　　　　　　B.骶尾部伤口敷料的剪裁与粘贴

图6-12　骶骨部伤口敷料的粘贴

（三）免缝胶带粘贴技巧及注意事项

1. 免缝胶带粘贴技巧

（1）以酒精消毒或生理盐水清洁伤口周围5 cm的皮肤并待其干燥。

（2）以无菌技术从包装袋中取出粘有胶带卡片（图6-13A）。

（3）卡片的两端都有预切口，移除一侧的纸片（图6-13B）。

（4）用镊子将胶带卡片上的胶布剥离，以45°的角度剥离胶布防止粘连（图6-13C）。

（5）从伤口的中部开始粘贴第一条免缝胶带，先将一半免缝胶带无张力的粘贴于伤口一侧的皮肤上，加压确保粘贴牢固（图6-13D）。

（6）用手尽量将伤口另外一侧的皮肤与同侧对齐，然后将免缝胶带另一半贴紧。按照同样的方法闭合剩下的伤口部分（图6-13E）。

（7）两条免缝胶带间距在0.3 cm左右（图6-13F）。

（8）如果伤口没有对齐，应将免缝胶带除去重新粘贴（图6-13G）。

（9）在伤口闭合后，可在平行于伤口2～4 cm处，粘贴几条免缝胶带，这样可以减轻胶带末端的张力，防止产生水疱、破皮（图6-13H）。

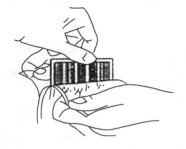
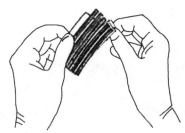

A.取出免缝胶带　　　　　　　　　　　B.移除一侧的纸片

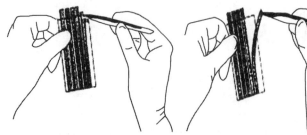
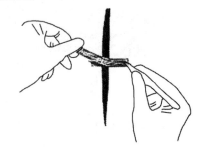

C.取出免缝胶带　　　　　　　　　　　D.免缝胶带的粘贴

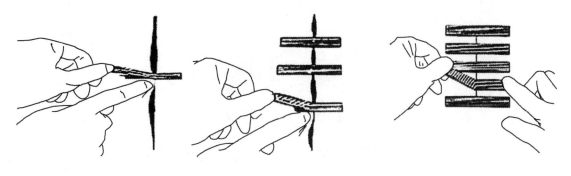

E.免缝胶带的粘贴   F.免缝胶带的粘贴

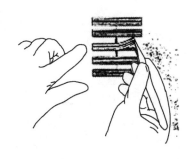 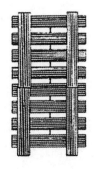

G.伤口对齐   H.粘贴多条免缝胶带

图6-13　粘贴多条免缝胶带

2. 使用免缝胶带的注意事项

（1）粘贴前用生理盐水或酒精擦去皮肤上的油脂和污物，保持伤口周围皮肤的清洁干燥。

（2）确定小血管的出血已被控制才可应用。

（3）避免用于张力很高的伤口，如果张力较高，可以使用弹性免缝胶带。

（4）如果胶带边缘卷边，可以用剪刀修剪整齐。

（5）免缝胶带粘贴后如没有松动可持续粘贴直至其脱落，一般来说粘贴5～7日更换1次。

（安兴晨）

第七章

神经外科手术护理配合

第一节　显微神经外科手术

颅脑从外向内由头皮（皮肤、皮下组织、帽状腱膜、骨膜）、颅骨（额骨、2 块顶骨、枕骨、2 块颞骨、蝶骨、筛骨共 8 块）、脑膜（硬脑膜、蛛网膜和软脑膜）、脑组织（大脑、间脑、脑干和小脑）、脑血管（脑动脉、颈内动脉、脑静脉）、脑神经（共 12 对）组成。颅脑疾病手术治疗包括肿瘤切除、脑外伤血肿清除、颅内血管瘤夹闭、脑积水引流、脑神经切断等方法。微创手术发展对手术医生技能、麻醉、体位护理及手术仪器设备要求越来越高。

一、经鼻中隔黏膜蝶窦入路内镜下垂体瘤切除术

垂体腺瘤是发生在腺垂体的良性肿瘤，也是颅内最常见的肿瘤之一。根据肿瘤细胞的分泌功能，垂体腺瘤分为分泌性（功能性）腺瘤和无分泌性（无功能性）腺瘤两大类。垂体瘤手术分为经颅及经蝶窦手术两种，其中经颅手术又包括经额下入路和经翼点入路；经蝶窦手术包括经口鼻蝶入路和经单侧鼻腔蝶窦入路。

（一）适应证

（1）垂体微腺瘤。

（2）大型垂体腺瘤但瘤体主要位于鞍内并向蝶窦内侵犯。

（3）大型垂体腺瘤体主要位于鞍内，鞍上扩展部分不呈哑铃形未向鞍旁扩散。

（二）术前准备

1. 患者准备

麻醉后眼内涂四环素眼膏，眼外贴医用薄膜保护双眼。

2. 物品准备

显微脑外器械包、脑外器械、经鼻蝶窦入路特殊器械、大孔、双夹大、手术衣、双极电凝 1 套、脑外动力系统、AP 无菌保护贴膜、骨蜡、冲洗器、脑棉片、保温杯、鼻内镜专科器械、碘仿纱条、凡士林纱布、医用耳脑胶、止血纱布。

（三）手术步骤及手术配合（表7-1）

表 7-1 手术步骤及手术配合

手术步骤	手术配合
1. 体位	仰卧位，头后仰15°，弯沙袋固定头部
2. 麻醉	气管插管全身麻醉
3. 手术切口	右鼻孔内和鼻小柱的皮肤，做"L"形切口
4. 手术野皮肤消毒	用0.5%活力碘纱布消毒鼻孔，细纱条堵塞消毒双侧鼻孔。上至发际，下至下颌角下缘，两侧至耳郭前缘
5. 用1%丁卡因30 mL+3支盐酸肾上腺素棉片浸湿鼻黏膜，使鼻黏膜收缩	用枪状镊夹持1%丁卡因浸湿棉片
6. 准备显微镜	器械护士与巡回护士一起套好显微镜无菌套，保持无菌
7. 切开右鼻孔内和鼻小柱的皮肤，做"L"形切口	用枪状镊、15号刀片切开鼻腔皮肤，电凝止血
8. 分离蝶窦前壁，鼻扩张器撑开	用鼻中隔分离器沿骨膜下分离鼻中隔软骨右侧的黏膜，在骨性鼻中隔向左推软骨，剥离子黏膜下向深部分离，鼻扩张器撑开切口
9. 切除犁状骨和筛骨垂直板后，鼻扩张器达到蝶窦前壁	用湿纱布保留切下来的骨片，留作修补鞍底用
10. 扩大蝶窦开口	用鼻中隔咬骨钳和磨钻，磨出骨窗
11. 切开硬脑膜	用枪状镊、11号刀片切开硬脑膜，露出垂体或突出于垂体之外的肿瘤
12. 切除垂体肿瘤	用各种型号刮匙和长肿瘤标本镊夹取肿瘤组织，双极电凝止血，手术野冲洗盐水，吸引器吸取柔软肿瘤，将吸收性明胶海绵剪成细长条状填塞创面止血
13. 重建鞍底	用吸收性明胶海绵等止血类用物、肌肉块填充鞍内空腔，封闭硬脑膜缺口，用鼻中隔骨片嵌入鞍底骨窗以重建鞍底以及用人工硬脑膜补片修补鞍底
14. 堵塞鼻腔	用凡士林纱条或碘仿纱条堵塞鼻腔

二、立体定向活检手术

有框架立体定向系统是应用几何坐标原理，在颅骨上安装定向仪建立坐标，对脑深部靶结构进行定位，将手术器械导入靶点进行操作。主要由定位器、导向器、脑内操作器械、定位用的辅助设备组成。定位器是一金属方形直角坐标框架，常借螺钉直接固定在颅骨上。导向器为弧形半球坐标，为一模拟球形的弧形输送架，是将器械送到靶点的主要结构。只需调整圆弧，使其中心与靶点重合，这时无论从球面哪一点穿刺，导向器都能指向靶心。器械种类按手术目的而异，如毁损电极、刺激电极、活检针、活检钳、异物钳、激光器等。辅助设备有X线机、CT机、MRI装置、便携式计算机等。对于定性诊断困难的颅内病变，定向活检术是制订合理治疗方案的重要一步。

（一）适应证

（1）常规开颅手术难以达到的部位或各种原因不能耐受手术而又必须明确病变性质者。

（2）病变呈双侧大脑半球生长或多发性生长。

（3）病变位于脑功能区，预计开颅手术将造成严重神经功能缺失者。

（4）疑为感染病灶全身性疾病造成的脑内病变。

（5）病变呈弥漫性生长，CT 或 MRI 无法提供明确边界。

（6）肿瘤复发还是放射性坏死，需鉴别诊断。

（二）术前准备

1. 患者准备

术前到 CT 室安装立体定向仪。

2. 物品准备

钻孔包、脑立体定向包、立体定向仪、大孔、手术衣、双极电凝、吸引器、骨蜡、冲洗器、10 mL 注射器、AP 型手术粘贴巾。

（三）手术步骤及手术配合（表7-2）

表7-2　手术步骤及手术配合

手术步骤	手术配合
1. 安装立体定位框架	选择能进行 CT 或 MRI 定位的定向仪。一般在局麻下安装，小儿和不合作者在静脉辅助麻醉下安装。根据肿瘤位置采用适当体位
2. MRI 室定位扫描	将患者送入 MRI 室，用 MRI 适配器将扫描数据输入计算机，测出目标点（肿瘤靶心点）X、Y、Z 坐标数值，然后送患者进手术室
3. 麻醉	局部麻醉或者全身麻醉
4. 切口	定位点上
5. 手术野皮肤消毒	用1% 活力碘纱布 3 块消毒皮肤，上至眉弓，下至颈肩部，前至耳郭后缘，后超过中线 5 cm
6. 在定位点上，切开皮肤，切口长约 0.6 cm	用短有齿镊和 11 号刀片切开皮肤
7. 颅骨钻孔	用手摇钻钻孔，骨蜡止血
8. 从钻孔点，行立体定向脑组织穿刺取活检标本	用11 号刀片切开硬脑膜，特制活检钳或螺旋针置入定向仪半弧形弓载持器上，推向肿瘤中心，钳夹标本。确定活检点无出血，取出活检器械
9. 关闭切口	逐层缝合伤口，用纱布覆盖切口、包扎
10. 拆除定向仪	清理好定向仪，妥善保管

三、神经内镜下第三脑室底造瘘术

神经内镜可以辅助神经外科手术，缩小开颅范围，放大手术野内解剖结构图像，增强局部光照，提高手术效果，属微创神经外科重要技术之一。

（一）适应证

（1）先天性导水管狭窄或闭锁、第四脑室出口闭锁、室间孔闭锁等形成的梗死性脑积水。

（2）脑室及其周围占位性病变导致的梗阻性脑积水。

（3）外伤或高血压脑出血后导致的急性梗阻性脑积水。

（4）合并有梗阻性脑积水的交通性脑积水，需加行脉络膜烧灼术以减少脑积液的分泌。

（5）经多次分流失败的梗阻性脑积水。

（二）术前准备

1. 患者准备

术前剃头，洗头，保持手术区清洁干净。

2. 物品准备

显微脑外器械包、脑外器械、大孔、双夹大、手术衣、脑外动力系统、双极电凝、单极电凝、吸引器、骨蜡、冲洗器、10 mL 注射器、AP 无菌保护膜、CP 无菌保护膜、14 号脑塞型引流管、脑棉片、手术头架、显微镜保护套、脑室腹腔分流管、37 ℃平衡液。

（三）手术步骤及手术配合（表7-3）

表7-3　手术步骤及手术配合

手术步骤	手术配合
1. 体位	仰卧位，头稍垫高
2. 麻醉	气管插管全身麻醉
3. 切口	多取右侧入路，于冠状缝前，纵形或小弧形切口长 3 cm
4. 手术野皮肤消毒	用1%活力碘纱布 3 块消毒，上至眉弓，下至颈肩部，两侧至耳郭后缘
5. 切开皮肤、硬脑膜	用23 号刀片切开皮肤，双极电凝止血，颅骨钻孔约 1.5 cm，骨蜡止血。11 号刀片十字切开硬脑膜。双极电凝烧灼硬脑膜及脑皮质表面血管
6. 穿刺脑室	用普通穿刺针穿刺侧脑室，角度略偏向中线，留取少量脑脊液送检，退出脑穿针
7. 置入内镜	用内镜穿刺鞘，按脑穿针的角度和深度穿刺进入侧脑室，鞘内插入内镜探查脑室
8. 寻找室间孔	用37 ℃平衡液持续低流速冲洗脑室，保持术野清晰及一定的脑室灌注压。辨认解剖标志，寻找室间孔
9. 第三脑室	将内镜经室间孔小心进入第三脑室
10. 探查第三脑室	缓慢移动内镜，寻找第三脑室内的解剖标志，在乳头体与漏斗隐窝之间为脚间窝，可见此处明显变薄且淡蓝的膜，其下可见搏动的基底动脉，此处便是造瘘的部位
11. 第三脑室底造瘘	选择双侧乳头体前方三角区最薄弱处无血管区造瘘。用双极电凝烧灼，或以细剥离子穿刺第三脑室底，形成小孔，再以电凝烧灼扩大瘘口，扩大至 0.4 ~ 0.5 cm，以 37 ℃平衡液冲洗瘘口，观察水流方向
12. 退出内镜	检查脑室无出血，将脑室充满37 ℃平衡液预防气颅及脑皮质坍塌出血。将内镜及镜鞘一并退出
13. 逐层关闭切口	将吸收性明胶海绵搓成条状置入穿刺道，吸收性明胶海绵半块放于脑皮质外。用 12 × 20 圆针、2-0丝线缝合帽状腱膜，9 × 28 角针缝合头皮，纱布覆盖切口包扎

四、小脑蚓部、第四脑室肿瘤切除术

小脑蚓部最常见的肿瘤是髓母细胞瘤，多见于儿童，起源于蚓部，突入第四脑室内。也可见发生于小脑蚓部的血管网织细胞瘤；第四脑室肿瘤常见有室管膜瘤、脉络丛乳头状瘤等；肿瘤向上可堵塞中脑导水管下口，向上可堵塞第四脑室正中孔及侧孔，形成梗阻性脑积水。因肿瘤可随体位变化而活动，临床表现为体位性高颅压症状。此外，肿瘤压迫第四脑室底部神经核团，产生相应的神经功能障碍。

（一）适应证

（1）小脑蚓部、第四脑室肿瘤。

（2）小脑半球内侧、齿状核以后的肿瘤。

（3）延髓背侧区的肿瘤。

（二）术前准备

1. 患者准备

同"神经内镜下第三脑室底造瘘术"。

2. 物品准备

显微脑外器械包、脑外器械、颅后窝、大孔、双夹大、手术衣、脑外动力系统、双极电凝、单极电凝、吸引器、骨蜡、冲洗器、10 mL 注射器、AP 无菌保护膜、CP 无菌保护膜、14 号脑塞型引流管、脑棉片、手术头架、显微镜保护套、止血纱布。

（三）手术步骤及手术配合（表7-4）

表7-4　手术步骤及手术配合

手术步骤	手术配合
1. 体位	坐卧位或侧卧位
2. 麻醉	气管内插管全身麻醉
3. 切口	枕下后正中切口
4. 手术野皮肤消毒	用1%活力碘纱布3块消毒，上至发迹，下至肩胛下部，两侧至耳郭后缘
5. 切开皮肤	用显影干纱布2块于切口两侧，23 号刀片切开，上起自枕外隆凸上 4～5 cm，下至第 4 或第 5 颈椎棘突
6. 软组织切开止血	用23 号刀片切开斜方肌至头半棘肌，沿正中白线向深层切入直达枕骨大孔边缘。用颅后窝牵开器牵开，用手指触摸棘突为标志，在颈部深层中线分开颈夹肌和多裂肌等。用骨膜剥离器和（或）23 号刀片分离枕骨鳞部的肌腱附着点，显露枕骨鳞部。用双极电凝止血
7. 颅骨开窗	用电钻在枕骨鳞部钻孔，咬骨钳扩大骨窗上至横窦，外可至乳突，向下咬开枕骨大孔。用骨蜡止血，吸引器吸尽血液
8. 切开硬脑膜	用脑膜勾，11 号刀片，解剖剪"Y"形剪开硬脑膜，双极电凝止血。用湿脑棉片保护脑组织
9. 切除肿瘤	
（1）髓母细胞瘤	用双极电凝，显微剪剪开小脑蚓部暴露肿瘤。用吸引器向中脑导水管下口方向边走边吸出肿瘤，直至暴露出中脑导水管下口，见清亮的脑脊液。用脑棉堵住中脑导水管下口防止出血流入第三脑室、侧脑室。看到第四脑室后，把湿棉片放在第四脑室底保护脑干。用神经剥离器、双极电凝、吸引器分离肿瘤，显微肿瘤标本镊取出肿瘤组织
（2）室管膜瘤	用双极电凝，显微剪纵行剪开小脑蚓部至第四脑室正中孔，用脑压板牵开小脑扁桃体暴露肿瘤。质地较软的用吸引器吸除；较硬的用神经剥离器、双极电凝、显微剪、显微镜镊仔细分离与小脑蚓部、小脑脚、第四脑室底等的粘连，分块切除肿瘤，小心损伤脑干
10. 关颅	用冲洗器清洗创床，双极电凝彻底止血。14 号引流管放置第四脑室。清点棉片数目，用12×28 圆针、0 号丝线严密缝合各层肌肉，9×28 角针缝合头皮，纱布覆盖切口包扎

五、显微神经外科手术护理要点

（1）神经外科手术大多需要在显微技术下实施，风险大。因此，对麻醉、体位、手术器械、护理人员、无菌技术等各个方面要求高，应选派经培训的专科护士配合手术。

（2）显微神经外科手术使用仪器、设备、器材多，巡回护士必须熟练掌握各种仪器、设备、器械的性能及操作使用方法。

（3）显微神经外科手术无菌要求程度高，安置在百级层流手术间，术中限制参观，保持手术间关闭状态。

（4）根据手术部位、手术医生习惯做好术前准备，长时间手术患者做好压疮防护措施，术前和术后均要观察受压部位皮肤颜色。

（5）术中观察管道引流情况。尿管通畅，30分钟观察1次；保持输液管道无红肿、渗漏和空管；吸引器管道压力正常，及时统计储液袋内出血量；动力系统管道避免扭曲、打折和漏气。

（6）术前为全身麻醉患者上眼膏，保持角膜湿润，避免干燥损伤角膜。

（7）妥善保管术中取出标本，因脑肿瘤标本少，容易丢弃。术后要及时送检标本。

（8）坐位患者调节体位时，缓慢进行，在循环稳定基础上调节，防止直立性低血压。术中患者上头架后需要调节体位，复述口头医嘱，确定后才能实施。

（9）神经外科清点器械，重点关注脑棉片，手术未完成时，术中使用的任何物品不能丢弃。

（许　蕾）

第二节　神经外科血管手术

一、翼点入路前交通动脉夹闭术

颅内动脉瘤是颅内动脉囊性膨出，一般认为先天发育异常、后天性动脉硬化和高血压是动脉瘤的形成原因。动脉瘤好发于脑底基底动脉环及其邻近的动脉主干上。动脉瘤可因用力或无明显原因而发生突然破裂，出现剧烈头痛、烦躁不安、恶心呕吐、意识障碍等蛛网膜下腔出血症状，严重时引起小脑幕切迹疝而迅速死亡。动脉瘤手术原则是将动脉瘤旷置于血液循环之外，使之免于破裂，同时保留载瘤动脉的通畅，防止脑缺血。目前常用的方法是动脉瘤夹闭术，有时因解剖原因无法夹闭，可以采用动脉瘤壁夹闭术、血栓闭塞法、动脉瘤孤立术，此外，可行血管内介入栓塞术。

（一）适应证

1. 破裂的动脉瘤

患者病情较轻，属于Hunt-Hess分级Ⅰ～Ⅱ级，应尽早手术；患者病情较重，Hunt-Hess分级Ⅲ～Ⅳ级者，待病情稳定后再行手术治疗。若动脉瘤破裂发生危及生命的颅内血肿，应立即手术清除血肿，同时夹闭动脉瘤。

2. 未破裂的动脉瘤

一般在脑血管造影或手术中偶然发现，也应立即夹闭。

（二）术前准备

1. 患者准备

绝对卧床休息，剃头，备血，动脉穿刺。

2. 物品准备

动脉瘤夹、动脉瘤钳、动脉瘤剥离子、显微脑外器械包、脑外器械、大孔、双夹大、手术衣、脑外动力系统、双极电凝、单极电凝、吸引器、骨蜡、冲洗器、10 mL 注射器、AP 无菌保护膜、CP 无菌保护膜、14 号脑塞型引流管、脑棉片、手术头架、头钉、显微镜、显微镜保护套。

（三）手术步骤及手术配合（表7-5）

表7-5　手术步骤及手术配合

手术步骤	手术配合
1. 体位	仰卧位，头偏向对侧约45°，头顶略下垂使颞部处于术野最高点。上半身略抬高
2. 麻醉	气管内插管全身麻醉
3. 手术切口	额颞部弧形切口。起自耳前上方 1 cm 处，向上越过颞峰，终于矢状线旁 2 cm
4. 手术野皮肤消毒	用1%活力碘消毒3遍，上至眉弓，下至颈肩部，两侧至耳郭后缘
5. 弧形切开皮肤、皮下组织及腱膜层	用显影干纱布 2 块于切口两侧，23 号刀片切开，用头皮夹钳夹持头皮止血，双极电凝止血
6. 游离皮瓣，弹簧拉钩拉开皮瓣，暴露骨板，剥离骨膜	用23 号刀片游离皮瓣，电凝止血，用头皮拉钩牵开，骨膜剥离子剥离骨膜
7. 颅骨钻孔，锯骨瓣，撬开骨瓣	准备电钻开颅，边钻边用冲洗器滴水浸湿骨孔，骨蜡止血，用铣刀锯开骨瓣，骨膜剥离子撬开骨瓣，湿纱布包裹，切下来的骨瓣
8. 创面止血，冲洗切口，保持手术野	巡回护士与器械护士上好无菌显微镜套，调节显微镜
9. 切开硬脑膜：以蝶骨嵴为中心，弧形剪开硬脑膜，并将硬脑膜悬吊于颞肌筋膜。根据脑压情况可将硬脑膜呈放射状剪开	用脑膜钩提起脑膜，11 号刀片做一小口，脑膜剪扩大，脑膜镊夹棉片拭血。用 6×14 圆针、3-0 丝线悬吊
10. 分开外侧裂：于外侧裂浅静脉的额叶侧分开蛛网膜，沿额叶及颞叶间分离。在颈内动脉分叉部剪断蛛网膜系带，敞开外侧裂，放出脑脊液使脑回缩	用神经剥离子、双极电凝、显微镊、显微剪、吸引器小心分离。湿脑棉片遮盖保护周围脑组织
11. 分离暴露动脉瘤：充分分离出颈内动脉分叉部，沿大脑前动脉 A1 段向中线分离即可达到动脉瘤。将瘤体及瘤颈于两侧大脑前动脉、前交通动脉向后发出的下丘脑穿动脉、视神经、嗅神经等结构分开，使空间可通过动脉瘤夹	用神经剥离子分离，用显微镊，显微剪小心分离。湿脑棉片遮盖保护周围脑组织，吸引器吸尽术野液体

手术步骤	手术配合
12. 夹闭动脉瘤：选择合适的动脉夹，张开瘤夹伸到瘤颈的两侧，与前交通动脉方向一致缓慢夹闭瘤颈。若瘤颈过宽，可用双极电凝镊的两端置于瘤颈两侧，用弱电流分次电凝缩窄瘤颈，以便于夹闭。动脉瘤夹闭理想后，吸净陈旧性血肿	用双极电凝、显微镊、显微剪游离，用动脉瘤夹钳夹动脉。备好吸引器，巡回护士观察病人生命体征
13. 关颅：用罂粟碱棉片覆盖动脉被阻断处数分钟，以解除因机械性刺激导致的动脉痉挛。彻底止血，清点棉片无误后，严密缝合硬脑膜/骨瓣复位固定，颞肌对层缝合，头皮分层缝合	用罂粟碱棉片湿敷，电凝止血，冲洗器吸盐水冲洗切口，清点用物，用6×14圆针、3-0线缝合硬脑膜。协助放置引流管，盖骨瓣后用颅骨锁固定或钛钉固定，用10×20圆针、2-0丝线缝合帽状腱膜，9×28角针缝合头皮，纱布覆盖切口包扎

二、面肌痉挛微血管减压术

目前，很多外科医生把微血管减压术视为药物治疗无效的面肌痉挛患者的首选方法。

（一）适应证

（1）面肌痉挛发作频繁而严重，影响日常工作和生活者。

（2）经多种疗法治疗效果不理想或治疗后又复发者。

（二）术前准备

1. 患者准备

绝对卧床休息，剃头，备血，动脉穿刺。

2. 物品准备

同"翼点入路前交通动脉夹闭术"。

（三）手术步骤与手术配合（表7-6）

表7-6 手术步骤及手术配合

手术步骤	手术配合
1. 体位	侧卧位
2. 麻醉	气管插管全身麻醉
3. 切口	耳后发际内斜切口或下平乳突下端横切口
4. 手术野皮肤消毒	用1%活力碘纱布消毒3遍，上至眉弓，下至颈肩部，两侧至耳郭后缘
5. 切开皮肤、皮下组织	用23号刀片、显影纱布切开皮肤3～4 cm，切开枕下肌肉直达枕骨。双极电凝止血
6. 做直径2～3 cm的骨窗，骨窗上方暴露横窦下缘、外侧显露乙状窦内缘	用骨膜剥离子分离骨膜，电钻钻孔，用咬骨钳咬骨扩大，骨蜡止血，用乳突撑开器牵开术野
7. 切开硬脑膜，悬吊硬脑膜	上好显微镜，用脑膜钩、11号刀片、解剖剪做硬脑膜"⊥"形剪开，用6×14圆针、3-0丝线悬吊硬脑膜
8. 探查桥小脑角，缓慢吸除脑脊液，分离小脑角区增厚的蛛网膜	用脑压板牵开小脑半球，用显微剪分离蛛网膜，显露前庭神经和面神经的起始段。观察面神经与邻近压迫血管的关系

手术步骤	手术配合
9. 认清压迫血管后，切开血管蛛网膜	用显微镊、显微剪游离血管
10. 在血管与面神经根之间填入 Teflon 棉	用显微剥离子把血管与面神经根起始段分开，剪取适当大小的涤纶片或 Teflon 棉片，置于血管和面神经根之间。注意保护好棉片，用吸收性明胶海绵覆盖蛛网膜开口
11. 缝合硬脑膜	清点缝针、棉片、冲洗创面，用 6×14 圆针、3-0 丝线间断缝合
12. 缝合筋膜	用 10×20 圆针、2-0 丝线间断缝合
13. 缝合皮肤，覆盖伤口	用 9×28 角针、3-0 丝线缝合皮肤，消毒后用纱布覆盖伤口

三、神经外科血管手术护理要点

（1）手术前落实备血情况，建立 2 条静脉通道、准备 2 套吸引器。

（2）在分离、暴露和夹闭动脉瘤或进行动脉瘤塑形时，巡回护士守护患者，严密观察手术进展，动脉瘤破裂大出血及时抢救处理。

（3）术前落实动脉瘤夹准备情况，提前打开无菌包，检查包内灭菌卡是否合格。

（4）夹闭动脉瘤时，术中及时调节双极电凝功率。

（王远萌）

第三节　普通开颅手术

一、颅骨修补术

外伤性颅骨缺损，除单纯性凹陷性骨折可以一期手术修补外，一般开放性颅脑损伤所致的颅骨缺损，或手术后的骨窗都在术后 3～6 个月，才行手术修补整复。修补材料种类很多，双组分离子材料丙烯酸酯类微孔可塑性人工颅骨，可完善塑形，不老化，组织相容性好，不影响 X 线、CT 及 MRI 检查，是理想的修补材料；钛网修补颅骨缺损，也易于成形，操作简单，无磁性，不磁化，对 X 线、CT 检查不受影响，也是理想的修补材料。

（一）适应证

（1）颅骨缺损大于 3 cm 直径。

（2）引起长期头痛头晕等症状难以缓解者。

（3）有严重精神负担，影响生活者。

（4）因颅面部缺损有碍容貌者。

（二）术前准备

1. 患者准备

绝对卧床休息，剃头，备血，动脉穿刺。

2. 物品准备

钻分修器械包、颅骨修补材料、螺钉、起子、大孔、手术衣、双极电凝、骨蜡、洗创器、10 mL 注射器、吸引器、AP 与 CP 型手术粘贴巾各一、头皮夹、2-0 可吸收缝线。

（三）手术步骤及手术配合（表7-7）

表7-7　手术步骤及手术配合

手术步骤	手术配合
1. 体位	仰卧位或根据缺损部位选择合适体位
2. 麻醉	气管插管全身麻醉
3. 切口	以瓣状环绕颅骨缺损区
4. 手术野皮肤消毒	3% 碘酊、75% 乙醇纱布消毒 3 遍，上至眉弓，下至颈肩部，前至耳郭后缘，后超过中线 5 cm
5. 弧形切开皮肤、皮下组织及腱膜层	用 2 块显影纱布于切口两侧，23 号刀片切开，用头皮夹钳夹持头皮止血，用吸引器持续吸引
6. 皮瓣自帽状腱膜下疏松结缔组织间隙分离	用 23 号刀片锐性分离，翻转皮瓣后用电凝止血
7. 查看骨缺损形态、大小，将颅骨修补材料按需修剪成形备用	用显影纱布查看骨缺损形态大小，剪刀修剪颅骨修补材料
8. 修补颅骨	用颅骨修补材料，覆盖在缺损区，用起子螺钉固定
9. 缝合头皮	用 10×20 圆针、2-0 丝线或 2-0 可吸收缝线间断缝合帽状腱膜。中弯血管钳取下头皮夹，乙醇棉球消毒皮肤后，用 9×28 角针、3-0 丝线间断缝合，消毒皮肤，覆盖纱布，包扎伤口

二、急性硬脑膜下血肿清除术

硬脑膜下血肿是一种较为常见的、致命的、却又可逆的继发性疾病。常继发于对冲性脑挫裂伤或皮质静脉撕裂，多见于额颞部。急性硬脑膜下血肿症状类似硬膜外血肿，但昏迷时间长，中间清醒期不明显。症状取决于血肿的扩展，除有颅内压增高的症状外，常随着血肿推移脑组织导致脑疝危及生命。一旦确诊需立即手术。

（一）适应证

（1）颅脑 CT 或 MR 检查发现急性幕上硬脑膜下血肿大于 40 mL，并且引起脑组织受压者。

（2）颅脑 CT 或 MR 检查发现急性幕上硬脑膜下血肿小于 40 mL，但同侧局部合并凹陷性骨折，脑挫裂伤或脑内血肿，并且引起中线结构向对侧偏移大于 1 cm、脑室或脑池受压明显或引起小脑幕切迹疝者。

（3）颅脑 CT 或 MR 检查发现急性幕上硬脑膜下血肿小于 40 mL，但引起明显神经系统功能损伤者。

（4）经钻孔探查术证实有硬脑膜下血肿者。

（二）术前准备

1. 患者准备

剃头，备血，输注甘露醇降颅内压。

2. 物品准备

开颅检查包、电钻、大孔、手术衣、双极电凝、骨蜡、冲洗器、10 mL 注射器、脑棉片、吸引器、手术粘贴巾（AP 型、CP 型各 1 块）、吸收性明胶海绵、头皮夹、电钻保护套、14 号脑塞型引流管或 18 号硅胶引流管 1 根、2-0 可吸收缝线、胶原蛋白海绵、止血纱布。

（三）手术步骤及手术配合（表 7-8）

表 7-8　手术步骤及手术配合

手术步骤	手术配合
1. 体位	仰卧位或根据外伤部位选择体位
2. 麻醉	气管插管全身麻醉
3. 切口	根据 CT 结果设计马蹄形皮肤切口或标准外伤大骨瓣切口
4. 手术野皮肤消毒	用 1% 活力碘纱布消毒 3 遍，上至眉弓，下至颈肩部，前至耳郭后缘，后超过中线 5 cm
5. 弧形切开皮肤、皮下组织及腱膜层	用 2 块显影纱布置于切口两侧，23 号刀片切开，用头皮夹钳夹持头皮止血，用吸引器持续吸引
6. 游离皮瓣止血、拉开皮瓣、暴露骨板	用电凝止血，用头皮拉钩牵开皮瓣
7. 切开及剥离骨膜，显露颅骨	用 23 号刀片切开，剥离子剥离骨膜
8. 于血肿骨板上方钻孔	用电钻钻孔，边钻边用冲洗器滴注生理盐水浸湿骨孔，骨蜡止血
9. 锯骨瓣	用电动铣刀锯骨瓣
10. 撬开骨瓣	用骨膜剥离子撬开骨瓣，湿纱布包裹
11. 切开硬脑膜	用脑膜钩勾起脑膜、11 号刀切开，吸引器吸除血块，电凝止血，用 6 × 14 圆针、3-0 丝线悬吊牵开脑膜
12. 检查、清理血肿，彻底止血	用脑压板排出凝血块，用吸引器吸除残余血块及破碎脑组织，电凝止血
13. 缝合硬脑膜	清点用物，用 6 × 14 小圆针、3-0 丝线缝合脑膜，生理盐水冲洗
14. 放置引流管，对颅内高压及脑组织水肿者可去骨瓣减压	用中弯血管钳协助置管，用 9 × 28 角针、3-0 丝线定引流管
15. 缝合帽状腱膜	用 10 × 20 圆针、2-0 丝线间断缝合
16. 缝合皮肤，覆盖切口	用中弯血管钳取下头皮夹，乙醇棉球消毒皮肤后，用 9 × 28 角针、3-0 线间断缝合，然后消毒皮肤，覆盖纱布，包扎伤口

三、侧脑室—腹腔分流术

侧脑室—腹腔分流术是把一组带有单向阀门的分流装置植入体内，将脑脊液引入腹腔吸收的手术。该手术操作并不复杂，在放置了分流装置的脑室端后，阀门接口连接腹腔导管，经皮下隧道，途经颈、胸到腹部切口，将腹腔端引流管置入腹腔内。

（一）适应证

各类型脑积水。

（二）术前准备

1. 患者准备

剃头、清洁手术区皮肤。

2. 物品准备

钻分修器械包、皮下通条、大孔、双夹大、手术衣、双极电凝、吸引器、骨蜡、冲洗器、10 mL 注射器、AP 型手术粘贴巾、脑室—腹腔分流管。

（三）手术步骤及手术配合（表7-9）

表7-9 手术步骤及手术配合

手术步骤	手术配合
1. 体位	仰卧位，头偏向一侧，手术侧肩部垫高使头部充分侧偏，与腹部切口成一条线
2. 麻醉	全身麻醉
3. 手术切口	（1）耳后、耳上4 cm 交点处做切口 （2）枕外隆凸上4 cm、中线旁开2.5 cm 为穿刺点，以此为中心点与矢状面平行，长2.5 cm 皮肤切口 （3）右剑突下正中2～3 cm 皮肤切口
4. 手术野皮肤消毒	使用1% 活力碘消毒皮肤3 次 （1）头部上至眉弓，下至颈肩部，前至耳郭后缘，后超过中线5 cm （2）颈部上至下唇缘，下至胸骨角，两侧至腋后线 （3）腹部上至乳头平面，下至耻骨联合平面，两侧至腋后线
5. 颅骨钻孔：全层切开皮肤，电凝止血，骨膜剥离器剥离，乳突撑开器撑开，颅骨钻孔1 个，骨蜡止血	用23 号刀全层切开皮肤，双极电凝止血。骨膜剥离器剥离骨膜，乳突撑开器牵开，用颅骨钻在穿刺点钻孔1 个，冲洗器滴水降温，小号骨刮清除孔内残余骨末，骨蜡止血
6. 做皮下隧道：皮下通条自头部切口，沿皮下深层向剑突下切口处剥离	用皮下通条，尾端包裹纱布，通条从剑突下切口穿出。用0 号双丝线绑扎于通条头端环形凹槽上，退出通条将丝线一并带出备用
7. 检测分流装置：分流装置放入装有无菌生理盐水的容器，挤压按压阀门腹腔端有水滴出	核对分流装置型号、长度，无菌方式传上手术台
8. 腹腔管放入皮下隧道：隧道内备用丝线在头部切口绑扎分流装置腹腔端，丝线退出，分流装置腹腔端从剑突下切口引出	分流装置腹腔端从剑突下切口引出后，去除丝线，无菌纱布垫遮盖备用
9. 置脑室端分流管：电凝硬脑膜，"十"字或"丁"字形切开硬脑膜并电凝脑皮质表面血管。取分流管脑室端，导丝支持下穿刺侧脑室枕角。方向指向同侧眉间旁开1～2 cm，有突破感后退出导丝见脑脊液流出，再送入4～5 cm，皮质下总长度9～10 cm	用双极电凝止血，取分流管脑室端插入导丝
10. 连接阀门：分流管脑室端，分流装置腹腔端分别连接阀门两端，丝线固定	血管钳带2-0 丝线固定。按压阀门腹腔端有脑脊液滴出，再次证实分流装置正常。分流管脑室端，分流装置腹腔端从剑突下切口引出

手术步骤	手术配合
11. 腹腔端放入腹腔：剑突下切开腹膜，分流装置腹腔端放入腹腔	两把血管钳提起腹膜，手术刀切开腹膜，解剖剪延长切口，暴露肝左叶，将腹腔端修剪合适的长度，置于肝上长 15 cm。重新反复按压按压阀，无脑脊液自腹腔切口溢出证明已入腹腔无阻塞
12. 关闭腹腔	关腔前和关腔后清点手术用物，逐层关闭腹腔。用 12×28 圆针、3-0 号丝线连续缝合腹膜，12×28 圆针、0 号丝线间断缝合腹直肌前鞘，1%活力碘消毒，9×28 三角针、3-0 丝线间断缝合皮肤。1%活力碘消毒皮肤，盖敷贴
13. 关闭头部切口	逐层关闭头部切口。用 6×14 圆针、3-0 丝线缝合硬脑膜，10×20 圆针、2-0 丝线缝合帽状腱膜，3-0 丝线缝合皮下，1%活力碘消毒，9×28三角针、3-0 丝线间断缝合皮肤。1%活力碘消毒皮肤，盖敷贴

四、普通开颅手术护理要点

（1）多为急诊手术，接通知后快速准备好所需物品和抢救设备。

（2）脑疝形成后颅内压力较高，可快速静脉滴注甘露醇 250 mL，防止切开硬膜时脑组织溢出或突然降压引起脑组织移位、血压下降。

（3）术中出现脑组织急性膨出，应考虑其他部位继发出血可能，应去除骨瓣，止血后迅速关颅，急查 CT，或根据病情行钻孔探查术。

（4）脑挫裂伤表面应仔细、彻底止血，用双极电凝边烧灼边以生理盐水冲洗。

（5）拆封分流装置前要再次核对型号、长度、有效期，分流装置未用时妥善放置，及时加盖无菌巾。

（6）严格无菌操作，密切配合，缩短手术时间。

（7）对缺损较大的病例可在植片中间将硬脑膜悬吊，减少硬膜外无效腔。

（8）术中保护好取出骨瓣，颅内压不高时可将骨瓣还原。

（张　巍）

第四节　脊神经手术

一、脊髓神经纤维瘤切除术

神经纤维瘤起自脊神经根鞘膜，多来自后根，是椎管内肿瘤最常见的一种，占脊髓瘤的半数以上。肿瘤大小有很大差异，较大者，可跨越几个锥体节段。神经纤维瘤还有呈哑铃形生长的，一部分生长在椎管内，一部分通过椎间孔向椎管外发展。

（一）适应证

确诊或疑诊为神经纤维瘤者，均适合手术，且越早手术越好。多发型可根据部位一个切口或多个切口一起切除。哑铃形也可以一期或二期切除。

（二）术前准备

1. 患者准备

备皮、备血。对高位截瘫者，控制肺部感染。

2. 物品准备

显微脑外器械包、脑外器械、椎板小件器械、大孔、双夹大、手术衣、双极电凝、单极电凝、骨蜡、冲洗器、10 mL 注射器、AP 无菌保护膜、SP 无菌保护膜、8 号尿管、14 号硅胶引流管、脑棉片。

（三）手术步骤和及术配合（表7-10）

表7-10 手术步骤及手术配合

手术步骤	手术配合
1. 体位	侧卧位或俯卧位。颈段肿瘤手术，患者情况较好者，可采用坐位
2. 麻醉	全身麻醉
3. 手术切口	背部中线，脊突上做纵形切口。切口长度要超过肿瘤上极和下极各一个椎板
4. 手术野皮肤消毒	1% 活力碘消毒皮肤 3 次。两侧至腋中线，上、下超过切口 15 cm，根据肿瘤部位而定
5. 皮肤切开：切开皮肤、皮下组织及筋膜显露棘上韧带和棘突	用 23 号刀片沿棘突做后正中切口。切开皮肤、皮下组织及筋膜显露棘上韧带和棘突。双极电凝止血
6. 椎板切开：切开棘突两侧的骶棘肌附着部，以骨膜剥离器紧贴棘突和椎板在骨膜下剥离两侧骶棘肌，直达椎板外缘。切断椎板上、下的棘上、棘间韧带，咬除棘突，再咬除椎板	23 号刀片切开棘突两侧的骶棘肌附着部，以骨膜剥离器将展开的显影纱布紧贴棘突和椎板在骨膜下剥离两侧骶棘肌，直达椎板外缘。23 号刀片切断椎板上、下的棘上、棘间韧带，方头咬骨钳咬除棘突，鹰嘴咬骨钳、尖嘴咬骨钳、椎板咬骨钳交替使用咬除椎板
7. 硬脊膜切开：探查硬脊膜的搏动、张力大小、有无病理征。沿中线切开硬脊膜，向两侧牵引，再将蛛网膜切开	纹弯血管钳牵引，用 5×12 圆针、4-0 丝线悬吊硬脊膜 2 针。11 号刀切开硬脊膜，解剖剪扩大硬脊膜切口
8. 探查肿瘤：神经纤维瘤多位于脊髓的侧面，脊髓受其挤压向外侧移位或向后膨出。瘤体为长圆形，牵引瘤体，前方可见一条脊神经及其根丝进入瘤体，又从瘤体穿出至硬脊膜鞘内。神经根旁有肿瘤供血动脉	用窄的神经剥离子牵开脊髓可显露纤维瘤，其外有一层蛛网膜。用解剖剪在肿瘤与脊髓的分界线剪开蛛网膜，以利于瘤体从脊髓上分离
9. 切除肿瘤：探明肿瘤边界后，用枪状镊或肿瘤钳（镊）牵引肿瘤，将肿瘤牵出。再剪断穿过肿瘤的神经根和供应动脉，完整摘除肿瘤	用枪状镊或肿瘤钳（镊）夹住肿瘤包膜，牵引肿瘤。双极电凝、显微剪剪断肿瘤周围细小的血管与粘连，使肿瘤完全游离，将肿瘤牵出。再用双极电凝并剪断穿过肿瘤的神经根和供应动脉，摘除肿瘤
10. 缝合硬脑膜：彻底止血，放置引流管，缝合硬脑膜	用双极电凝彻底止血，根据需要放置 14 号脑塞型或 16 号硅胶引流管。用 5×12 圆针、4-0 丝线间断缝合硬脑膜
11. 逐层关闭切口：彻底止血，与巡回护士清点器械，关闭切口	用 12×28 圆针、0 号丝线间断缝合肌肉，12×28 圆针、3-0 丝线间断缝合皮下，用 9×28 三角针、3-0 丝线间断缝合皮肤

二、脊神经手术护理要点

（1）椎板切除时，因脊髓被肿瘤呈挤压状态，硬脊膜外腔隙消失，防止咬骨钳挤压脊髓受伤。

（2）探查、游离及切除肿瘤时，勿伤及脊髓和其供血动脉。

（3）减压吸引器头前端套橡胶管，增加其柔软度，防止对脊髓的损伤。

（4）尽可能用湿润的脑棉片遮盖不在操作范围的部位，减少脊髓的暴露。

（5）正确摆放体位，防止肢体和面部受压。

（陈　哲）

第八章

骨外科手术护理配合

第一节 脊柱手术

骨科是外科领域中发展较快的一门专业学科。因其手术种类繁多，演变快，同类病变多种不同的治疗方法，给手术室护士在专业知识及操作技能掌握等方面提出了更新、更高的要求。

脊柱由7个颈椎（C）、12个胸椎（T）、5个腰椎（L）、5个骶椎（S）及3~5个尾椎，借椎间盘、关节及韧带相互连接而成。颈椎椎体最小，但椎孔较大，各横突上有横突孔，椎动脉、静脉及交感神经丛从横突孔中通过，有时双侧横突孔大小不一。颈椎退行性改变、劳损等是形成颈椎病的原因之一。胸椎椎体自上而下逐渐增大，椎体两侧和横突末端的前面有半圆形或圆形的肋凹，分别与肋骨小头和肋关节的关节面相关联。胸椎稳定性较强，只有强大暴力才造成胸椎骨折脱位。第12胸椎位于胸、腰椎交界处，是力学的交界点。腰椎椎体高大，上下面较平坦，前部高度自上而下逐渐增加，而后部高度自上而下逐渐减少，腰椎椎体横径大于矢状径，并自上而下逐渐增大。这是由于负重由上而下增加的结果。第4腰椎椎体是腰椎不稳，发生退行性滑脱的常见部位。

一、颈椎前路椎间盘切除椎间融合器植入植骨内固定术

（一）适应证

（1）各种颈椎病。

（2）凡涉及颈椎椎体部分或次全切除，需植骨融合，重建脊柱稳定超过2个平面。

（3）不伴有骨缺损或椎体压缩骨折的单节断脱位损伤，需行椎体间植骨融合。

（4）椎体前柱因严重楔形压缩性骨折或爆裂性骨折，同时伴有神经功能障碍，需行椎体前路减压并植骨，可选用双节段固定。

（二）术前准备

1. 患者准备

完善各项检查，术前训练床上排便和推移气管和食管。

2. 用物准备

骨下肢器械、颈椎前路器械、刮匙、磨钻、颈椎前路接骨板固定器械（外来器械）、孔巾、

双层大单、手术衣、高频电刀、骨蜡、显影脑棉片、2-0 可吸收线。

（三）手术步骤及手术配合（表8-1）

表 8-1　手术步骤及手术配合

手术步骤	手术配合
1. 麻醉	全身麻醉
2. 体位	仰卧位，头向后拉伸，肩下垫肩枕，头下垫头圈，取髂骨侧垫高30°
3. 手术切口	右侧颈前横切口
4. 手术野皮肤消毒	用1%活力碘消毒皮肤3次，上至下唇，下至乳头，两侧至斜方肌前缘
5. 切开皮肤、皮下组织、筋膜、分离筋膜肌肉、韧带、显露椎体前方	用23号刀切开皮肤，电刀依次切开皮下组织、筋膜。甲状腺拉钩牵开皮下组织，术者手指钝性分离颈前筋膜和肌肉及前纵韧带到达椎体前方，颈部拉钩牵开切口
6. C臂机定位	9号长针头插入需定位的椎间盘，用无菌大单保护手术区域，C臂机罩无菌套
7. 摘除病变椎间盘	颈椎撑开器撑开椎间隙，根据定位结果，用11号刀切开椎前筋膜和前纵韧带，显露病变椎体，咬骨钳咬除或磨钻磨除病变椎体，生理盐水冲洗降温，暴露椎间盘，11号刀切开纤维环，髓核钳由浅入深分次摘除椎间盘
8. 取髂骨	在髂前上棘上方用23号刀切开皮肤，骨膜剥离器推开髂肌和骨膜，用截骨刀、骨锤截取所需大小髂骨块，骨蜡止血，用1-0可吸收线逐层缝合筋膜及皮下组织，9×28角针、3-0丝线缝合皮肤
9. 修整植骨块并植入椎间隙	调整颈椎向伸度，选取适宜型号的椎间融合器，椎间融合器内填充碎骨块或人工骨，嵌入后植入椎间隙。用咬骨剪将植骨块修剪成所需的形状，或将骨块用咬骨钳咬碎，装入椎间融合器内
10. 植入接骨板，固定螺钉	选择适当长度刚好超过移植骨的接骨板，用接骨板折弯器预弯接骨板，持接骨板钳持板植入，在上下椎体上安装螺钉，以打孔器攻丝直至椎体后侧皮质，接骨板的中间孔用粗螺丝钉固定，术中X线透视确认接骨板螺钉位置
11. 缝合切口	放置18号骨科引流管，清点器械、敷料等数目。用2-0可吸收线间断缝合肌层、皮下组织，6×17角针、3-0丝线或4-0可吸收线缝合皮肤，敷贴覆盖切口

二、单开门颈椎椎板成形术

（一）适应证

（1）严重的颈椎椎管狭窄，狭窄范围在3个节段以上，甚至令颈椎广泛退变增生并有脊髓压迫的患者。

（2）颈椎后纵韧带骨化症，呈延续性，混合型或间断型，累及范围广泛。

（3）多节段脊髓型颈椎病。

（4）某些颈椎病或颈椎创伤患者经颈前路减压植骨融合术后，合并椎管狭窄症对脊髓造成压迫者。

（二）术前准备

1. 患者准备

完善各项检查及神经系统检查。

2. 用物准备

骨下肢器械、颈椎后路器械、刮匙、磨钻、颈椎后路接骨板固定器械（外来器械）、大孔、双夹大、手术衣、高频电刀、骨蜡、显影脑棉片、1-0 可吸收线、氮气。

（三）手术步骤及手术配合（表8-2）

表8-2　手术步骤及手术配合

手术步骤	手术配合
1. 麻醉	全身麻醉
2. 体位	俯卧位。头略前倾，颈部固定在中立或屈曲位
3. 手术切口	颈后正中切口
4. 手术野皮肤消毒	用1%活力碘消毒皮肤3次，上至颅顶，下至两腋窝连线
5. 切开皮肤、皮下组织、筋膜，分离筋膜肌肉、韧带，显露椎体后方	用23号刀切开皮肤，电刀依次切开皮下组织、筋膜。用浅颅后窝牵开器牵开皮下组织，术者手持椎板剥离子分离肌肉和病变椎板，换深颅后窝牵开器显露椎体后方
6. 铰链侧椎板的准备	用磨钻将椎板外侧缘皮质骨磨除，仅留核质骨和内层皮质，形成骨槽状
7. 开门侧椎板的操作	用磨钻或薄型椎板咬骨钳，将椎板全层完全切断，显露硬膜囊
8. 椎管扩大	用11号尖刀片将每节椎板间黄韧带切除并分离，术者将椎板扳向铰链侧，使铰链侧内层椎板皮质骨折端，但仍有部分皮质连续，椎板呈单开门状态
9. 椎板开门固定	取与椎板厚度相当的髂骨或人工骨，嵌与开门处，用小螺钉固定，达到重建一侧接骨板的作用
10. 放置引流管，缝合切口	放置18号骨科引流管，清点器械、敷料等数目，用1-0可吸收缝合线缝合肌肉和皮下组织，6×17角针、3-0丝线缝合皮肤，覆盖切口

三、腰椎髓核摘除术（开放手术）

（一）适应证

（1）椎间盘突出症。

（2）部分椎管狭窄的患者。

（3）外伤伴椎间盘损伤者。

（二）术前准备

1. 患者准备

完善各项检查，训练床上大小便，携带影像资料入手术室。

2. 用物准备

骨下肢器械、腰椎器械、大孔、双层大单、手术衣、高频电刀、显影脑棉片、8号普通尿管、骨蜡、1-0 可吸收线。

（三）手术步骤及手术配合（表8-3）

表8-3　手术步骤及手术配合

手术步骤	手术配合
1. 麻醉	全身麻醉
2. 体位	俯卧于脊柱弓形手术架上，双上肢向前平放，膝盖踝关节垫啫喱圈
3. 手术切口	腰椎后路正中切口
4. 手术野皮肤消毒	用1%活力碘消毒皮肤3次，上至两腋窝连线，下过臀部，两侧至腋中线
5. 切开皮肤、皮下组织、筋膜，分离筋膜肌肉、韧带，显露椎板	用23号刀片切开皮肤，电刀依次切开皮下组织、筋膜。用浅颅后窝牵开器牵开皮下组织，术者手持椎板剥离子分离筋膜肌肉、韧带，换深颅后窝牵开器显露切口
6. 咬除棘突、部分椎板，切除部分黄韧带	用棘突咬骨钳咬除棘突，椎板咬骨钳咬除部分椎板，用11号尖刀片切除部分黄韧带，椎板咬骨钳扩大咬除部分椎板
7. 探查椎管，显露椎间盘，摘除髓核	用神经剥离子和8号尿管探查椎管，探查神经根管。显影脑棉片保护神经根，神经剥离子推开神经根，用直、弯髓核钳咬除髓核，用脑棉片或吸收性明胶海绵压迫止血
8. 放置引流管	放置18号骨科引流管，用9×28角针、2-0丝线固定，清点器械、敷料等数目
9. 关闭切口	用1-0可吸收线缝合肌肉和皮下组织，6×17角针、3-0丝线缝合皮肤

四、腰椎髓核摘除术（微创手术）

（一）适应证

（1）椎间盘突出症。

（2）部分椎管狭窄的患者。

（3）外伤伴椎间盘损伤者。

（二）术前准备

1. 患者准备

完善各项检查，训练床上大小便，携带影像资料入手术室。

2. 物品准备

骨下肢器械、椎间盘镜器械、显微镜、大孔、双夹大、手术衣、双极电凝、显影脑棉片、骨蜡、3-0丝线。

（三）手术步骤及手术配合（表8-4）

表8-4　手术步骤及手术配合

手术步骤	手术配合
1. 麻醉	全身麻醉
2. 体位	俯卧于脊柱弓形手术架上，双上肢向前平放，膝盖踝关节垫以软垫
3. 手术切口	距脊柱中线1 cm处作平行于中线约1.5 cm切口
4. C臂机定位	用7号长针头在对应的椎间盘定位，C臂机确定定位点是否准确，拔除定位针，用手术记号笔做好标记

手术步骤	手术配合
5. 手术野皮肤消毒	用1%活力碘消毒皮肤3次，上至两腋窝连线，下过臀部，两侧至腋中线
6. 置扩张管道	用11号尖刀片在距脊柱中线1 cm处做平行于中线约1.5 cm切口，定位针从切口插入，在C臂机指导下直达病变部位的上一个椎板下缘穿透腰背筋膜，沿定位针依次插入扩张管道，直达椎板下缘
7. 置工作管道，显微镜对准手术通道	用神经剥离子将附近肌肉及软组织推移，置入工作管道，将套好无菌保护套的显微镜对准手术野，并调节合适的亮度
8. 咬除椎板间隙软组织、黄韧带，咬除髓核，充分减压神经根	用椎板咬骨钳咬除椎板间隙的软组织，双极电凝止血，神经剥离子分离上椎板下缘，椎板咬骨钳或髓核钳咬除黄韧带。用神经勾或神经剥离子将硬膜囊和神经根牵向对侧，脑棉片保护，髓核钳将突出的髓核咬除
9. 拔除工作管道	用双极电凝彻底伤口止血，将显微镜移开手术野，拔除工作管道
10. 关闭切口	用6×17角针、3-0丝线缝合皮肤1~2针，小敷贴覆盖伤口

五、椎间孔镜腰椎间盘突出摘除术

（一）绝对手术适应证

（1）单侧下肢持续性放射痛、麻木、无力。
（2）影像学检查与临床症状及体检相符，且为单间隙病变者。
（3）经正规保守治疗3个月无效者。
（4）如疼痛剧烈且有髓核脱出者。
（5）出现足下垂表现或大小便功能障碍者。

（二）术前准备

1. 患者准备
完善各项检查，指导患者先行俯卧位的体位练习，携带影像资料入手术室。

2. 物品准备
多功能骨科手术床、椎间孔镜成像系统、双极射频机、C臂机、椎间孔镜椎管减压器械（包括穿刺针，管道扩张器，环锯、磨钻、椎板咬骨钳、剥离子、神经勾、各式抓钳、髓核钳等）、椎间孔镜镜头、光源线、射频刀等、剖腹孔巾、双夹大、手术衣、亚甲蓝、3 000 mL袋装生理盐水、CP手术薄膜、无菌C臂机保护套、4-0可吸收线、1%利多卡因、10 mL注射器。

（三）手术步骤及手术配合（表8-5）

表8-5 手术步骤及手术配合

手术步骤	手术配合
1. 体位	俯卧位，对准腰桥，腹部悬空
	侧卧位，髓核突出侧朝上，双髋关节和双膝关节保持屈曲垫高腰部15°
2. 麻醉	局部麻醉＋心电监护；全身麻醉

续表

手术步骤	手术配合
3. 标记定位穿刺点	C臂机透视定位病变椎体，标记穿刺点
4. 手术野皮肤消毒铺巾	用1%活力碘消毒皮肤3次，上至两腋窝连线，下过臀部，两侧至腋中线，切口周围粘贴手术贴膜做好防水保护，C臂机套上无菌保护套
5. 局部麻醉（全身麻醉无此步骤）	1%利多卡因穿刺点局部麻醉，麻醉成功后尖刀片切开穿刺点皮肤约0.6 cm。定位针穿刺，缓慢刺入病变椎间隙，C臂机透视确定后，穿刺针进针，回抽无回血时麻醉至靶点位置，注入1%利多卡因
6. 放置导丝	先插入18G的针，再沿着18G的针插入21G的针直达椎间盘，然后退出21G的针，插入导丝，沿着导丝退出18G的针，保留导丝在原位
7. 放置工作套管	导丝由细至粗逐级旋入导杆，套管，C臂机透视套管前段，椎弓根连线，侧位于椎间盘后缘，逐级使用扩孔钻行椎间孔成形，退出扩孔钻，放置工作套管
8. 放置椎间孔镜	固定连接吸引器管，冲引管，连接射频线、磨钻手柄及连线，连接椎间孔镜至光源和摄像机。打开光源，调节白平衡，达到最佳视图。把椎间孔镜放入工作套管。调节合适的水流量和压力，持续生理盐水冲洗
9. 摘除突出的髓核	转动工作套管，可见突出椎间盘，用椎板咬骨钳行后纵韧带及纤维环开窗，使用各类抓钳及髓核钳摘除突出的髓核，应用双极射频止血，消融髓核，封闭修复纤维环。骨质增生明显，椎间孔狭窄者，用磨钻去除骨质，行椎间孔扩大成形
10. 镜下观察无活动性出血，退出内镜及工作套管	镜下观察无活动性出血，无明显游离的髓核碎片，神经根清楚可见，退出内镜及工作套管
11. 缝合切口	4-0角针可吸收缝线缝合切口，敷贴覆盖切口

六、腰椎椎板减压内固定术

（一）适应证

（1）各种原因引起的腰椎不稳定非手术治疗无效。

（2）由于多次手术引起的假关节形成，需再次手术者。

（二）术前准备

1. 患者准备

完善各项检查，训练床上大小便，携带影像资料入手术室。

2. 物品准备

骨下肢器械、腰椎器械、刮匙、腰椎接骨板固定器械（外来器械）、大孔、双夹大、手术衣、高频电刀、显影脑棉片、1-0可吸收线，止血类材料。

（三）手术步骤及手术配合（表8-6）

表8-6　手术步骤及手术配合

手术步骤	手术配合
1~5. 同"腰椎髓核摘除术（开放手术）"	同"腰椎髓核摘除术（开放手术）"
6. C臂机确认有病变的椎间隙	用有齿直血管钳，探查有病变的椎间隙，椎间盘插入9号长针头，用无菌大单保护无菌区域术中透视

手术步骤	手术配合
7. 切除椎板间韧带及黄韧带，探查硬膜囊有无粘连	用11号刀片在近中线切开黄韧带，神经剥离子分离探查，以前端有橡皮管保护的减压吸引头吸尽术野内血及组织，暴露手术野
8. 暴露椎管，摘除髓核	用颅后窝撑开器撑开切口，11号刀片切开纤维环，髓核钳分次摘取髓核，收集髓核术后送病检
9. 在病变椎间隙上下各一腰椎的两侧椎弓根内放置定位针，C臂机定位	如果手术视野要求比较大，可以用2把深颅后窝撑开器充分暴露视野。探针探明椎弓根的位置，术者用小锤将定位针固定好，如果位置不好，需取出后重新打入，直至透视满意为止
10. 依次取出定位针，植入U形螺钉	用手柄取出定位针，开口器开口，探针确定方位，选择合适的U形螺钉，固定在O形持钉器上递予术者
11. 安装固定棒	选择合适长度的固定棒给术者，并协助术者将其折弯成合适的弯度用压棍棒，小骨锤植入固定棒，用六角螺钉锁住固定棒
12. 安装横杆	如有需要可以在固定棒之间加装横杆，再次上紧螺丝
13. 冲洗切口，彻底止血	用冲洗器、生理盐水冲洗切口，电凝止血，如创面渗血较多，放置止血材料如止血纱或止血粉
14. 植骨	将咬下骨骼碎屑填入植棒附近
15. 放置引流管	用18号骨科引流管，线剪剪好侧孔，消毒皮肤，11号刀片打孔放置引流管，6×17角针、3-0丝线缝合固定，清点器械、敷料等数目
16. 关闭切口	用1-0可吸收线缝合肌肉和皮下组织，6×17角针、3-0丝线缝合皮肤

七、胸腰椎结核病灶清除术

（一）适应证

（1）脊柱结核诊断明确且无全身其他部位活动性结核病灶者。

（2）椎体结核有死骨和（或）伴冷脓腔形成者。

（3）伴有脊髓或神经根压迫症状。

（4）进展性后凸畸形。

（5）伴有明显节段不稳者。

（二）术前准备

1. 患者准备

术前抗结核治疗，完善各项检查，训练床上排便。

2. 物品准备

骨下肢器械、病灶刮、大孔、双夹大、手术衣、高频电刀、骨蜡、1-0可吸收线、过氧化氢、抗结核药物、20 mL或50 mL注射器、止血材料等。

（三）手术步骤及手术配合（表8-7）

表8-7　手术步骤及手术配合

手术步骤	手术配合
1. 体位	90°健侧卧位
2. 麻醉	全身麻醉
3. 手术切口	胸11棘突旁2~3 cm处垂直向下至第12肋向前向下延伸，止于髂前上棘内上方2~4 cm处
4. 手术野皮肤消毒	用1%活力碘消毒皮肤3次，上至两腋窝连线，下过臀部，两侧至腋中线
5. 切开皮肤、皮下组织及深筋膜，切断背阔肌、腹外斜肌、后下锯肌、腹内斜肌和骶棘肌后，显露第12肋骨和腹横筋膜	用23号圆刀切开皮肤，用电刀、短有齿镊依次切开各肌层，甲状腺拉钩牵开各肌层。中弯血管钳钳夹血管，电凝止血
6. 切除第12肋骨骨膜，于肋床远端切开腹横筋膜，再剪开腹横筋膜及第12肋骨床	用11号刀片切开筋膜，解剖剪剪开腹横筋膜，电凝止血，止血垫保护切口
7. 分离肾脂肪囊、腹膜及输尿管，显露椎旁或腰大肌前鞘脓肿	用中弯或长弯血管钳分离各组织，深部拉钩牵拉暴露切口
8. 确定脓肿部位	用盐水止血垫保护切口周围组织，20 mL或50 mL注射器抽取脓液
9. 清除干酪样物质和结核性肉芽组织、死骨和病骨	用病灶刮刮除结核性肉芽组织，咬骨钳咬除死骨和病骨，吸引器吸尽手术野内容物
10. 牵开脓肿壁，于腔内纵行切开扩大切口，钝性分离脓腔壁，显露病椎，彻底清除病灶	用深部拉钩牵开，用11号刀片切开扩大切口，用骨剥钝性分离，病灶刮搔刮、咬骨钳清除病灶
11. 冲洗脓腔，于脓腔内放抗结核药	用过氧化氢及生理盐水彻底冲洗脓腔，抗结核药配制后喷洒在脓腔内
12. 关闭切口	同"腰椎髓核摘除术（开放手术）"

八、脊柱侧弯后路矫形术

（一）适应证

（1）后凸畸形引起的患者不能直视前方。

（2）后凸畸形引起的患者腰背酸痛或下肢神经症状。

（3）后凸畸形引起的患者腹部或肺部功能受损。

（二）术前准备

1. 患者准备

完善各项术前检查及肺功能、神经功能评估，做好术中唤醒试验，患者协助动作训练。

2. 物品准备

骨下肢器械、腰椎器械、刮匙、腰椎接骨板固定器械（外来器械）、孔巾、双层大单、手术衣、高频电刀、显影脑棉片、1-0可吸收线、止血材料等。

（三）手术步骤及手术配合（表8-8）

表8-8　手术步骤及手术配合

手术步骤	手术配合
1~5. 同"腰椎髓核摘除术（开放手术）"	同"腰椎髓核摘除术（开放手术）"
6. 凹侧U形螺钉的放置	用探针探明椎弓根的位置，在有侧弯的椎弓根上打入U形螺钉，配合同腰椎椎板减压内固定，C臂机透视确定位置
7. 凹侧金属棒的放置与矫形	用模拟棒按脊柱侧弯预弯，用弯器将金属棒折弯成模拟棒的形状，植入金属棒，预固定。用旋棒器，撑开器旋转金属棒矫形
8. 凸侧棒的安放	选择性地打入U形螺钉，安放金属棒，配合同上
9. 唤醒试验或脊髓功能测定	协助麻醉师术中唤醒患者或脊髓功能测定，观察患者的指和肢体活动情况
10. 锁紧螺母	唤醒试验证实无脊髓损伤后，用扳手锁紧螺母
11. 植骨融合	将椎板去皮质或小关节去软骨后，置入骨床中
12. 创面止血	用双极电凝彻底止血，渗血多时，准备止血材料如：止血纱布、止血粉喷洒创面
13. 关闭切口	同"腰椎髓核摘除术（开放手术）"

九、骶骨肿瘤切除术

（一）适应证

（1）原发骶骨良性肿瘤。

（2）骶骨低度恶性肿瘤、骨巨细胞瘤、神经纤维瘤、脊索瘤等。

（二）术前准备

1. 患者准备

患者术前进行全面的身体检查，对存在的内科疾病积极治疗。

2. 物品准备

骨下肢器械、刮匙、孔巾、双层大单、手术衣、高频电刀、1-0可吸收线、止血材料、大量止血纱布垫和温盐水，充足准备各类血制品、蒸馏水、95%乙醇。

（三）手术步骤及手术配合（表8-9）

表8-9　手术步骤及手术配合

手术步骤	手术配合
1. 麻醉	全身麻醉
2. 体位	侧卧位
3. 手术切口	后路"工"形切口
4. 手术野皮肤消毒	用1%活力碘消毒皮肤3次，上至两腋窝连线，下至大腿上1/3，两侧至腋中线
5. 呈"工"形切开皮肤及皮下组织，向两侧翻起臀大肌肌皮瓣，越过髂后上下棘，达后部髂骨和下部骶骨的外缘	用23号圆刀、短有齿镊切开皮肤及皮下组织，中弯血管钳及单极电刀止血。骨膜剥离器分离肌肉和骨膜，备2套吸引器术中使用

手术步骤	手术配合
6. 游离尾骨，并向两侧依次切断骶结节、骶棘韧带和梨状肌，必要时切除骶髂关节处的髂骨	用椎板分离器游离尾骨周围肌肉和韧带，骨刀切除骶髂关节处的髂骨，骨蜡止血，止血垫压迫
7. 切断两侧的骶棘肌在骶骨上的支点，向上游离翻起，显露 S_1 ~ 切除背侧肿瘤	用电刀或解剖剪切除骶骨背侧肿瘤，分离器游离显露神经，以及其周围肿瘤组织
8. 在尾骨处游离肿瘤的下极，钝性分离肿瘤的前面，并向前推开直肠，填塞纱布止血，切除腹侧肿瘤	用止血垫向腹侧推开盆腔器官，必要时阻断腹主动脉，吸引器、剥离子钝性分离腹侧肿瘤并切除
9. 切除骶骨至 L_5 的椎板，显露马尾神经，分块切除肿瘤，游离保留双侧 S_1 ~ 骶神经，以保证双下肢和大小便功能的正常	骨刀打开椎管，找到脊索囊和骶神经根，保留神经根，分块切除肿瘤。温盐水垫创面止血
10. 蒸馏水冲洗	用大量蒸馏水冲洗创面，通过蒸馏水低渗作用使手术野残留的肿瘤组织失去活性
11. 灭活肿瘤组织	用95%乙醇纱布涂搽手术创面，灭活肿瘤组织
12. 彻底止血	温盐水止血垫压迫和电凝止血，创面大面积渗血时，喷洒止血材料
13. 放置引流管	用18号骨科引流管2根，剪好侧孔，11号刀片戳孔放好引流管，6×17角针、3-0丝线缝合固定，清点器械、敷料等数目
14. 关闭切口	1-0可吸收缝线缝合肌肉和皮下组织，9×28角针、3-0丝线缝合皮肤，加压包扎伤口

十、脊柱手术护理要点

1. **严格无菌操作**

一般组织比骨与关节对感染的防御能力强，并且其防御的调节速度也较快。骨骼虽然也有防御反应，但速度慢得多，以致在足够的防御建立起来之前，骨组织已出现不可修复的损害。因此，骨科手术要特别强调严格无菌操作。

2. **建立体内植入物质量追踪系统**

加强对体内植入性材料的管理，建立完善的灭菌监测登记制度，保证灭菌质量和灭菌效果追踪。巡回护士除了控制手术间参观人数外，还应注意手术过程中进行 X 线透视时手术医生的流向等。

3. **体位护理**

（1）预防被动体位压疮：对手术时间长或局部皮肤有红肿、破溃的患者，在骨突处或体位摆放易受压部位用压疮贴加以保护，预防压疮的发生。

（2）单纯俯卧位：适用于髓核摘除、脊柱骨折、脊柱侧弯等脊柱后路手术。摆放体位时注意骨突出部位如胸部、髂前上棘、膝部、踝部不能受压，腹部腾空，防止术野压力性出血。男患者注意保护会阴。上肢摆放自然生理弯曲，避免臂丛神经损伤。眼部是俯卧位重点关注部位，啫喱圈固定时，避免压迫眶上神经和动脉，导致眼部损伤如视网膜脱离甚至失明，双眼涂眼膏，防止角膜干燥。

（3）头架式俯卧位：适用于颈椎后路的手术。注意头架关节安全可靠，摆放上肢时注意双手自然下垂置于身体两侧。

4. 预防出血

骶骨肿瘤切除游离神经时，易大量出血，术前建立 2 条静脉通道，并确保输液通路通畅，术中快速加压输入血液十分重要，应专人输血，以防止或纠正出血性休克。

5. 敷料及药品管理

脊柱手术配合术前备足止血所用敷料及药品，术中更换敷料时，注意数目准确。

6. 外来器械管理

租借的植入器械术前 1 日由手术医生通知各器械公司，根据手术方式准备器械，及时送手术室供应中心，内植入材料必须实施高压蒸汽灭菌、生物监测合格后才能放行使用，以保证其灭菌效果。

（宋佳欢）

第二节 创伤手术

骨或软骨组织遭受暴力作用时发生的骨组织或软骨组织连续性部分或全部中断或丧失，称为骨折。骨折是构成骨科学的一个主要的组成部分，在骨与关节损伤中占 80% 以上，其治疗的基本原则是急救、复位、固定及功能锻炼。依据骨折是否和外界相通分为开放性骨折和闭合性骨折，依据骨折的程度分为完全性骨折和不完全性骨折，依据骨折后的时间分为新鲜骨折和陈旧性骨折。

一、股骨干骨折切开复位内固定术

（一）适应证

（1）股骨干骨折牵引疗法不成功。

（2）骨折畸形愈合或骨不连。

（3）骨折合并神经血管损伤、软组织嵌入。

（二）术前准备

1. 患者准备

治疗骨折时合并其他并发症，手术区皮肤备皮并清洁。

2. 物品准备

骨下肢器械、股骨内固定器械及内植物（外来器械）、骨撬、孔巾、双层大单、手术衣、高频电刀、1-0 可吸收线、止血材料、动力系统。

（三）手术步骤及手术配合（表 8-10）

表 8-10 手术步骤及手术配合

手术步骤	手术配合
1. 麻醉	全身麻醉
2. 体位	仰卧位，垫高患侧

手术步骤	手术配合
3. 手术切口	骨折处皮肤纵向切口
4. 手术野皮肤消毒	用1%活力碘消毒皮肤3次，周围消毒，上至脐，下超过膝关节
5. 切开皮肤、皮下组织、筋膜	用23号圆刀片切开皮肤，电刀依次切开皮下组织、筋膜和肌肉。甲状腺拉钩或小S形拉钩牵开皮肤，用骨膜剥离器剥离骨膜，暴露股骨病变处
6. 骨折复位	清理断端软组织、凝血块后，用复位钳将断开的股骨干复位对齐，选择合适的接骨板，折成与股骨合适的弧度，复位钳夹住股骨两端，使其对合严密
7. 接骨板内固定	用电钻打孔，测深器测量孔的深度，选择合适长度的螺钉固定接骨板，两断段固定2个螺钉C臂机透视确定复位情况，然后依次打入剩下的螺钉
8. 调节螺丝位置	根据术中X线透视情况，观察股骨复位对合情况，及时调节螺丝松紧
9. 冲洗伤口，止血	稀释活力碘和盐水依次冲洗切口，如有骨缺损可植入自体骨或异体骨，促进骨断处的愈合。电凝止血手术创面
10. 放置引管	用11号刀片切开皮肤，18号骨科引流管，6×17角针、2-0丝线固定引流管
11. 关闭切口	清点器械、敷料等数目。用1-0可吸收线依次缝合筋膜、皮下组织，6×17角针、3-0丝线缝合皮肤，伤口绷带缠绕固定

二、髌骨骨折切开复位内固定术（多用钛缆张力带）

（一）适应证

（1）横断或斜形骨折手法不能复位者。

（2）髌骨粉碎性骨折。

（3）髌骨陈旧性骨折有移位者。

（二）术前准备

1. 患者准备

完善术前检查及影像检查，手术区备皮及清洁。

2. 物品准备

骨下肢器械、可吸收螺钉器械（外来器械）、可吸收螺钉、下肢布类、手术衣、高频电刀、下肢止血带、1-0可吸收线、动力系统、止血材料、弹力绷带等。

（三）手术步骤及手术配合（表8-11）

表8-11　手术步骤及手术配合

手术步骤	手术配合
1. 麻醉	硬膜外腔阻滞麻醉
2. 体位	仰卧位
3. 手术切口	膝关节正中切口
4. 手术野皮肤消毒	用1%活力碘消毒皮肤3次，周围消毒，上下超过一个关节
5. 上下肢止血带	上下肢消毒止血带，术者将患肢抬高45°，用驱血带从远心端向近心端缠绕，巡回护士根据患者年龄、体重、体质及肢体粗细情况调节压力参数和时间参数，启动电动止血仪

手术步骤	手术配合
6. 切开皮肤、皮下组织及筋膜，显露髌骨	用23号圆刀片切开皮肤，电刀切开皮下组织，皮肤拉钩牵开皮瓣，11号尖刀片切开股四头肌肌腱和覆盖髌骨的腱膜，显露出髌骨。用吸引器和生理盐水冲洗清理关节内积血和碎骨片
7. 骨折复位	用骨折复位钳夹住骨片复位。如果是粉碎性骨折，选择用克氏针和钢丝缠绕固定
8. 螺钉固定	钻螺钉孔道，用测深器测量螺钉长度，攻丝扩孔，选合适型号可吸收螺钉，C臂机透视确定复位情况，拧紧螺钉
9. 松止血带	按下止血仪放气键，用稀释活力碘和盐水依次冲洗切口，电凝止血
10. 放置引流管，关闭切口	同"股骨干骨折切开复位内固定术"

三、胫腓骨骨折交锁髓内钉内固定术

（一）适应证

胫腓骨骨折者。

（二）术前准备

1. 患者准备

完善术前检查及影像检查，手术区备皮及清洁。

2. 物品准备

骨下肢器械、可吸收螺钉器械（外来器械）、可吸收螺钉、下肢布类、手术衣、高频电刀、消毒下肢止血带、1-0可吸收线、动力系统、止血材料、弹力绷带等。

（三）手术步骤及手术配合（表8-12）

表8-12 手术步骤及手术配合

手术步骤	手术配合
1. 麻醉	硬脊膜外腔阻滞麻醉或全身麻醉
2. 体位	仰卧位，患侧屈髋45°，屈膝90°
3. 手术切口	髌腱内侧约5 cm纵切口
4. 手术野皮肤消毒	用1%活力碘消毒皮肤3次，周围消毒，上下超过一个关节
5. 上下肢止血带	上下肢消毒止血带，术者将患肢抬高45°，用驱血带从远心端向近心端缠绕，巡回护士根据患者年龄、体质、体重及肢体粗细情况调节压力参数和时间参数，启动电动止血仪
6. 切开皮肤及皮下组织，分离筋膜和肌肉	用23号圆刀片在髌腱内侧纵行切约5 cm长切口，电凝止血。解剖剪和电刀分离筋膜和肌肉，暴露胫腓骨骨折处，生理盐水冲洗后，观察骨折情况
7. 扩大髓腔，测髓内钉的长度，替换髓内钉导杆，植入髓内钉	用扩孔弯锥进入近端髓腔，用连接好导针的手柄以髌骨下棘的胫骨结节为进针点，手动使导针进入髓腔，C臂机确认导针是否通过骨折线进入骨折远端髓腔，测量导针长度，选择合适长度髓内钉，取下导针，通过连接杆将髓内钉与近端瞄准器连接好，保持髓内钉的凸面向腹侧，用打拔器将髓内钉打入髓腔
8. 锁钉，拧入尾帽	在C臂机协助下或通过远端瞄准器将远端2个动力钉植入，通过近端瞄准器将近端2个静力钉植入。最后，将髓内钉近端的尾帽拧入，以保护螺纹，方便后期取钉

手术步骤	手术配合
9. 确定骨折复位是否完好	用无菌大单保护无菌区域，协助医生在 C 臂机下进行透视确定复位情况，复位完好打印 X 线片放入病历
10. 松止血带	按下止血仪放气键，用稀释活力碘和生理盐水依次冲洗切口，电凝止血
11. 放置引流管，关闭切口	同"股骨干骨折切开复位内固定术"

四、踝关节骨折切开复位内固定术（外踝复位内固定）

（一）适应证

外踝关节骨折患者。

（二）术前准备

1. 患者准备

完善术前检查及影像检查，手术区备皮及清洁。

2. 物品准备

骨下肢器械、可吸收螺钉器械（租借器械）、可吸收螺钉、下肢布类、手术衣、高频电刀、下肢止血带、骨蜡、1-0 可吸收线、动力系统、止血材料、弹力绷带等。

（三）手术步骤及手术配合（表8-13）

表8-13 手术步骤及手术配合

手术步骤	手术配合
1. 麻醉	硬脊膜外腔阻滞麻醉或全身麻醉
2. 体位	仰卧位
3. 手术切口	踝关节外侧切口
4. 手术野皮肤消毒	用1%活力碘消毒皮肤3次，周围消毒，向上超过膝关节
5. 上下肢止血带	上下肢消毒止血带，术者将患肢抬高45°，用驱血带从远心端向近心端缠绕，巡回护士根据患者年龄、体重及肢体粗细情况调节压力参数和时间参数，启动电动止血仪
6. 切开皮肤、皮下组织、骨膜及关节囊	用10号圆刀片逐层切开皮肤、皮下组织、深筋膜直至骨膜；用骨膜剥离器分离骨膜，皮肤拉钩牵拉骨膜显露关节囊，11号尖刀片切开关节囊
7. 骨折复位	用骨折复位钳进行骨折复位
8. 螺钉固定	用电钻钻螺钉孔道，测深器测量螺钉长度，攻丝扩孔，选择合适可吸收螺钉植入
9. 确定骨折复位是否完好	用无菌大单保护无菌区域，协助医生在 C 臂机下进行透视，骨折对合良好，拧紧螺钉。创面电凝止血
10. 松止血带	按下止血仪放气键，用稀释活力碘和生理盐水依次冲洗切口，电凝止血
11. 放置引流管，关闭切口	同"股骨干骨折切开复位内固定术"

五、肩胛骨骨折切开复位内固定

（一）适应证

肩胛骨骨折患者。

（二）术前准备

1. 患者准备

完善术前检查及影像检查，手术区备皮及清洁。

2. 物品准备

骨上肢器械、克氏针、钢丝、电钻、孔巾、双层大单、手术衣、高频电刀、1-0 可吸收线、弹力绷带。

（三）手术步骤及手术配合（表8-14）

表8-14　手术步骤及手术配合

手术步骤	手术配合
1. 麻醉	全身麻醉
2. 体位	健侧卧位
3. 手术切口	肩峰外侧沿肩胛骨边缘切口
4. 手术野皮肤消毒	1%活力碘消毒皮肤 3 次，上至颈部上缘，下至上臂肘关节和乳头上缘，两侧过腋中线
5. 切开皮肤、皮下组织、筋膜	用23 号圆刀片切开皮肤，电刀依次切开皮下组织、筋膜。甲状腺拉钩或小 S 形拉钩牵开皮肤，暴露骨折部位，用骨膜剥离器剥离骨膜
6. 骨折复位	用复位钳复位骨折
7. 克氏针内固定	用电钻钻孔，直径为 2.5 mm 克氏针做骨折内固定，钢丝剪剪断多余的克氏针，末端折弯埋于皮下
8. 确定骨折复位是否完好	用无菌大单保护无菌区域，协助医生在 C 臂机下进行透视，确定骨折复位情况，直到复位良好。电凝彻底止血
9. 放置引流管，关闭切口	同"股骨干骨折切开复位内固定术"

六、肱骨骨折切开复位内固定术（以肱骨外科颈骨折为例）

（一）适应证

肱骨外科颈骨折者。

（二）术前准备

1. 患者准备

完善术前检查及影像检查，手术区备皮及清洁。

2. 物品准备

骨上肢器械、接骨板固定器械及植入物（外来器械）、电钻、克氏针、钢丝、大孔、双夹大、手术衣、高频电刀、1-0 可吸收线、弹力绷带。

（三）手术步骤及手术配合（表8-15）

表8-15　手术步骤及手术配合

手术步骤	手术配合
1. 麻醉	臂丛阻滞麻醉或全身麻醉
2. 体位	仰卧位，患侧肩部垫高15°～30°
	侧卧位
3. 手术切口	前外侧入路即锁骨下缘近喙突处开始，沿三角肌前缘向下延伸至三角肌止点
4. 手术野皮肤消毒	1%活力碘消毒皮肤3次，上至颈部上缘，下至腕关节
5. 切开皮肤、皮下组织、筋膜	用23号圆刀切开皮肤，电刀依次切开皮下组织、深筋膜、三角肌、肩胛下肌。甲状腺拉钩或小S形拉钩牵开，暴露骨折部位，用骨膜剥离器剥离骨膜
6. 骨折复位，克氏针初步固定骨折	用骨折复位钳复位，用装有2.5 mm克氏针电钻作骨折初步固定
7. 选择合适的接骨板并塑形	根据骨折类型、程度和患者个体差异选择合适的T形接骨板，用持骨钳固定骨折段和接骨板
8. 接骨板螺钉内固定，拔除克氏针	用装有合适钻头的电钻和导钻钻孔，测深器测量螺钉长度，攻丝扩孔，选择合适螺钉固定，接骨板固定完毕用克氏钳拔除定位克氏针
9. 确定骨折复位是否完好	用无菌大单保护无菌区域，协助医生在C臂机下进行透视，确定骨折复位情况，直到复位良好。电凝彻底止血
10. 放置引流管，关闭切口	同"股骨干骨折切开复位内固定术"

七、截肢手术

（一）适应证

（1）严重肢体感染如气性坏疽。

（2）肢体严重挤压伤，发生骨筋膜室综合征。

（3）下肢血栓或坏死或其他原因导致的必须截肢的患者。

（二）用物准备

1. 患者准备

术前控制全身感染和备血。

2. 物品准备

下肢器械包、截肢小件、丝锯、骨蜡、孔巾、双层大单、手术衣、高频电刀、1-0可吸收线，止血带等。

（三）手术步骤及手术配合（表8-16）

表8-16　手术步骤及手术配合

手术步骤	手术配合
1. 麻醉	全身麻醉
2. 体位	仰卧位
3. 手术切口	大腿上做前短后长弧形切口

续表

手术步骤	手术配合
4. 手术野皮肤消毒	用1%活力碘消毒皮肤3次，周围消毒，上下超过一个关节
5. 上橡皮止血带	切皮前上橡皮止血带，感染手术拒绝驱血，防止菌血症发生
6. 切开皮肤、皮下组织、筋膜	用23号圆刀片切开皮肤，电刀依次切开皮下组织、筋膜。较小血管电凝止血，较大血管带线结扎，干纱布垫拭血
7. 切断骨动脉、骨静脉	用方形拉钩或S形拉钩牵开周围组织，中弯血管钳游离、钳夹骨动脉、骨静脉血管，组织剪剪断，2-0丝线双重结扎
8. 切断各肌肉群及神经	用血管钳、电刀依次切断肌肉群，3-0或2-0丝线结扎，神经用11号刀片切断，防止术后神经疼痛，3-0丝线结扎
9. 截断股骨	用肌肉挡板保护肌肉及皮肤，露出股骨，丝锯切断股骨，锉刀锉平骨面，骨蜡止血
10. 止血，放置引流管	松止血带，彻底止血，放置18号骨科引流管，用9×28角针、2-0丝线固定引流管
11. 关闭切口	清点器械、敷料等数目。用1-0可吸收线缝合肌肉及皮下组织，9×28角针、3-0丝线缝合皮肤，肢体残端绷带包扎

八、创伤手术护理要点

（1）骨科创伤手术患者多为急诊手术，对于这类手术，手术室护士术前必须了解患者的病情及伤口污染状况，根据受伤时间和伤口污染状况，采取术前涂片检查革兰阳性杆菌，排除气性坏疽。

（2）对污染严重的手术，放置在感染手术间，与其他手术隔开，保障手术安全。

（3）四肢创伤患者，术前及术中使用止血带压力止血，止血带的压力参数取决于年龄、血压和肢体粗细，主要阻断动脉压力。因此，在设定参数时，止血压力避免过高，以免引起肢体压力性水疱、止血带麻痹（或瘫痪），局麻患者还会引起止血带休克。

（4）对于大量出血患者，在血制品没有取回之前，快速使用胶体溶液扩充血容量，维持患者循环稳定。

（5）急诊使用内植物与器械，严格执行质量追踪制度，使用五类监测卡提前放行，待生物监测结果后再进行追踪。

（6）二期手术患者，提前做好内植物与器械准备，术中透视中严格管理手术人员，避免污染。

（7）创伤因气性坏疽截肢手术患者，放置在负压手术间，手术中分内、外两组人巡回，术后严格按照特异性感染手术处理流程进行。

（刘　萍）

第三节　人工关节手术

人工关节置换术目前已广泛应用于治疗肩关节、肘关节、腕关节、指间关节、髋关节、膝关节及踝关节等疾患，以全人工髋关节及膝关节置换最为普遍。人工关节多由金属、高交联聚乙烯、陶瓷等材料，依照人体关节的构造、形状和功能制作而成。

一、人工全髋关节置换术

（一）适应证

（1）股骨颈骨折、股骨头坏死。

（2）髋关节骨性炎，类风湿关节炎，多种原因引起的髋关节强直、脱位及畸形。

（3）股骨上端肿瘤。

（二）术前准备

1. 患者准备

完善各项实验室检查及影像检查，术前控制感染，评估手术风险。

2. 物品准备

骨下肢器械、髋臼拉钩、髋关节置换器械（外来器械）、孔巾、下肢布类包、双层大单、手术衣、高频电刀、骨蜡、1-0可吸收线、韧带线、皮缝、丁字鞋、电钻等。

（三）手术步骤和手术配合（表8-17）

表8-17　手术步骤及手术配合

手术步骤	手术配合
1. 麻醉	全身麻醉
2. 体位	90°健侧卧位；平卧位
3. 手术切口	前侧、前外侧、后外侧切口
4. 手术野皮肤消毒	用1%活力碘消毒皮肤3次，上至脐，下至膝关节，两侧至腋后线
5. 切除关节囊，从后外侧入路脱出股骨头	用23号圆刀片切开皮肤，电刀切开皮下组织、筋膜，骨膜剥离器分离臀大肌与阔筋膜肌间隙，显露髋关节囊，用4根4.5斯氏钉充分显露其前方、上方及下方，上至髋臼周边，下至大转子基底，切除关节囊及滑膜。将髋关节外旋、内收，使股骨头脱位，切除髋后方残留的关节囊和滑膜
6. 切除股骨	用动力电锯切除股骨头，取头器取出股骨头，游标卡尺测股骨头直径
7. 磨锉，髋臼准备	按由小到大的顺序用髋臼锉加深加大髋臼，直至能完全容纳选择的髋臼后，再适当扩大，用长弯血管钳夹显影纱布将髋臼中血擦尽，吸引器吸尽手术野锉开髋臼残余部分
8. 髋臼置换	用髋臼试模确定髋臼外杯，安装髋臼后，必要时用螺丝钉固定，用骨锤和内衬嵌入器放入内杯
9. 扩股骨髓腔	用咬骨钳修整股骨颈，用开口骨凿打开股骨髓腔入口，髓腔锉由小到大锉开髓腔，股骨假体试模试装植入
10. 植入股骨柄，复位。试模，测大小，复位，测稳定性	磨平股骨颈，用合适的股骨柄试模植入，复位并检查髋关节的稳定性，测量并比较双下肢的长度，检查后用试模取出器取出试模，用假体打入器植入正式的股骨柄假体，复位。术者检查髋关节活动度、长度、稳定性，C臂机下检查植入效果
11. 手术野止血	用电凝止血，吸引器吸尽术中锉出的骨屑，韧带线缝合关节囊，1-0可吸收缝合筋膜、肌腱及皮下组织

手术步骤	手术配合
12. 放置引流管，缝合切口	用生理盐水冲洗伤口，有需要时，关节附近置入负压引流管，经切口外皮肤上另戳一小切口中引出皮外，用9×28角针、3-0丝线固定引流管，清点器械及敷料等数目。1-0可吸收线逐层缝合筋膜及皮下组织，9×28角针、3-0丝线或皮缝缝合皮肤，从引流管注入止血药，夹闭引流管，包扎，患者平卧后患侧足穿丁字鞋。再次拍片确定关节位置

二、全膝关节置换手术

（一）适应证

（1）膝关节各种感染引起肿胀、疼痛、畸形和功能障碍。

（2）原发或继发性骨、软组织坏死引起的关节疼痛。

（二）术前准备

1. 患者准备

术前控制感染，完善各项检查及影像检查，身体处于良好状态。

2. 物品准备

骨下肢器械、髋臼拉钩、膝关节置换器械（租借器械）、下肢消毒止血带、肢包、夹大、手术衣、弹力绷带、3 L无菌盐水、冲洗枪、驱血带、皮缝、高频电刀、骨蜡、1-0可吸收线、摆锯和电钻等。

（三）手术步骤及手术配合（表8-18）

表8-18　手术步骤及手术配合

手术步骤	手术配合
1. 麻醉	全身麻醉；硬膜外麻醉＋神经阻滞麻醉
2. 体位	仰卧位
3. 手术切口	膝关节前正中入路
4. 手术野皮肤消毒	用1%活力碘消毒皮肤3次，周围消毒，上下超过一个关节。上至脐平面，下至整个下肢
5. 上下肢止血带	术前45分钟使用抗生素，距离上止血带时间至少15分钟。上下肢消毒止血带，术者将患肢抬高45°，用驱血带从远心端向近心端缠绕，巡回护士根据患者年龄、体重及肢体粗细情况调节压力参数和时间参数，启动电动止血仪
6. 切开皮肤、皮下组织及深筋膜，暴露膝关节	用23号圆刀片自髌骨上5~8 cm处纵向切开皮肤，近端在股直肌下缘，远端达胫骨结节内缘，切开皮下组织及深筋膜。屈膝90°，胫骨外旋，后内侧分离，显露股骨内髁，切除内侧半月板，切断外侧髌骨韧带，用髋臼拉钩暴露膝关节
7. 股骨远端截骨，完成股骨4个截骨面截骨	在股骨间凹的中心处钻孔钻入髓腔达5~7 cm深。将装有T形手柄的髓内杆插入股骨髓腔，降低髓内压，避免栓塞，随后拔出上面的T形手柄，将股骨定位导向器固定到髓内杆上，安放远端股骨切骨模块，先截除突出的髁部，去除残余部分，调整股骨远端的导向器以确定股骨远端的截骨量，截骨去除导向器将股骨前方、后方和斜面截骨导向器放置在股骨远端的正确位置并固定，完成股骨4个截骨面截骨，完成后取下前、后、斜面截骨导向器。将锯引导器的固定脚导入截骨器前侧的两孔软骨，使之与股骨假体的远端尺寸相等，锯出股骨远端的髁间切迹的内外侧面

手术步骤	手术配合
8. 胫骨近端截骨	膝关节极度屈曲，锉出髌骨钩，胫骨向前脱位，固定，将胫骨对线器的踝钳固定到踝关节近侧，将切骨平台升至髁平面，装上胫骨截骨导向器，电锯截骨
9. 假体大小测试，试模安装	去除胫骨截骨器，充分暴露胫骨平台，去除骨赘，用咬骨钳咬除髌骨周围滑膜及骨赘，游标卡尺测量髌骨大小、厚度，用截骨刀截骨，测量截骨后髌骨的厚度（如果髌骨厚度适合行髌骨置换，则用截骨刀截相应厚度，否则不进行髌骨置换，只用电烧行髌骨周围去神经化），装上股骨、胫骨、髌骨的试模，复位，伸直膝关节，检查试模是否合适及其稳定性、活动性，去除试模，用冲洗枪充分冲洗关节腔
10. 安装股骨假体	止痛药是在安装假体之前，将股骨假体安装在已涂骨水泥的股骨截面上，用尖刀、血管钳等去除多余骨水泥，用锤子、打拔器等敲击固定股骨假体至完全吻合
11. 安装胫骨假体	将胫骨平台假体插入已涂骨水泥的胫骨截面同法敲击固定至完全吻合，去除多余骨水泥
12. 安装髌骨假体	将髌骨假体安放在涂有骨水泥的髌骨截面上并固定。假体安装完毕，待骨水泥凝固，再用冲洗枪充分冲洗关节腔
13. 伤口止血，放置引流管，缝合切口	同"人工全髋关节置换术"。缝合后提前松止血带、关节腔内使用止血药浸泡，并用弹力绷带加压包扎，1-0 可吸收线逐层缝合

三、人工关节置换术护理要点

（1）术后感染是人工关节置换手术最严重的并发症，一旦感染将导致手术失败，会给患者带来经济损失和身体损害。加强手术室控制感染的各个环节，包括选择百级手术间、限制参观人员、植入器械按照质量控制流程、植入物及假体在有效期内、参加手术人员严格执行消毒流程、术中严格执行无菌操作等，有效地控制感染发生。

（2）全髋置换手术 90°健侧卧位时，应特别注意的是耻骨与骶尾处用固定架稳妥固定，髋关节保持中位，避免手术中患者体位移动，影响手术效果。

（3）关节置换手术中，保持吸引器畅通，被骨屑堵塞时，巡回护士应及时处理，必要时准备双路吸引器，保障手术野清晰干净。

（4）膝关节置换手术中，患者屈膝 90°，手术床及时调节最低位置，有利于手术医生截骨操作。

（5）膝关节置换手术使用止血带时，术前预充气检查止血带有无漏气。患者术前应用止血药+抗生素必须在上止血带 15 分钟之前滴注完毕。

（6）术中植入假体时应用骨水泥，患者会出现不同程度的血压下降，个别患者还会出现脂肪栓塞。因此，在实施骨水泥前，调节输液速度，维持循环温度。使用后，密切观察患者生命体征变化，及时抢救。

（7）手术完毕，巡回护士、麻醉师、手术医生协助合作移动患者至转运床上，手术侧肢体必须由专业医生保护，不能有过度的外翻，防止关节脱位。

（付安安）

第九章

耳鼻喉科手术护理配合

第一节 外耳手术

耳是听觉及平衡的外周器官。由外耳、中耳及内耳组成。外耳包括耳郭及外耳道。中耳包括鼓室、咽鼓管、乳突窦和乳突小房。内耳包括骨迷路及膜迷路，膜迷路藏于骨迷路内，分为耳蜗、前庭及半规管。耳常见病包括：外耳疾病（耵聍栓塞、外耳感染、先天性外耳闭锁）、中耳疾病（鼓膜穿孔、表皮样瘤、乳突炎、中耳炎）、内耳疾病（蜗后病变、先天性/遗传性耳聋、噪声性耳聋）。

一、先天性耳前瘘管切除术

先天性耳前瘘管是常见的耳科疾病，为胚胎期形成耳郭的第一、第二鳃弓的小丘样结节融合不良或第一腮沟封闭不全所致。瘘管是一种可有分支而弯曲的盲管，其外口常位于耳轮脚前上方。管腔盖有复层鳞状上皮，腔内含有鳞屑物，挤压瘘口周围，偶有少许黏稠皮脂腺样物自瘘口溢出。一旦感染，则红肿痛而化脓，可反复发作。本病属外显不全的常染色体显性遗传性疾病。

（一）适应证

（1）先天性耳前瘘管感染控制后。

（2）反复感染的耳前瘘管急性期感染控制后。

（二）术前准备

1. 患者准备

（1）使用抗生素：根据局部条件决定，做药敏试验。

（2）备皮：耳郭后3指。

2. 物品准备

耳前瘘管器械包、显微器械、显微镜、手术衣1包、双极电凝线1根、2%利多卡因、0.5%活力碘、2%亚甲蓝溶液。

（三）手术步骤及手术配合（表9-1）

表9-1 手术步骤及手术配合

手术步骤	手术配合
1. 体位	去枕仰卧位，头偏向一侧，术耳朝上，头部两侧用弯沙袋固定
2. 麻醉	局部麻醉或全身麻醉
3. 手术切口	以瘘口为中心，与耳轮脚平行的梭形切口
4. 手术野皮肤消毒	用0.5%活力碘以瘘口为中心，上至发际4~5 cm，下达颈部，内侧略过鼻中线，如此反复涂抹3次
5. 切开皮肤、皮下组织	用含有2%亚甲蓝溶液的10 mL注射器（钝头针头），插入瘘管口充盈瘘管各分支，用刀（7号刀柄，15号刀片）在瘘管口周围作梭形切口，用双极电凝止血，纱布拭血
6. 分离切除瘘管	在显微镜下，沿染蓝的管道将瘘管与周围组织锐性分离，组织钳夹持瘘管，组织剪将瘘管及其分支一并切除，直到盲端
7. 彻底清除感染病灶	用刮匙刮除感染区坏死组织，刀（7号刀柄，11号刀片）切除瘘管穿至的软骨组织，术腔较深，不能彻底封闭者，放置橡皮引流片
8. 缝合包扎	用4-0可吸收缝线，缝合切口，无菌纱布覆盖、胶布固定、绷带包扎

二、外耳道成形术

外耳道成形术是通过耳后径路，重置外耳道内皮瓣，建立外耳道生理功能，减少再次狭窄的一种手术方式。

（一）适应证

（1）先天性或后天性外耳道狭窄或闭锁者。

（2）中耳探查术的合并手术，扩大对鼓膜穿孔的暴露。

（二）术前准备

1. 患者准备

（1）使用抗生素：根据局部条件决定，做药敏试验。

（2）备皮：耳郭后3指，大腿内侧（乳突术腔需植皮时）。

2. 物品准备

中耳器械包（另备取皮包）、显微器械、显微镜、耳科电钻、手术衣1包、双极电凝线1根、碘仿纱条、凡士林纱布、烧伤纱布、吸收性明胶海绵、纱条、弹力绷带、局部麻醉药、0.5%活力碘、75%乙醇（取大腿皮肤时备用）。

（三）手术步骤及手术配合（表9-2）

表9-2 手术步骤及手术配合

手术步骤	手术配合
1. 体位	去枕仰卧位，头偏向一侧，术耳朝上，头部两侧用弯沙袋固定
2. 麻醉	局部麻醉或全身麻醉
3. 手术切口	沿耳后际做耳后弧形切口，上至耳郭附着处上沿，下至乳突尖（耳后切口）

手术步骤	手术配合
4. 手术野皮肤消毒	用0.5%活力碘以术耳为中心，上至发际4~5 cm，下达颈部，内侧略过鼻中线，如此反复涂抹3次
5. 切开皮肤、皮下组织	用刀（7号刀柄，15号刀片）切开，细纱条拭血，双极电凝止血，耳吸引管吸引
6. 分离外耳道皮肤，形成带蒂内皮瓣	用中耳剥离器或铲刀剥离，显微手术剪分离外耳道皮肤及皮下组织，细纱条拭血
7. 充分暴露手术部位及突起的外耳道前壁	用乳突撑开器撑开手术野
8. 扩大骨性外耳道	用磨钻磨除耳前壁或下壁的突起，使用电钻时，使用耳科专用冲洗针头，型号从粗到细，持续生理盐水冲洗，细纱条拭血或双极电凝止血
9. 暴露鼓环	用中耳剥离器和耳科电钻暴露鼓环，持续生理盐水冲洗，用细纱条拭血
10. 鼓—耳道皮瓣前翻	用中耳剥离器
11. 皮瓣复位	用中耳平镊，用4×10圆针、3-0丝线缝合皮瓣及周围组织，用吸收性明胶海绵固定
12. 游离皮片移植于外耳道壁上	用75%乙醇消毒大腿内侧皮肤，刃厚皮片组织约4 cm×5 cm大小，卷成皮筒，覆盖在重建的外耳道壁上，用吸收性明胶海绵固定
13. 堵塞外耳道	将碘仿纱条剪成小三角形填塞外耳道
14. 包扎切口	用4-0可吸收缝线缝合切口，无菌纱布覆盖，胶布固定，绷带包扎

三、外耳手术护理要点

（1）认真核对患者基本信息和手术部位标志。

（2）应用局部麻醉药时，观察患者生命体征变化情况，注意局部麻醉药的不良反应。

（3）术腔用生理盐水冲洗，必要时用抗生素溶液，冲洗前仔细查看皮试结果。

（4）注入2%亚甲蓝溶液时勿使亚甲蓝外溢，以免污染周围组织，影响寻找瘘管。

（5）耳部手术皮肤消毒前，用一次性帽子将患者头发全部包裹住，靠近手术区边缘用无菌胶膏或手术膜粘贴。

（6）手术中使用磨钻，提前测试磨钻速度和性能；使用后，用专用电钻清洗油清洗干净。

（7）在量杯中倒入40~50 mL 1%丁卡因加0.1%盐酸肾上腺素3~4 mL，放入细纱条。使用中添加盐酸肾上腺素时观察患者血压情况。

（白东波）

第二节　中耳手术

一、鼓膜切开置管术

鼓膜切开置管术是治疗分泌性中耳炎最有效的手术治疗方法之一，是采用不同的材料制作的通气管，暂时替代咽鼓管功能，提高听力的耳科手术。

（一）适应证

分泌性中耳炎、中耳积液、大疱性中耳炎。

（二）术前准备

1. 患者准备

（1）使用抗生素：根据局部条件决定，做药敏试验。

（2）备皮：耳郭后3指。

2. 物品准备

置管器械包、显微器械、显微镜、手术衣1包、碘仿纱条、1%丁卡因、0.5%活力碘。

（三）手术步骤及手术配合（表9-3）

表9-3　手术步骤及手术配合

手术步骤	手术配合
1. 体位	去枕仰卧位，头偏向一侧，术耳朝上，头部两侧用弯沙袋固定
2. 麻醉	局部麻醉或全身麻醉
3. 手术切口	耳内切口
4. 手术野皮肤消毒	用0.5%活力碘以术耳为中心，上至发际4~5cm，下达颈部，内侧略过鼻中线，如此反复涂抹3次
5. 切开鼓膜	显微镜下用鼓膜切开刀切开鼓膜
6. 鼓室内积液的处理	用中耳吸引器吸引
7. 安放通气管	用麦粒钳夹住通气管的一端或用钩针插入通气管腔，放置通气管
8. 检查通气管放置位置是否合适	用麦粒钳或钩针调节通气管位置
9. 关闭切口包扎	吸收性明胶海绵固定，用碘仿纱条填塞外耳道

二、鼓室成形术

鼓室成形术是清除病灶组织，重建中耳听力功能的一种手术。通常有多种分类，仅以鼓室成形术不伴乳突根治术为例。

（一）适应证

（1）慢性中耳乳突炎。

（2）表皮样瘤性中耳炎。

（3）鼓室硬化症。

（4）外伤引起的中耳传音系统的缺损。

（二）术前准备

1. 患者准备

（1）使用抗生素：根据局部条件决定，做药敏试验。

（2）备皮：耳郭后3指。

2. 物品准备

中耳器械包、显微器械、显微镜、耳科电钻、手术衣1包、双极电刀线1根、碘仿纱条、2%利多卡因、1%丁卡因、0.5%活力碘、输液器、人工听骨链重建时需要人工听骨（PORP、TORP）。

（三）手术步骤及手术配合（表9-4）

表9-4 手术步骤及手术配合

手术步骤	手术配合
1~4. 同"鼓膜切开置管术"	同"鼓膜切开置管术"
5. 切开皮肤、皮下组织	用15号刀片切开，细纱条拭血，双极电凝止血
6. 分离组织和骨膜，找到带血管皮瓣	用中耳剥离器剥离，小剪刀、中耳镊分离组织和修薄外耳道皮片，乳突撑开器撑开切口，用细纱条拭血
7. 切开外耳道皮肤及鼓环	在显微镜下，用11号刀片切开鼓环
8. 游离皮瓣	用镰状刀、剥离器剥离，游离外耳道皮肤
9. 分离后部鼓环，适当凿除外耳道后上壁，以明视砧—镫骨	使用电钻磨出外耳道上壁，用耳科专用冲洗针头适量生理盐水冲洗，中耳刮匙、耳内镊清除碎骨，内耳直针探查听骨链，细纱条拭血，中耳吸引管吸引
10. 重建听骨链	用人工听骨（PORP、TORP），重建听骨链，以耳尖平镊、直针固定
11. 移植人工鼓膜	用耳平镊、中耳剥离器、鼓膜铺平器安放移植片，用浸有抗生素的吸收性明胶海绵止血
12. 耳道皮片复位，充填外耳道	用小平镊、中耳剥离器复位，碘仿纱条填塞外耳道（必要时使用止血材料填塞）
13. 清除积血，缝合切口	吸净积血，用4-0圆针可吸收缝线及5-0角针皮内可吸收缝线，缝合切口，无菌纱布覆盖，胶布固定，弹力绷带加压包扎

三、中耳手术护理要点

（1）认真核对患者基本信息和手术部位标志。

（2）置管患者约90%为儿童，麻醉方式多为静脉麻醉，手术中重点是观察患者麻醉期间和麻醉恢复期生命体征变化。

（3）通气管安置前先放入生理盐水中浸泡，检查通气管的灭菌有效期和型号。

（4）在患儿送往病房途中，始终保持头偏向一侧，防止误吸现象发生。

（5）应用局部麻醉药时，观察生命体征及意识变化，防止局部麻醉药中毒。

（6）使用电钻时应持续以生理盐水冲洗，以降低切口周围温度，避免烧伤。

（7）检查人工听骨的灭菌有效期，安放前应先将人工听骨放入生理盐水中浸泡。

（8）在量杯中倒入40~50 mL 1%丁卡因加0.1%盐酸肾上腺素3~4 mL（依情况来用），放入细纱条，用于术中表面麻醉和止血。

（代晓莉）

第三节　内耳手术

一、内耳开窗术

内耳开窗术是在镫骨固定导致的传导性聋患者的骨性外半规管上造一窗口，另辟声波传入内耳的通道，以提高听力的手术方法。

（一）适应证

耳硬化症、先天性外耳中耳畸形和鼓室硬化症等。

（二）术前准备

1. 患者准备

预防性使用抗生素，做药敏试验，耳郭后 3 指备皮。

2. 物品准备

中耳器械包、显微器械、显微镜、耳科电钻、手术衣 1 包、双极电凝线 1 根、碘仿纱条、弹力绷带、1% 丁卡因、0.5% 活力碘。

（三）手术步骤及手术配合（表9-5）

表9-5　手术步骤及手术配合

手术步骤	手术配合
1. 体位	去枕仰卧位，头偏向一侧，术耳朝上，头部两侧用弯沙袋固定
2. 麻醉	局部麻醉或全身麻醉
3. 手术切口	耳后切口
4. 手术野皮肤消毒	用 0.5% 活力碘以术耳为中心，上至发际 4~5 cm，下达颈部，内侧略过鼻中线，如此反复涂抹 3 次
5. 切开皮肤、皮下组织至颞肌筋膜层	用 15 号刀切开，细纱条拭血，双极电凝止血，耳吸引管吸引，用乳突撑开器牵开切口组织
6. 开放乳突	在显微镜下手术，用电钻打磨开放乳突，用耳科专用冲洗针头持续生理盐水冲洗
7. 半规管开窗	用电钻轮廓化外半规管弓，形成一个微型骨岛，生理盐水持续冲洗，中耳吸引管吸引（远离开窗处）
8. 皮瓣复位，盖于开窗处	用耳平镊、剥离器复位，用浸有抗生素的吸收性明胶海绵压迫皮瓣，耳脑胶止血固定
9. 关闭术腔	用碘仿纱条填塞术腔，无菌纱布覆盖，胶布固定，弹力绷带包扎

二、鼓膜修补术

鼓膜又称耳膜，为一弹性灰白色半透明薄膜，将外耳道与中耳隔开。鼓膜一般距外耳道口 2.5~3.5 cm，位于外耳道与鼓室之间，鼓膜的高度约 9 mm，宽约 8 mm，平均面积约 90 mm^2，厚 0.1 mm。鼓膜呈椭圆形，其外形如漏斗，斜置于外耳道内，与外耳道底呈 45°~50° 角。鼓膜穿孔会影响到听力，造成传导性听力障碍，小的破洞并不妨碍听力，破孔越大，听力受损越严重。

（一）适应证

鼓膜修补术适应于中耳腔无病变的各种类型鼓膜穿孔，而听骨链及两窗功能正常者。

（二）术前准备

1. 患者准备

预防性使用抗生素，做药敏试验。耳郭后3指和大腿内侧（乳突术腔需植皮时）备皮。

2. 物品准备

中耳器械包、显微器械、手术衣1包、双极电凝线1根、碘仿纱条、凡士林纱布、烧伤纱布、弹力绷带、1%丁卡因、0.5%活力碘、75%乙醇（取大腿皮肤时）。

（三）手术步骤及手术配合（表9-6）

表9-6　手术步骤及手术配合

手术步骤	手术配合
1. 体位	去枕仰卧位，头偏向一侧，术耳朝上，头部两侧用弯沙袋固定
2. 麻醉	局部麻醉或全身麻醉
3. 手术切口	于外耳道后壁至鼓膜环0.8 cm做弧形切开
4. 手术野皮肤消毒	同"内耳开窗术"
5. 耳内切口，切开皮肤、皮下组织	用15号刀切开，细纱条拭血，双极电刀止血，耳吸引管吸引
6. 分离外耳道皮瓣，修薄皮片，牵开切口	用中耳剥离子剥离，小剪刀、中耳镊修薄外耳道皮片，乳突撑开器撑开切口，用细纱条拭血
7. 凿除外耳道前上棘	关闭无影灯，在显微镜直视下手术，用圆凿（或磨钻）凿除骨壁，用耳内尖平镊及中耳刮匙清除碎骨
8. 显露鼓耳道前角	用中耳剥离子分离，细纱条拭血，中耳吸引管吸引，用耳直针、钩针探查中耳
9. 分离外耳道皮瓣至弛缓部之上，皮下形成鼓—耳皮瓣，保留其蒂在外耳道前下壁	用中耳剥离子、中耳组织剪、中耳平镊分离皮瓣，用细纱条拭血
10. 将压平的颞筋膜移植于鼓膜纤维层与鼓—耳皮瓣间并全部复位鼓—耳道皮瓣	用耳平镊、中耳剥离子放置移植片，用小平镊、中耳剥离子复位，用浸有抗生素的吸收性明胶海绵止血
11. 耳道皮片复位，填充外耳道	用碘仿纱条填塞外耳道
12. 缝合包扎	用4-0圆针可吸收缝线，缝合切口，无菌纱布覆盖，胶布固定，绷带包扎

三、乳突（改良）根治术

乳突位于鼓室的后下方，含有许多大小不等的气房，各气房彼此相通，与鼓室之间的鼓窦相通。根据气房的发育程度可将乳突分为4型：气化型、硬化型、板障型、混合型。乳突（改良）根治术是在清除乳突腔、鼓窦入口及上鼓室病变组织的前提下，减少损伤鼓室内结构，用以保持或增进患者听力的一种方法。

（一）适应证

（1）鼓膜松弛部或紧张部后上方穿孔。

（2）病变局限于上鼓室或累及鼓室范围较小的慢性化脓性中耳炎。

（二）术前准备

1. 患者准备

（1）预防性使用抗生素，做药敏试验。

（2）备皮：耳郭后 3 指，大腿内侧（乳突术腔需植皮时）。

2. 物品准备

中耳器械包、显微器械、手术衣 1 包、双极电凝线 1 根、电钻、碘仿纱条、凡士林纱布、烧伤纱布、弹力绷带、1% 丁卡因、0.5% 活力碘、75% 乙醇（取大腿皮肤时）。

（三）手术步骤及手术配合（表9-7）

表 9-7　手术步骤及手术配合

手术步骤	手术配合
1. 体位	去枕仰卧位，头偏向一侧，术耳朝上，头部两侧用弯沙袋固定
2. 麻醉	多采用全身麻醉
3. 手术切口	耳郭后沟外切口或耳郭后沟切口
4. 手术野皮肤消毒	同"内耳开窗术"
5. 耳内切口，切开皮肤、皮下组织	用 15 号刀切开，细纱条拭血，双极电刀止血，耳吸引管吸引
6. 分离鼓膜，暴露鼓膜皮质及外耳道上、后壁直达鼓室，切迹及鼓环	用中耳剥离子剥离，小剪刀、中耳镊修薄外耳道皮片，乳突撑开器撑开切口，细纱条拭血，中耳吸引管吸引
7. 暴露上鼓室，凿开鼓窦	关闭无影灯，在显微镜直视下手术，用电钻磨开或用小骨锤和 3 号圆凿凿开骨壁，用耳内尖平镊及中耳刮匙清除碎骨
8. 清除乳突病变组织	用细针分离听骨周围组织，电钻磨开面神经隐窝，清除其中病变组织，用小刮匙、尖针、耳息肉钳清除上鼓室及听骨周围的表皮样瘤上皮及肉芽，生理盐水冲洗，细纱条拭血
9. 做耳道皮瓣，修补鼓膜	用 11 号刀、小剪刀、小镊子，取耳后或大腿皮肤修补鼓膜
10. 耳道皮片复位，填充外耳道	用碘仿纱条填塞外耳道
11. 缝合包扎伤口	用 4-0 圆针可吸收缝线，缝合切口，无菌纱布覆盖，胶布固定，绷带包扎

四、乳突根治术

乳突根治术目的在于清除中耳及乳突病灶，并使乳突腔、鼓窦、鼓室和外耳道连成一大腔，以利引流，防止颅内外并发症的产生。

（一）适应证

（1）胆脂瘤型中耳炎。

（2）中耳乳突肿瘤未涉及颅内。

（3）中耳炎及乳突炎有颅内外并发症。

（二）术前准备

1. 患者准备

（1）预防性使用抗生素，做药敏试验。

（2）备皮：耳郭后 3 指，大腿内侧（乳突术腔需植皮时）。

2. 物品准备

中耳器械包、显微器械、手术衣 1 包、双极电凝线 1 根、电钻、碘仿纱条、凡士林纱布、烧伤纱布、弹力绷带、局部麻醉药、0.5% 活力碘、75% 乙醇（取大腿皮肤时）、输液器、吸收性明胶海绵。

（三）手术步骤及手术配合（表9-8）

表9-8　手术步骤及手术配合

手术步骤	手术配合
1. 体位	去枕仰卧位，头偏向一侧，术耳朝上，头部两侧用弯沙袋固定
2. 麻醉	多采用全身麻醉
3. 手术切口	耳郭后沟外切口或耳郭后沟切口
4. 手术野皮肤消毒	同"内耳开窗术"
5. 耳内切口，切开皮肤、皮下组织	用 15 号刀切开，细纱条拭血，双极电刀止血，耳吸引管吸引
6. 分离骨膜暴露乳突皮质直到上达颞线，颞弓后根，下至乳突尖，前至骨性外耳道后壁，后距后壁 2.5 cm 左右	用中耳剥离子、中耳组织剪、中耳镊修薄外耳道皮片，乳突撑开器撑开切口，用细纱条拭血
7. 进入鼓室，寻找鼓窦及病变组织	关闭无影灯，在显微镜直视下手术，用电钻磨开鼓窦，用耳内尖平镊及中耳刮匙清除碎骨
8. 清除乳突气房及病变组织	用锤骨头剪剪除病变的锤骨头，中耳剥离子分离，乳突刮匙、中耳组织钳清除病变组织，细纱条拭血，中耳吸引管吸引
9. 修薄及断骨桥	用中耳剥离子、中耳组织剪实施
10. 削低外耳道后骨壁及面神经嵴	用电钻凿低，无菌生理盐水持续冲洗
11. 清除鼓室病变组织	用细针分离听骨周围组织，电钻磨开面神经隐窝，清除其中病变，用小刮匙、尖针、耳息肉钳清除上鼓室及听骨周围的表皮样瘤上皮及肉芽，用生理盐水冲洗，细纱条拭血
12. 缩小术腔，翻转皮瓣，常规耳腔成形	用刀、小剪刀、小镊子，取耳外皮肤，常规耳腔成形，将碘仿纱条或抗生素纱条填入术腔
13. 缝合包扎伤口	用 4-0 或 3-0 圆针可吸收缝线，缝合切口，无菌纱布覆盖，胶布固定，绷带包扎

五、耳蜗植入术

耳蜗是内耳的一个解剖结构，它和前庭迷路一起组成内耳骨迷路，是传导并感受声波的结构。耳蜗位于骨前庭的前内侧，形似蜗牛壳，其尖朝向前外侧，称为蜗顶。底朝向后内侧称为蜗底。耳蜗的中轴称为蜗轴，呈圆锥形。耳蜗由一根骨蜗螺旋管环绕蜗轴旋转 2.75 圈而成。蜗轴向骨蜗螺旋管内伸出的骨板称为骨螺旋板。

电子耳蜗是一个换能器，把声信号转变为电信号，经电极输入到内耳，刺激听神经产生听觉，基本结构有话筒、处理器、接收器和电极4部分组成。

（一）适应证

（1）耳毒性药物中毒性聋。

（2）头颅外伤所致的语后聋。

（3）双耳0.5~4 kHz听力损失超过90日。

（4）小儿先天性聋和非先天性语前聋。

（二）术前准备

1. 患者准备

（1）预防性使用抗生素，术前1日做药敏试验。

（2）备皮：耳郭后3指。

（3）系统的耳专科检查。

2. 物品准备

中耳器械包、电子耳蜗专用器械、电钻（磨钻）、单极电刀线1根、双极电凝线1根、吸引管（软管）、灯柄、大孔、双夹大、A-P手术薄膜、B-P手术薄膜、5 mL注射器（3副）、显微镜罩、输液器、记号笔（或亚甲蓝）、吸收性明胶海绵、生理盐水、0.1%盐酸肾上腺素、透明质酸钠、1%哌哌卡因、3-0可吸收线4根、5-0不可吸收线1根。

（三）手术步骤及手术配合（表9-9）

表9-9　手术步骤及手术配合

手术步骤	手术配合
1. 体位	去枕仰卧位，头偏向一侧，术耳朝上，头部两侧用弯沙袋固定
2. 麻醉	多采用全身麻醉
3. 手术切口	耳后直切口或倒"J"形皮肤切口
4. 手术野皮肤消毒	用0.5%活力碘以术耳为中心，上至发际4~5 cm，下达颈部，内侧略过鼻中线，如此反复涂抹3次。避免活力碘流进耳道内，A-P手术薄膜贴于手术野的皮肤上
5. 切口：皮肤和骨膜分层切开且切口互相错开	记号笔标记切口入路，15号刀切开，细纱条拭血，单极电刀止血
6. 制作放置植入体骨槽	备好磨钻及各型号的钻头，用2根湿盐水纱条，作为填塞止血、分离或保护皮肤、皮下组织用。三关节乳突撑开器暴露手术野，磨骨槽时用无菌盐水冲洗。使用显微镜前将显微镜套上显微镜套，并更换手套
7. 开放乳突	用磨钻开放乳突，用生理盐水冲洗骨屑
8. 开放面神经隐窝	使用探针、剥离子，避免损伤面神经，备2个较小的1%盐酸肾上腺棉球用于止血
9. 磨耳蜗底周，暴露中阶	用0.5~1.0 mm的小钻头钻透骨壁，进入耳蜗鼓阶，用1 g抗生素配约50 mL生理盐水，冲洗已磨好的骨槽，吸引管吸净骨屑
10. 植入电极	操作前，主刀医生更换手套，取出蜗内电极。在蜗内电极植入孔内注透明质酸钠，用专用电极叉将人工耳蜗的蜗内电极插入耳蜗骨阶，用筋膜固定，必要时用耳脑胶加固，用10 mL生理盐水稀释1 g抗生素后浸泡吸收性明胶海绵，填塞在耳蜗周围，其作用是保护耳蜗及电极、抗菌和止血

手术步骤	手术配合
11. 放置参照电极	用刀、小镊子、双极电凝剥离颞部筋膜层，蜗内电极置入颞肌下
12. 分层缝合骨膜、皮下组织和皮肤	用3-0可吸收缝线缝合筋膜、皮下组织，5-0不可吸收缝线行皮内缝合，小儿缝合皮肤使用4-0免结线进行缝皮
13. 伤口包扎	灭菌纱布覆盖伤口，弹力绷带缠绕固定

六、内耳手术护理要点

（1）认真核对患者基本信息和手术部位标志，防止开错手术部位。

（2）应用局部麻醉药时，观察患者生命体征及意识变化，防止局部麻醉药中毒。

（3）使用电钻时应用生理盐水持续冲洗，以降低切口周围温度，避免烧伤。半规管附近操作时增加冲水量。

（4）局部麻醉手术中使用磨钻时，固定好患者头部，防止移动。

（5）全身麻醉患者涂抹四环素眼膏，保护眼角膜。

（6）术中需用抗生素时，查看皮试结果。

（7）电子耳蜗手术严格执行无菌技术，术前备齐手术用物，分类灭菌，器械护士熟练掌握手术步骤。

（8）电子耳蜗使用前，严格核查。使用中妥善保管，使用后及时粘贴条形码。

（刘　群）

第四节　咽部手术

咽喉是进行饮食、呼吸、发声音的器官。咽喉上连口鼻、下通肺胃，是连接口腔和肺胃的通路，又为经脉循行的要冲。

一、慢性扁桃体炎

扁桃体位于腭舌弓与腭咽弓之间，卵圆形，表面被复层鳞状上皮覆盖。扁桃体的被膜是一层致密的结缔组织，把扁桃体与邻近器官隔开，有阻止扁桃体感染扩散的屏障作用。扁桃体可产生淋巴细胞和抗体，具有抗细菌、抗病毒的防御功能。慢性扁桃体炎是临床上最常见的疾病之一，在儿童表现为扁桃体增生肥大，在成人多表现为炎性改变。

（一）适应证

（1）急性扁桃体炎反复发作者；或虽非反复发作，但曾引起咽旁隙感染或扁桃体周围脓肿者。

（2）扁桃体过度肥大，妨碍吞咽、呼吸及发声者。

（3）下颌角淋巴结肿大原因不明者。

（4）不明原因的低热及其他扁桃体源性疾病。

（5）慢性鼻炎或鼻窦炎的患者，疑有慢性扁桃体炎。

（二）术前准备

1. 患者准备

术前患者应漱口刷牙，如有口腔感染应于术前进行处理。

2. 物品准备

扁桃体剥离包、吸引器、一次性注射器、5×12 圆针、12 号刀片、扁桃体注射针头、头灯、等离子消融器。

（三）手术步骤及手术配合（表9-10）

表 9-10　手术步骤及手术配合

手术步骤	手术配合
1. 体位	全身麻醉患者取仰卧位，垫肩，头后仰下垂
2. 麻醉	采用全身麻醉
3. 手术野皮肤消毒	用0.5%活力碘消毒面部皮肤及口腔
4. 顺腭咽方向向下切开黏膜至扁桃体下端，暴露口咽、扁桃体	用全麻开口器暴露口咽、扁桃体
5. 切除扁桃体	以70号低温等离子消融器行一侧扁桃体切除，将扁桃体完整摘除
6. 检查扁桃体有无缺损及扁桃体窝有无出血	用扁桃体钳夹持棉球压迫止血，腭弓拉钩将腭舌弓拉开，检查有无扁桃体残留及出血
7. 摘除对侧扁桃体	以70号低温等离子消融器行一侧扁桃体切除，将扁桃体完整摘除

二、腺样体剥除（切除）术

腺样体又称咽扁桃体，位于鼻咽顶后壁中线处，为咽淋巴环内环的组成部分。在正常生理情况下，6~7岁发育至最大，青春期后逐渐萎缩，在成人则基本消失。腺样体肥大为腺样体因感染的反复刺激而发生的病理性增生，多见于儿童，且常合并有慢性扁桃体炎。

（一）适应证

（1）腺样体肥大引起经鼻呼吸障碍、张口呼吸或发育障碍等。

（2）腺样体肥大压迫咽鼓管咽口，导致浆液性中耳炎反复发作。

（3）腺样体慢性感染引起鼻窦、咽喉急性感染反复发作。

（二）术前准备

1. 患者准备

口腔清洁准备。

2. 物品准备

扁桃体剥离包、各种型号的腺样体刮、腺样体切除器、吸引器、全麻开口器、1%~2%丁卡因、0.5%~1%麻黄碱滴鼻剂、等离子消融器。

（三）手术步骤及手术配合（表9-11）

表 9-11　手术步骤及手术配合

手术步骤	手术配合
1. 体位	仰卧位，垫高，头稍后仰
2. 麻醉	采用全身麻醉
3. 手术野皮肤消毒	用0.5%活力碘棉球消毒面部皮肤及口腔
4. 腺样体切除法	选用70号低温等离子腺样体切除器切除腺样体，吸引器吸引咽部血液及分泌物；检查腺样体切除彻底后，立即用0.5%~1%麻黄碱滴鼻剂滴鼻止血

三、咽部良性肿瘤切除术

发生于口咽部的良性肿瘤，有乳头状瘤、纤维瘤、脂肪瘤、血管瘤、各种囊肿、腺瘤等。以乳头状瘤及纤维瘤较多见。

（一）适应证

明确诊断的咽部良性肿瘤。

（二）术前准备

1. 患者准备

口腔清洁准备。

2. 物品准备

1%利多卡因、一次性注射器、高频电刀、扁桃体剥离包、吸引器、棉球若干。

（三）手术步骤及手术配合（表9-12）

表 9-12　手术步骤及手术配合

手术步骤	手术配合
1. 体位	坐位
2. 麻醉	局部麻醉
3. 手术野皮肤消毒	用0.5%活力碘消毒面部皮肤及口腔
4. 切除肿物	用压舌板暴露肿物，用扁桃圈套器摘除，或用电刀沿肿物基底切除，吸引器吸引，棉球压迫止血

四、咽后脓肿切开

咽后脓肿为咽后隙的化脓感染，因发病机制不同，分为急性与慢性。急性咽后脓肿较为常见，多发生于3个月至3岁的婴幼儿；慢性咽后脓肿则较少见，成人较多见。

（一）适应证

明确诊断为咽后脓肿者。

（二）术前准备

1. 患者准备

口腔清洁准备。

2. 物品准备

扁桃体剥离包、长柄尖刀片、50 mL 注射器、9 号穿刺针、直接喉镜或麻醉喉镜、吸引器、备气管切开包。

（三）手术步骤及手术配合（表9-13）

表 9-13　手术步骤及手术配合

手术步骤	手术配合
1. 体位	经口切开取仰卧位，头低脚高
	经颈侧切开取仰卧位，头偏向健侧，垫肩
2. 麻醉	经口切开行咽部黏膜表面麻醉
	经颈侧切开以 1% 利多卡因局部麻醉
3. 手术野皮肤消毒	用 0.5% 活力碘消毒手术野皮肤或口腔黏膜
4. 经口腔切开	用直接喉镜或麻醉喉镜充分暴露咽喉脓肿，用长 9 号针头连接注射器在脓肿最隆起处穿刺抽脓减压。用 11 号刀片于穿刺处纵行切开脓肿，止血钳分离进入脓腔扩大引流口，吸引器吸引脓液及分泌物
5. 颈侧切开：沿胸锁乳突肌后缘自下颌角平面向下 5~6 cm 切口	用 23 号刀片切开皮肤、皮下组织，用小甲状腺拉钩拉开胸锁乳突肌及深面颈动脉鞘，充分暴露脓肿，用 11 号刀片纵行切开，过氧化氢冲洗，放置引流条

五、声带息肉切除术

声带息肉好发于一侧声带的前、中 1/3 交界处边缘，为半透明、白色或粉红色表面光滑的肿物，多为单侧，也可为双侧，是常见的引起声音嘶哑的疾病之一。

（一）适应证

非手术治疗无效或发病时间长的声带息肉。

（二）术前准备

1. 患者准备

清洁口腔。

2. 物品准备

支撑喉镜器械，双目手术显微镜，喉显微手术器械，四环素眼膏，肾上腺素，吸引器。

（三）手术步骤及手术配合（表9-14）

表 9-14　手术步骤及手术配合

手术步骤	手术配合
1. 体位	仰卧位，肩下垫枕，弯沙袋固定头部
2. 麻醉	全身麻醉
3. 手术野皮肤消毒	用 0.5% 活力碘消毒面部皮肤及口腔

手术步骤	手术配合
4. 支撑喉镜暴露声门	连接调节冷光源，用喉镜，沿舌背进入咽部，暴露声门后固定支撑喉镜，吸引器吸引口腔内分泌物
5. 切除息肉	经显微镜下观察，如声带结节小而局限，可直接用显微喉钳切除，如息肉病变范围大，用显微喉钳夹住息肉，用喉剪沿基底部将病变切除
6. 止血	用肾上腺素棉球压迫止血

六、食管异物取出术

食管异物常见于食管入口，其次为食管中段，发生于下段者较为少见。食管异物若不及时取出可引起食管穿孔、食管周围炎、纵隔炎与脓肿、气管食管瘘等严重并发症，甚至发生食管主动脉瘘，导致大出血死亡。

（一）适应证

有明确异物史，症状、体征及 X 线检查符合或疑似食管异物。

（二）术前准备

1. 患者准备

术前 12 小时禁食，6 小时禁饮。

2. 物品准备

根据患者体态、病情选择管径、长度适当的食管镜，异物钳，吸引器，冷光源，气管切开包。

（三）手术步骤及手术配合（表 9-15）

表 9-15　手术步骤及手术配合

手术步骤	手术配合
1. 体位	患者取仰卧垂头位，肩与手术台平齐，第一助手用右手托起患者的后上颈部，左手托住患者的头顶部，使其头部尽量后仰
2. 麻醉	成人用 1% 丁卡因咽喉表面麻醉，儿童、老年人可用气管插管麻醉
3. 手术野消毒	用 0.5% 活力碘消毒面部皮肤及口腔
4. 环状软骨后正中入路	食管镜从口腔正中送入，压舌根，挑起会厌，吸引器协助吸出口腔内分泌物
5. 异物取出	暴露异物，根据异物种类选择合适的异物钳夹取异物

七、气管、支气管异物取出

呼吸道异物多发于儿童，大多数在 5 岁以下。呼吸道异物除少数存留于声门外，绝大多数落入气管和支气管。直接喉镜下呼吸道异物取出是一种比较简单有效的方法，尤其适用于气管内活动的异物。

（一）适应证

有异物吸入史，症状、体征及X线检查符合，或疑似呼吸道异物诊断。

（二）术前准备

1. 患者准备

术前患者应取出义齿。

2. 物品准备

气管异物器械包，各种型号气管异物钳及声门下喉钳，按年龄选用不同口径长度的直接喉镜和支气管镜，冷光源机，吸引器，专用脚凳，气管切开包。

（三）手术步骤及手术配合（表9-16）

表9-16　手术步骤及手术配合

手术步骤	手术配合
1~3. 同"食管异物取出术"	同"食管异物取出术"
4. 选择异物钳	术前根据异物种类、形状不同、患者年龄选择合适型号的异物钳及喉镜
5. 插入支气管镜	连接好吸引器、冷光源，并调试在最佳状态
6. 异物取出	在支气管镜下，用合适的异物钳夹取异物。用吸引器吸引气管内痰液，用纱布妥善保管好取出的异物

八、腭咽成形术

应用低温等离子射频消融技术行腭垂腭咽成形术，可增加咽腔左右前后间隙，减少睡眠时上气道的阻力，是治疗阻塞性睡眠呼吸暂停低通气综合征（OSAHS）的一种手术方式。用低温等离子消融的能量来进行组织的切除，减少了对组织的损伤，减轻了患者的痛苦，缩短了康复的周期。

（一）适应证

（1）上呼吸道狭窄。

（2）上气道扩张肌肌张力异常。

（3）肥胖者舌体肥厚致气道阻塞。

（二）术前准备

1. 患者准备

（1）做好术前各项身体检查，如有无贫血、高血压、心脏与肺部等疾患，以及肝肾功能是否正常等。

（2）做好术前的心理护理。

（3）注意口腔卫生，防止感染。

2. 物品准备

扁桃体剥离器械包，全麻开口器，等离子消融器，10×20圆针，0号丝线。

（三）手术步骤及手术配合（表9-17）

表9-17　手术步骤及手术配合

手术步骤	手术配合
1. 体位	去枕仰卧位，垫高肩部，头部两侧用弯沙袋固定
2. 麻醉	全身麻醉
3. 切口	沿腭舌弓外侧做弧形切开至腭咽弓
4. 手术野皮肤消毒	用0.5%活力碘消毒面部皮肤及口腔
5. 暴露咽喉部	用全麻开口器，调试头灯照明
6. 摘除扁桃体	用扁桃把持钳，扁桃剥离器，用消融器切除扁桃体，充分止血
7. 扩大咽腔	用消融器修薄腭垂组织，棉球压迫止血，用0号丝线、10×20圆针，缝合腭垂组织，向上向外翻起与软腭边缘及扁桃体窝肌层缝合，检查有无出血，用棉球压迫止血，必要时再行缝扎止血

九、咽部手术护理要点

（1）全身麻醉患者消毒时，双眼内应涂上四环素眼膏，防止消毒液流入眼内，保护眼角膜。

（2）局部麻醉患者应嘱其及时吐净口中的血液及分泌物，以免腺样体组织及血液吸入气管，引起窒息。做好心电监测，观察术中患者血氧饱和度变化。

（3）保存好切除下的标本，及时送检。

（4）腺样体手术术后患者躁动厉害，必须由专人守护，护送病房途中，家属陪同可减少躁动频率。

（5）术后嘱患者咽部勿用力，以防出血。

（6）全身麻醉患者术中及时吸引口腔内血液及分泌物，防止误吸。

（7）咽后脓肿患者手术体位应头低脚高位，切开前应穿刺抽液减低压力，防止脓液突然大量溢出流入呼吸道引起窒息。

（8）对结核性脓肿，有颈椎骨质破坏者，不可将头位过于后仰，以防发生颈椎脱位。

（9）进入喉镜操作中用纱布保持上切牙，以免术中脱落。

（10）支撑喉镜使用的显微器械精细，使用和清洗必须正确，防止损坏。

（11）声带息肉标本小且少，妥善保存，手术后及时督促医生送检标本，防止标本遗失。

（12）异物取出过程中，巡回护士严密观察患者血氧饱和度变化，及时发现异常。

（13）手术后及时将异物交给患者或家属。

（14）过大异物或嵌顿异物伴有有严重呼吸困难者，准备气管切开包。

（15）危重患者，准备患者呼吸心搏骤停抢救仪器设备和药品。

（16）全身麻醉患者拔管后应取侧卧低头位，防止舌后坠，防止误吸。

（率启博　张　玲）

第五节　喉部手术

一、气管切开术

气管由 16～20 个马蹄形的软骨环及纤维膜性组织相连构成，上起环状软骨下缘，相当于第 6 颈椎平面，与喉腔连续，下端分为左、右两支气管并与之连续，相当于第 5 胸椎上缘。气管切开是一种急救手术，随着对呼吸道病理生理的了解，气管切开已成为部分疾病的重要辅助治疗手段。

（一）适应证

（1）喉部感染、肿瘤、外伤等原因引起的较严重的喉阻塞。

（2）各种原因造成的下呼吸道分泌物堵塞。

（3）某些头颈部手术需要。

（4）去除气管异物。

（二）术前准备

1. 患者准备

清洁颈部皮肤，专科医生护送到手术室。

2. 物品准备

气管切开包，所需的各种型号的气管套管，10 号、12 号刀片，一次性注射器，显影纱布若干，吸引器，6×14 圆针，9×28 角针，3-0、2-0 丝线。

（三）手术步骤及手术配合（表 9-18）

表 9-18　手术步骤及手术配合

手术步骤	手术配合
1. 体位	仰卧位，肩下加枕，头两侧弯沙袋固定，使头颈保持在正中位置
2. 麻醉	局部浸润麻醉
3. 手术野皮肤消毒	用 0.5% 活力碘消毒。上至下唇，下至乳头，两侧至斜方肌前缘
4. 手术切口	颈前正中做切口。用 10 号刀自甲状软骨下缘至胸骨上窝处切开皮肤和皮下组织，用小拉钩牵开甲状腺，纱布拭血
5. 分离甲状腺峡部，显露气管	用弯血管钳将胸骨舌骨肌与胸骨甲状肌分开，分离甲状腺峡部，3-0 丝线结扎止血
6. 切开气管	用 12 号刀切开气管，吸引器吸出气管内分泌物
7. 插入、固定气管套管	插入气管套管后迅速取出管芯，并妥善保管管芯，气管套管通畅后将两侧布带绕颈打结固定
8. 缝合伤口	用 3-0 丝线结扎止血，9×28 角针、3-0 丝线将套管上方切口缝合。凡士林纱布覆盖伤口

二、喉裂开术

喉裂开术是自颈前中线纵行裂开甲状软骨、软骨膜和黏膜，充分暴露喉内结构，直视下处理喉内各种病变的手术。

（一）适应证

（1）各种原因引起的严重喉狭窄。

（2）不能或不宜经直达喉镜手术治疗的喉部肿瘤、异物。

（3）喉外伤可经喉裂开喉部整形术或去除血肿。

（二）术前准备

1. 患者准备

注意口腔卫生，控制呼吸道及口腔感染。

2. 物品准备

气管切开包，一次性注射器，高频电刀，显影纱布，1%利多卡因、肾上腺素、1%丁卡因，细纱条若干。

（三）手术步骤及手术配合（表9-19）

表9-19 手术步骤及手术配合

手术步骤	手术配合
1. 体位	仰卧颈后位，肩下垫枕，头置弯沙袋固定
2. 麻醉	先局部麻醉下行气管切开，在切口位插入带囊气管插管，然后进行全身麻醉
3. 手术野皮肤消毒	同"气管切开术"
4. 切口：可为纵切口或横切口。纵切口：自舌骨平面至环状软骨下缘，沿颈前正中纵行切开；横切口：自弹性圆锥高度切开皮肤，两侧达胸锁乳突肌前缘	用23号刀切开皮肤、皮下组织，湿纱布拭血，电凝止血。多采用纵切口
5. 暴露甲状软骨及环状软骨	用剥离子剥离，显露甲状软骨前缘、弹性圆锥。小甲状腺拉钩牵引，湿纱布拭血，电凝止血
6. 切开弹性圆锥	用注射器刺穿弹性圆锥，将1%丁卡因滴入喉腔内数滴，用12号刀切开弹性圆锥，用蘸有1%丁卡因的细纱条挤干后堵塞通向气管的切口，以防血液流入下呼吸道
7. 切开甲状软骨进入喉腔	用解剖剪刀剪开甲状软骨，吸引器吸引血液和分泌物，用乳突牵开器将甲状软骨拉向两侧
8. 处理喉腔内病变	用解剖剪刀、无齿镊切除喉腔内病变组织
9. 关闭喉腔，缝合伤口	仔细检查喉内出血情况，用0.1%肾上腺素纱条压迫止血。对活动性出血用电凝止血。气管内填塞纱条，用6×14圆针、2-0丝线关闭喉腔。用10×20圆针、2-0丝线逐层关闭颈前肌肉、皮下组织。用6×17三角针、3-0丝线缝合皮肤

三、垂直半喉切除术

垂直半喉切除术是在喉裂开和声带切除术的基础上发展而来的喉部分切除术。目的为广泛切除喉癌，同时保留喉的呼吸、发声和吞咽功能。

（一）适应证

（1）声门型喉癌 T_2，向上侵及喉室及室带下缘，未超过声带游离缘，向下未超过声带下缘 0.5 cm，声带活动受限但未固定。

（2）声门上型喉癌 T_2，室带原发向下侵犯声门、会厌及杓会皱襞，声带突未侵犯。

（3）早期跨声门癌，无广泛声门旁间隙浸润及甲状软骨破坏。

（二）术前准备

1. 患者准备

心理准备，增强患者对手术的信心，控制口腔及呼吸道感染。

2. 物品准备

全喉包，全喉套管，高频电刀，23 号、11 号、12 号刀片，3-0、2-0、0 号缝线，6×14 圆针，6-17 角针，胃管。

（三）手术步骤及手术配合（表9-20）

表9-20　手术步骤及手术配合

手术步骤	手术配合
1. 体位	仰卧颈后位，肩下垫一软枕垫，弯沙袋固定头部
2. 麻醉	先局部麻醉下行气管切开术，后经气管切开处插管行全身麻醉
3. 手术野皮肤消毒	同"气管切开术"
4. 皮肤切口：切口采用小"U"形切口，两侧向上达到舌骨大角水平，下缘达到环状软骨下缘	用23 号刀切开皮肤、皮下组织，电凝止血，纱布拭血
5. 游离皮瓣并固定	用组织钳牵拉皮瓣，电刀游离皮瓣，6×17 角针、2-0 丝线将皮瓣固定手术巾上，纱布覆盖皮瓣
6. 切断舌骨，切开带状肌	用小甲状腺拉钩向两侧牵拉带状肌，组织钳牵拉舌骨体，电刀切断带状肌，6×14 圆针、2-0 丝线缝扎止血
7. 剥离甲状软骨外膜	用剥离器分离甲状软骨外膜，组织钳钳夹甲状软骨外膜向外侧牵拉
8. 切开甲状软骨板	用12 号刀切开甲状软骨板，甲状腺拉钩拉开甲状软骨板，用吸引器吸净气管中分泌物
9. 更换气管套管	拔出气管插管，换用合适的气管套管
10. 切除患侧半喉，放置胃管	用甲状腺拉钩向左右分开甲状软骨暴露喉腔，组织钳钳夹患侧甲状腺的前 2/3，用剪刀剪除患侧半喉，电凝止血，湿纱布拭血
11. 修复喉腔	用6×14 圆针、3-0 丝线将喉腔黏膜上下对应缝合，3-0 丝线结扎止血
12. 关闭喉腔	
13. 放置引流管，缝合带状肌及皮肤切口	用6×14 圆针、2-0 丝线缝合，电凝止血，彻底冲洗后，用干纱布蘸干，放置引流管，6×17 角针、2-0 丝线固定，用3-0 圆针可吸收线缝合肌肉及喉管，4-0 角针可吸收线缝皮

四、喉全切除术

喉居颈前正中，舌骨之下，上通喉咽，下接气管。喉是由软骨、肌肉、韧带、纤维组织及黏膜等构成的一个锥形管腔状器官。喉既是发声器官，又是呼吸道的门户，其主要功能是呼吸、发声、保护和吞咽。喉全切除术成功率虽然很高，但是可能会导致术后不能发声讲话，终身残疾。近年来喉功能重建术的普遍开展，使喉全切除术适应证更加广泛，故仍是治疗喉癌的常规手术。

（一）适应证

（1）声带癌已发展至对侧声带，伴一侧声带活动受限。

（2）喉癌侵犯会厌前间隙或穿破甲状软骨及弹性圆锥，累及喉外软组织。

（3）喉裂开或喉部分切除术后复发的癌肿。

（4）放疗后复发、肿瘤继续发展者。

（5）甲状腺癌侵犯喉部。

（二）术前准备

1. 患者准备

注意口腔卫生，控制呼吸道感染。

2. 物品准备

气管切开包，全喉套管，高频电刀，23 号、12 号刀片，3-0、2-0、0 号丝线，6×14 圆针、7×17 圆针、9×28 角针，一次性注射器、胃管。

（三）手术步骤及手术配合（表9-21）

表 9-21　手术步骤及手术配合

手术步骤	手术配合
1. 体位	仰卧位，头向后仰、肩部垫高
2. 麻醉	视肿瘤的情况先于局部麻醉下将环气管韧带横行切开，自切口插入带气囊的插管进行全身麻醉
3. 手术野皮肤消毒	同"气管切开术"
4. 手术切口：根据病情需要，一般采用垂直、T形、横Z形、U形等切口	用23号刀切开皮肤、皮下组织，小纱垫拭血。中弯血管钳止血
5. 游离皮瓣	电刀游离皮瓣，组织钳牵开，湿大纱垫覆盖保护皮瓣创面，电凝止血
6. 切断甲状腺峡部分及部分颈前诸带状肌	用中弯血管钳分离甲状腺峡部，电刀切断，6×14 圆针、2-0 丝线缝扎止血。鼻黏膜器分离，暴露上段气管，电刀切断颈前诸带状肌。用6×14 圆针、2-0 丝线缝扎止血
7. 切除舌骨	用骨剪剪断舌骨，盐水纱布拭血
8. 松动、切除喉体	用2-0 丝线结扎喉上动静脉，用骨剪断喉体并取出肿瘤组织
9. 安放鼻饲管	自鼻腔插入鼻饲管，并妥善固定
10. 缝合咽壁	参加手术人员更换手套和手术衣。用甲状腺拉钩拉开，检查手术野，电凝止血。用0.1%活力碘冲洗创口，6×14 圆针、2-0 丝线间断缝合

手术步骤	手术配合
11. 缝合气管断端	用 7×17 圆针间断缝合
12. 置放引流	用 0.5% 活力消毒皮肤，放置引流管、连接引流袋。用 9×28 角针、2-0 丝线固定
13. 缝合切口	逐层关闭，拔出气管插管，换用合适的全喉套管

五、喉部手术护理要点

（1）气管切开时术中始终保持头部处于正中后仰位，暴露甲状腺峡部。

（2）术中严密观察生命体征，保持呼吸平稳，对躁动的患者要进行约束，专人守护，防止坠床。

（3）术中将气管套管按型号顺序排列好，供手术医生及时选择，避免放置混乱，耽误手术。

（4）术中保持吸引器通畅，防止血流入气管，保持手术野清晰。

（5）长期呼吸道阻塞的患者，气管切开后可能会发生呼吸骤停，做好紧急抢救准备。

（6）术后气管套管的缚带打结要牢，防止脱落。

（7）术中严格执行无菌操作，防止术后肺部感染。

（8）术中切下肿瘤应妥善保管，需要快检标本应及时送检。

（9）气管套管应结牢，松紧合适。

（10）气管切开实施切口插管后，应重新消毒铺巾，更换器械。

（11）喉肿瘤取下后，协助手术人员更换手套和手术衣，器械分开放置，严格执行无瘤操作，防止肿瘤种植性转移。

（姜　雨　张明晖）

第六节　鼻部手术

鼻由外鼻、鼻腔和鼻旁窦（又称鼻窦）三部分构成。外鼻位于面部中央，是以鼻骨和鼻软骨为支架，外被皮肤和少量皮下组织的结构。鼻腔为一不规则腔隙，其内"沟壑"（鼻道、隐窝）纵横，结构复杂，其中以外侧壁最具代表性。每侧鼻腔借助深在而隐蔽的鼻旁窦开口分别与上颌窦、额窦、筛窦、蝶窦相交通。4 个鼻旁窦还分别与眼眶、颈内动脉（颅内段）及海绵窦构成复杂的解剖学毗邻关系，是鼻眼外科学及鼻神经外科学的基础。鼻腔生理功能有通气、过滤、清洁、加温、加湿、共鸣、反射、嗅觉及反射等。另外，鼻旁窦有助于减轻头颅重量，维持平衡。

一、鼻中隔偏曲矫正 + 双下鼻甲骨折或双下鼻甲等离子消融术

鼻中隔偏曲是指鼻中隔偏离中线向一侧或两侧弯曲或局部形成突起，引起鼻功能障碍或产生症状，如鼻塞、头痛和鼻出血等，手术是鼻中隔偏曲唯一的治疗方法。

（一）适应证

（1）鼻中隔偏曲影响呼吸者。

（2）鼻中隔偏曲致反复鼻出血者。

（3）鼻中隔偏曲引起反射性头痛者。

（4）结构性鼻炎。

（5）鼻中隔偏曲影响鼻旁窦引流者。

（二）术前准备

1. 患者准备

修剪鼻毛，训练患者用口呼吸，鼻腔发育稳定后进行。

2. 物品准备

鼻中隔器械包、细纱条、15 号刀、4×12 角针、5-0 丝线、木槌、无菌吸氧管、凡士林纱卷、5 号球后针、1% 丁卡因、1% 利多卡因、0.1% 盐酸肾上腺素、手术站灯、等离子消融器。

（三）手术步骤及手术配合（表9-22）

表 9-22　手术步骤及手术配合

手术步骤	手术配合
1. 体位	半坐卧位（局部麻醉），平卧位（全身麻醉或应用鼻内镜时）
2. 麻醉	多采用局部麻醉、黏膜表面麻醉或全身麻醉
3. 手术切口选择	鼻中隔前部、黏膜皮肤交界部的皮肤侧 "C" 形或 "L" 形切口
4. 手术野皮肤消毒	用 0.5% 活力碘消毒面部皮肤及鼻腔
5. 切口	用窥鼻器撑开患侧鼻孔，用 15 号刀及黏膜刀切开黏膜，细纱条压迫止血，吸引管紧压纱条吸血
6. 分离软骨膜和骨膜	用鼻剥离子分离
7. 切开鼻中隔软骨，剥离对侧软骨膜和骨膜	用黏膜刀切开，在窥鼻器下剥离患侧软骨膜和骨膜
8. 切除鼻中隔软骨	撑开患侧鼻腔，用鼻中隔黏膜刀切除鼻中隔软骨
9. 咬除鼻中隔偏曲部分	用鼻中隔咬骨钳、骨锤、鱼尾凿切除鼻中隔偏曲部分
10. 分离下鼻甲黏膜，使之与下鼻甲离断，形成黏膜瓣	用鼻中隔剥离子实施，等离子消融器消融
11. 术腔止血	用 0.1% 盐酸肾上腺素、1% 丁卡因纱条压迫止血
12. 缝合切口，填塞鼻腔	用 4×12 角针缝合黏膜，凡士林纱卷沿总鼻道顺黏膜瓣向下鼻道填塞
13. 覆盖前鼻孔	无菌纱布覆盖，胶布固定

二、上颌窦根治术

上颌窦为上颌骨内的锥形空腔，骨本身作为窦的壁。形状基本上与上颌骨一致，可分为一底、一尖及前、后、上、下四个壁。其底即上颌骨体的鼻面，尖深入上颌骨的颧突，前壁为上颌骨体的前面，后壁即上颌骨体的颞下面，上壁为上颌骨体眶面，下壁为牙槽突。上颌窦感染机会很大，发病率很高。

（一）适应证

（1）慢性上颌窦炎，长期有黄绿色臭脓或米汤样脓液，反复穿刺冲洗无效者。

（2）X线检查诊断为上颌窦黏膜肥厚及有息肉样变者。

（3）上颌窦内有黏膜下囊肿或含齿囊肿者。

（4）上颌窦内疑有恶性肿瘤者需凿开上颌窦前壁，观察窦内病变，取组织活检者。

（5）牙源性上颌窦炎，已形成上颌窦牙槽瘘者。

（二）术前准备

1. 患者准备

（1）清洁口腔，修剪鼻毛，剃胡须。

（2）窦腔脓液量多且臭时，术前1日宜做一次上颌窦穿刺、冲洗。

2. 物品准备

上颌窦器械包、15号刀、0.5%活力碘、双极电刀线1根、细纱条、碘仿纱条、6×14圆针、3-0丝线、凡士林纱卷、5号球后针头、1%丁卡因、0.1%盐酸肾上腺素。

（三）手术步骤及手术配合（表9-23）

表9-23　手术步骤及手术配合

手术步骤	手术配合
1. 体位	去枕仰卧位，头部两侧用弯沙袋固定
2. 麻醉	多采用全身麻醉
3. 手术切口	在术侧唇牙龈沟上方0.5 cm，从第2齿至第5齿，切开黏膜和骨膜长约3 cm，切口中段略高呈弧形
4. 手术野皮肤消毒	用0.5%活力碘消毒面部皮肤及鼻腔
5. 切口	从患侧上下磨牙间，用15号刀切开黏膜、骨膜，直达骨质，双极电刀止血，吸引管吸引口腔内分泌物及血液
6. 剥离骨膜，向上接近眶下孔，向内达梨状孔，内外距离约2.5 cm	用扁桃剥离子分离，手术刀补切骨膜，浸有0.1%盐酸肾上腺素和1%丁卡因纱条压迫止血
7. 凿开上颌窦前壁，直达窦腔	用骨锤、圆凿、上颌窦咬骨钳扩大窦腔，浸有0.1%盐酸肾上腺素和1%丁卡因纱条止血
8. 清除病变黏膜及腔内病灶	用鼻剥离子分离病变组织，病灶钳夹取标本，生理盐水冲洗术腔，浸有0.1%盐酸肾上腺素和1%丁卡因纱条填入窦腔，压迫止血
9. 下鼻道开窗	用骨锤和圆凿凿开下鼻道骨壁，用鼻剥离子翻转鼻黏膜，15号刀切开黏膜，形成"U"形黏膜瓣，翻入窦底
10. 填塞窦腔和鼻腔	用碘仿纱条填塞窦腔，凡士林纱卷填塞鼻腔
11. 缝合切口	用6×14圆针、3-0丝线缝合，无菌纱布覆盖

三、鼻骨骨折复位术

外鼻突出于面部中央，易遭受撞击或跌碰，发生鼻骨骨折。鼻骨上部厚而窄，下部薄而宽，故多数鼻骨折仅鼻及鼻骨下部。暴力的方向和大小决定骨折的类型。严重的鼻骨骨折常伴有鼻中隔骨折，软骨脱位。骨折处多有黏膜撕裂。大多数可用闭合性复位法加以矫正。骨折超过2周者，则因骨痂形成而使复位发生困难，需行开放式复位。

（一）适应证

（1）鼻部骨折后鼻梁变形，鼻骨下陷性骨折和鼻中隔骨折，触诊有骨摩擦感。

（2）鼻骨X线检查显示骨折错位。

（3）如鼻部肿胀严重，须待肿胀消退后，尽早在2周内进行骨折复位。

（二）术前准备

1. 患者准备

（1）清洁鼻腔、修剪鼻毛、剃胡须。

（2）鼻骨X线正、侧位摄片。

2. 物品准备

鼻中隔器械包、鼻骨复位钳小件、细纱条、凡士林纱卷、5号球后针头、1%丁卡因、1%利多卡因、0.1%盐酸肾上腺素。

（三）手术步骤及手术配合（表9-24）

表9-24　手术步骤及手术配合

手术步骤	手术配合
1. 体位	半坐卧位或去枕仰卧位，头部两侧用弯沙袋固定
2. 麻醉	多采用局部麻醉＋表面浸润麻醉
3. 手术切口	经鼻腔进入
4. 手术野皮肤消毒	用0.5%活力碘消毒面部皮肤及鼻腔
5. 观察鼻骨骨折情况	调节手术灯照明度，清洁鼻腔，用盐水纱条，浸有1%丁卡因溶液的细纱条进行表面浸润麻醉
6. 复位	用鼻骨复位钳复位骨折
7. 填塞鼻腔	用吸引管吸净血液，凡士林纱卷填塞止血，无菌纱布覆盖

四、鼻息肉摘除术

鼻息肉是赘生于鼻腔或鼻窦黏膜上突起的肿块，好发于鼻腔的外侧壁及鼻顶部。鼻息肉往往是变态反应和鼻窦慢性感染引起的鼻黏膜水肿的结果，分为过敏性息肉、炎症性息肉、鼻后孔息肉3型。鼻息肉可造成鼻塞、呼吸不通畅，或呈活瓣样启闭，伴有嗅觉障碍、头痛、说话时鼻音过重等症状。

（一）适应证

鼻塞明显、鼻息肉伴有鼻窦感染者，药物治疗无效或多发性、复发性大息肉者，可手术摘除。

（二）术前准备

1. 患者准备

（1）修剪鼻毛，清洁鼻腔。

（2）术前半小时肌内注射巴比妥类药物。

（3）鼻窦 X 线摄片或 CT 检查，了解鼻息肉患者鼻窦病变情况。

2. 物品准备

鼻息肉器械包、细纱条、筛窦钳、凡士林纱卷、5 号球后针头、1% 丁卡因、1% 利多卡因、0.1% 盐酸肾上腺素、吸氧管、手术站灯。

（三）手术步骤及手术配合（表9-25）

表 9-25　手术步骤及手术配合

手术步骤	手术配合
1. 体位	半坐卧位
2. 麻醉	全身麻醉
3. 手术野皮肤消毒	用 0.5% 活力碘消毒面部皮肤及鼻腔
4. 筛窦开放	鼻内镜下，用筛窦钳自前往后开放筛窦，使筛窦完全开放，用吸引管吸尽窦内容物，用浸有 0.1% 盐酸肾上腺素和 1% 丁卡因的纱条压迫止血，必要时用双极电凝止血，开放上颌窦及蝶窦
5. 填塞鼻腔	用凡士林纱卷沿总鼻道顺黏膜瓣向下鼻道填塞
6. 覆盖前鼻孔	无菌纱布覆盖，胶布固定

五、鼻部手术护理要点

（1）及时调节手术站灯位置和手术床，保持患者舒适坐位，保障手术视野清晰。

（2）局部麻醉手术中嘱患者张口呼吸，应观察有无局麻药中毒症状。

（3）术中监护患者生命体征，重点观察血氧饱和度，发现患者不适，及时处理。

（4）保留标本，术后督促医生送病理检查。

（5）在保温杯中倒入约 70 ℃生理盐水 400 mL，清洁镜头使用。

（6）在量杯中倒入 40～50 mL 1% 丁卡因加 0.1% 盐酸肾上腺素 3～4 mL（丁卡因与肾上腺素的比例为 7∶1，高血压患者慎用），放入细纱条。

（7）认真清点手术中用物，特别是填塞的细纱条及缝针。

（8）实施全身麻醉的患者，麻醉完全苏醒后再拔管，术后保持头偏向一侧。

（姜　旋　韩　瑜）

第十章

妇产科手术护理配合

第一节 子宫下段剖宫产术

剖宫产术是经腹部切开完整的子宫娩出能存活的胎儿及其附属物的手术，不包括 28 周前施行的剖宫取胎术及取出已破裂子宫或腹腔妊娠胎儿的剖宫产手术。剖宫产的方式有子宫下段剖宫产、子宫体剖宫产和腹膜外剖宫产，以子宫下段剖宫产最为多见。

一、适应证

（1）中央性前置胎盘。
（2）骨盆狭窄。
（3）产道梗阻、巨大胎儿。
（4）横位无法纠正等。

二、术前准备

1. 患者准备
排空尿液，留置导尿管。

2. 物品准备
剖宫产器械包、手术衣、大孔、23 号刀、1-0 可吸收线、4-0 可吸收线、3-0 丝线、1% 活力碘。

三、手术步骤及手术配合（表 10-1）

表 10-1 手术步骤及手术配合

手术步骤	手术配合
1. 体位	仰卧位
2. 麻醉	硬膜外麻醉
3. 手术切口	中线纵切口或横切口。横切口腹膜反应轻，瘢痕不明显，较为美观
4. 手术野皮肤消毒	1% 活力碘消毒皮肤 3 次，上至剑突，下至耻骨联合，两侧至腋中线

手术步骤	手术配合
5. 贴手术薄膜	贴手术薄膜，铺治疗巾，显露手术切口
6. 开腹：于耻骨联合上方易于辨认的皮肤皱褶处切开皮肤及皮下组织，于中线处向两侧剥离腱膜并剪开，沿肌肉走向分离腹直肌及腹横肌，打开腹腔	用短有齿镊确定切口位置及长度，手术者及助手各持显影纱布垫 1 块按压皮肤，23 号刀切开，显影纱布拭血，直血管钳钳夹，3-0 丝线结扎。组织剪剪开腱膜。中弯血管钳钝性分离。无齿镊、中弯血管钳夹住腹膜，更换后的 23 号刀划开一小口，组织剪再逐步扩大切口
7. 探查腹腔：进入腹腔后，检查子宫旋转方向及程度，判断子宫下段扩张情况、胎头大小、先露高低，以估计子宫切口的位置及大小	术者及助手用生理盐水洗手，探查完腹腔后，用长无齿镊夹显影盐水方垫填入宫体两侧与腹壁之间，以防羊水及血液进入腹腔，并推开肠管暴露手术野，以免妨碍手术操作
8. 显露子宫下段：剪开膀胱返折腹膜，分离下推开膀胱，显露子宫下段	用腹腔拉钩牵开两侧腹壁，显露视野。术者及助手各持 1 把血管钳，钳起子宫膀胱腹膜返折做一小切口，用组织剪向两侧弧形延长，提起返折腹膜下缘，以手指分离并下推膀胱，充分显露子宫下段
9. 切开子宫下段：子宫切口可取横切口或纵切口，一般常用横切口	用 23 号刀在子宫下段正中横形切开 2~3 cm，组织剪扩大切口。术者可用两示指以适当力量横形撕开，遇阻力时应改用钝头组织剪剪开，避免损伤子宫动脉及静脉丛
10. 娩出胎儿：血管钳刺破胎膜，吸净羊水，扩大胎膜破口。术者左手向上牵拉子宫切口上缘，右手将胎头以枕前位向子宫切口外上方托出，助手按压子宫底，协助娩出胎头。胎头娩出后立即用手挤压胎儿口、鼻腔中的液体，继而将胎儿肩、体娩出。胎儿娩出后立即清理呼吸道，断脐，交台下处理。用 4 把组织钳夹住子宫切口的两端角及上、下缘牵拉止血	胎儿娩出前，应将手术野区域的血管钳、剪刀等硬物、锐器撤离，避免误伤即将娩出的胎儿 胎儿娩出后，器械护士立即将 2 把血管钳分别给术者和助手，再将组织剪予术者剪断脐带，并将抽吸有 20 U 缩宫素的注射器交于术者宫体注射，并收回。巡回护士经静脉滴注缩宫素 30 U 胎盘娩出后，放入弯盘内，用卵圆钳及长显影纱布垫擦宫腔，待术者检查完胎盘后，再将胎盘交于台下处理
11. 缝合子宫切口、腹膜返折，清理腹腔：子宫切缘各层组织要对合整齐缝合，检查子宫切缘缝合口，彻底止血、清除凝血块	用长无齿镊，1-0 可吸收线连续缝合和间断缝合 2 次。1-0 可吸收线连续缝合腹膜返折。用干净的盐水垫检查并清理腹腔
12. 关腹	关腔前及关腔后清点器械、敷料等数目。1-0 可吸收线连续缝合腹膜，间断缝合肌层；短有齿镊，10×34 圆针、3-0 丝线间断缝合皮下脂肪组织；角针、4-0 可吸收线皮内缝合

四、护理要点

（1）子宫下段剖宫产术麻醉穿刺过程中，巡回护士站在患者面侧，固定体位，观察患者，及时与患者沟通，缓解患者紧张，有利于硬膜外穿刺。

（2）麻醉后仰卧位时，调节手术床或右侧腰背部垫高 15°~30°，预防产妇发生仰卧综合征。

（3）手术医生刺破羊水后，器械护士快速将手术台上器械及物品清理干净，准备娩出胎儿的器械放置在弯盘内，避免忙乱中损伤胎儿。

（4）胎儿娩出后，巡回护士、器械护士同时将缩宫素分别从不同途径用于患者，促进子宫收缩，减少出血。

（5）胎儿娩出后，巡回护士协助助产师处理胎儿呼吸道及脐带，必要时进行抢救。

（吴彦伟　魏好丹）

第二节　妇科手术

一、腹式子宫切除术

子宫切除术是子宫肌瘤最常用的手术方式，按手术途径分为经腹子宫切除术和经阴道子宫切除术。按手术范围可分为次全子宫切除术、全子宫切除术和广泛子宫切除术。随着微创手术在妇科手术中的应用，妇科手术越来越多地选择腹腔镜下进行。

（一）适应证

（1）子宫肿瘤。

（2）子宫体部非肿瘤性病变。

（3）子宫颈肿瘤或非肿瘤性病变。

（4）附件病变。

（5）盆腔其他病变。

（二）术前准备

1. 患者准备

会阴部备皮，术前 3 日消毒液擦洗阴道，术前晚灌肠。

2. 物品准备

全子宫切除器械包、手术衣、大孔、23 号刀、干式传物钳、单极电刀、1-0 可吸收线、2-0 丝线、3-0 丝线、0 号丝线。

（三）手术步骤及手术配合（表 10-2）

表 10-2　手术步骤及手术配合

手术步骤	手术配合
1~5. 同"子宫下段剖宫产术"	同"子宫下段剖宫产术"（全身麻醉除外）
6. 开腹：沿一侧髂前上棘到另一侧髂前上棘呈一个上凸的弧形曲线切开皮肤、皮下组织、浅筋膜及腹外肌腱膜。切开肌肉，横行切开腹横肌筋膜及腹膜，显露腹腔	用 23 号刀切开，显影纱布垫拭血，血管钳夹、3-0 丝线结扎或电凝止血，甲状腺拉钩牵开手术野，显影纱布垫保护切口。用中弯血管钳横行夹住肌肉，更换后的 23 号刀或电刀切断、2-0 丝线结扎或电凝止血。长无齿镊、中弯血管钳夹提腹膜中段，23 号刀划一小口、中弯血管钳夹住腹膜切缘、组织剪剪开腹横肌筋膜及腹膜
7. 探查腹腔：了解病变部位和范围以及子宫大小、活动度、周围粘连、子宫颈情况等	用生理盐水洗手，准备深部拉钩，方止血垫保护切口，吸引器吸尽腹腔内液体，暴露腹腔

手术步骤	手术配合
8. 切除子宫	
（1）标记右侧圆韧带并切断。钳夹子宫两侧或宫底，提拉子宫。距宫角 1 cm 处钳夹切断右侧圆韧带，于腹膜下形成一菱形切口	调节手术床头低脚高位 15°～30°，用腹腔深部拉钩、压肠板牵开肠管，长弯血管钳将子宫拉出；用长弯血管钳钳夹圆韧带，11×17 圆针、2-0 丝线缝扎其远端（线不剪断）、蚊式血管钳夹住线尾，0 号线缝扎近子宫端（剪去线尾），电刀或 23 号刀切断
（2）分离右侧阔韧带前叶，由右到左分离膀胱的腹膜	用长无齿镊、组织剪分离，血管钳处理阔韧带内血管，2-0 丝线缝扎
（3）标记左侧圆韧带，分离左侧阔韧带及脏腹膜	方法同右侧
（4）切开膀胱腹膜，切开阔韧带后叶	用长无齿镊，组织剪分离后腹膜，血管钳处理阔韧带后叶内血管，2-0 丝线缝扎
（5）切断右侧子宫血管并缝扎	用直有齿血管钳或长弯血管钳钳夹子宫血管，再用长弯血管钳钳夹近宫端，23 号刀切断，11×17 圆针、0 号丝线缝合，2-0 丝线结扎
（6）切断左侧子宫血管并缝扎	方法同右侧
（7）切断双侧主韧带	用有齿血管钳或长弯血管钳钳夹、23 号刀切断，11×17 圆针、0 号丝线缝合，2-0 丝线结扎
（8）切断双侧宫骶韧带	用直有齿血管钳或长弯血管钳钳住、23 号刀切断，11×17 圆针、0 号丝线缝扎止血
（9）切断宫颈阴道穹隆处	用湿显影纱布围绕宫颈周围，23 号刀切断，组织钳钳夹穹隆处，用长弯夹持 0.5% 活力碘纱条塞于阴道内，将切下的子宫及接触宫颈的用物放于弯盘内。用 0.5% 活力碘棉球、盐水棉球消毒阴道残端，取出围绕宫颈的显影纱布
9. 缝合残端	用长有齿镊、1-0 可吸收线缝合宫颈残端
10. 冲洗切口，缝合后腹膜并止血	用生理盐水冲洗，用长无齿镊，1-0 可吸收线缝合，出血处用中弯血管钳夹、3-0 丝线缝扎
11. 关腹	关腔前及关腔后清点器械、敷料等数目，10×34 圆针、0 号丝线连续缝合腹膜，间断缝合肌层，短有齿镊，10×34 圆针、3-0 丝线间断缝合皮下脂肪组织，9×28 角针、3-0 丝线缝合皮肤

二、卵巢囊肿剔除术

（一）适应证

（1）卵巢非赘生性囊肿如滤泡囊肿、巧克力囊肿等。

（2）卵巢囊肿囊性肿瘤较小者。

（二）术前准备

1. 患者准备

同"腹式子宫切除术"。

2. 物品准备

子宫器械包、手术衣、大孔、3-0 可吸收线、3-0 丝线、单极电刀。

（三）手术步骤及手术配合（表10-3）

表10-3 手术步骤及手术配合

手术步骤	手术配合
1~7. 同"腹式子宫切除术"	同"腹式子宫切除术"
8. 暴露囊肿	调节手术床头低脚高位15°~30°，腹腔深部拉钩、压肠板牵推开肠管，用止血钳或组织钳将囊肿牵出
9. 切开卵巢皮质	用长无齿镊、解剖剪分离卵巢囊肿与正常卵巢组织，囊肿周围用显影纱布围绕，3-0 丝线结扎或电凝止血
10. 剔除囊肿：用电刀切开囊肿的输卵管系膜。用手指或刀柄剥离囊壁间隙至完整剥出	蚊式血管钳钳夹切缘，手指钝性分离出囊肿，将囊肿完整剔除。电凝止血
11. 缝合卵巢，检查有无出血	用长无齿镊，3-0 可吸收线缝卵巢。干净湿显影纱布垫检查腹腔，3-0 丝线结扎出血点
12. 关腹	同"腹式子宫切除术"

三、卵巢癌细胞减灭术

（一）适应证

（1）晚期（Ⅱ~Ⅳ期）卵巢上皮性癌。

（2）不需要保留生育功能的晚期（Ⅱ~Ⅳ期）卵巢恶性生殖细胞肿瘤。

（3）Ⅱ~Ⅳ期卵巢交界性或低度潜在恶性上皮性肿瘤。

（4）Ⅰc~Ⅳ期卵巢低度或潜在恶性性索间质肿瘤。

（二）术前准备

1. 患者准备

同"腹式子宫切除术"。

2. 物品准备

妇科开腹器械包、手术衣、大孔、干式传物钳、单极电刀、1-0 可吸收线、2-0 丝线、3-0 丝线。

（三）手术步骤及手术配合（表10-4）

表10-4 手术步骤及手术配合

手术步骤	手术配合
1~7. 同"腹式子宫切除术"	同"腹式子宫切除术"
8. 切除全子宫、双侧附件及肿块，方法同"腹式子宫切除术"	同"腹式子宫切除术"
9. 切除大网膜：切开大网膜囊，沿胃大弯切除大网膜	用中弯血管钳分离、钳夹，组织剪剪断，2-0 丝线结扎

手术步骤	手术配合
10. 清扫淋巴结	
（1）于髂血管处分离输尿管，防止其误伤	用长镊、直角钳、长解剖剪分离，用中弯血管钳夹持细纱条穿过牵开输尿管并用蚊式血管钳牵引
（2）分离、显露髂动脉	用长镊、长解剖剪分离
（3）从右向左或从左向右依次清扫髂内、外动脉，髂总动脉，腹主动脉，闭孔周围淋巴结（同样方法清扫对侧），最后清扫骶区淋巴结	用深部拉钩牵开显露术野，胆囊钳夹取淋巴结，3-0 丝线结扎，遇大血管用静脉拉钩牵开，将切除淋巴结按顺序排列整齐，术前做好标示
11. 切除阑尾	用大号止血钳距根部 0.3～0.5 cm 处将阑尾结扎，用止血钳距结扎部 1 cm 处将阑尾夹住，于结扎部和止血钳之间将阑尾切除
12. 冲洗腹腔，彻底止血，放置腹腔引流管，缝合后腹膜	用无菌蒸馏水冲洗，电凝止血，用 6×14 圆针、3-0 丝线缝合后腹膜
13. 关腹	同"腹式子宫切除术"

四、经阴道子宫切除术

（一）适应证

（1）子宫脱垂。

（2）经非手术治疗无效的功能失调性子宫出血。

（3）子宫良性肿瘤、无附件包块。

（4）年轻宫颈原位癌患者要求保留子宫。

（二）术前准备

1. 患者准备

同"腹式子宫切除术"。

2. 物品准备

经阴道子宫切除器械包、手术衣、截石孔、双夹大、单极电刀线、1-0 可吸收线、1-0 丝线、2-0 丝线、3-0 丝线、0 号丝线。

（三）手术步骤及手术配合（表 10-5）

表 10-5　手术步骤及手术配合

手术步骤	手术配合
1. 体位	膀胱截石位
2. 麻醉	全身麻醉
3. 手术切口	阴道壁切口
4. 手术野皮肤消毒	1% 活力碘和 0.5% 活力碘消毒皮肤 3 次。消毒范围：耻骨联合、肛门周围及臀、大腿上 1/3 内侧，阴道

手术步骤	手术配合
5. 铺无菌巾	臀下垫一无菌夹大，手术区四周铺无菌巾，双腿上各铺一无菌夹大，截石孔对准手术区铺开
6. 牵开小阴唇，显露术野	用有齿镊、9×28 角针、2-0 丝线将小阴唇缝合于大阴唇外侧皮肤上，小S形拉钩拉开阴道后壁，宫颈组织钳夹持宫颈
7. 排空膀胱尿液，测定膀胱底部位置	金属导尿管排尿、定位，弯盘盛尿
8. 膀胱子宫颈交界下方的阴道黏膜做一横切口，并环形延长	用23 号刀切开
9. 分离阴道黏膜，将膀胱向上推开，显露膀胱宫颈韧带	用中弯血管钳分离、湿显影纱布向上推开
10. 剪开宫颈韧带，显露膀胱腹膜返折	用组织剪剪开，1-0 丝线结扎，小S形拉钩牵开显露
11. 剪开腹膜，在腹膜中点做一标记	用中弯血管钳提起腹膜、组织剪剪一小口，向两侧延长，7×17 圆针、3-0丝线缝 1 针标记线，蚊式血管钳牵引末端
12. 剪开后穹隆，进入子宫直肠窝时剪开腹膜一小口并做一标记	用组织剪剪开，用7×17 圆针、3-0 丝线缝扎
13. 切开宫骶韧带及主韧带（双侧）	用宫颈钳牵引宫颈暴露宫骶韧带，中弯血管钳夹、23 号刀切断，10×20 圆针、0 丝线缝扎，再切断主韧带
14. 分离、切断子宫动、静脉（双侧）	有齿直钳钳夹、23 号刀切断，10×20 圆针、0 号丝线缝扎、2-0 丝线结扎加固
15. 分离、切断圆韧带（双侧）	用中弯血管钳分离、钳夹，23 号刀切断，10×20 圆针、0 号丝线缝扎
16. 分离、切断卵巢固有韧带，切下子宫	长弯血管钳夹韧带、23 号刀切断，用弯盘接子宫，长有齿镊、1-0 可吸收线缝合残端
17. 填塞阴道，留置导尿管	用凡士林油纱卷填塞阴道，压迫止血，留置气囊尿管，0.5% 活力碘消毒阴道口

五、宫颈癌根治术

（一）适应证

子宫颈癌Ⅰ~Ⅱ期的早期。

（二）术前准备

1. 患者准备

同"腹式子宫切除术"。

2. 物品准备

妇科开腹器械包、宫颈癌根治术特殊器械包、手术衣、敷料大孔、干式传物钳、单极电刀、1-0 可吸收线、4-0 可吸收线、2-0 丝线、3-0 丝线、0 号丝线。

（三）手术步骤及手术配合（表 10-6）

表 10-6　手术步骤及手术配合

手术步骤	手术配合
1～7. 同"腹式子宫切除术"	同"腹式子宫切除术"
8. 牵拉子宫角	腹部自动拉钩牵开，调节手术床头低脚高位 30°，用 2 把长弯血管钳夹住子宫两侧圆韧带和输卵管，方止血垫压住肠管，拉出子宫
9. 剪开骨盆漏斗韧带。切开后腹膜，查找输尿管并刺激输尿管，见蠕动确认。沿输尿管走行切开	用长无齿镊、组织剪分离、剪开骨盆漏斗韧带，2-0 丝线带线结扎
10. 夹住、切断、缝扎卵巢血管	用长无齿镊、血管钳、组织剪分离卵巢动静脉血管，2-0 丝线结扎，6×14 圆针、3-0 丝线缝扎止血
11. 夹住、切断、缝扎圆韧带	用长无齿镊、血管钳、组织剪处理圆韧带，10×20 圆针、0 号丝线缝扎，2-0 丝线结扎
12. 剪开阔韧带	用长无齿镊、组织剪分离，2-0 丝线结扎或缝扎
13. 剪开膀胱腹膜返折，下推膀胱	组织剪弧形剪开，长纱布垫钝性分离，纱布垫压迫止血
14. 清扫盆腔淋巴结：依次清扫双侧髂总淋巴结、髂外淋巴结、腹股沟深淋巴结、髂内淋巴结、闭孔淋巴结	将切除各部淋巴结按照顺序妥善保管好，做好标记
15. 夹住、切断、缝扎子宫动静脉，切除子宫	用长无齿镊、血管钳、组织剪分离、钳夹，10×20 圆针、0 号丝线缝扎，2-0 丝线结扎
16. 分离、切断膀胱宫颈韧带前后叶	用长无齿镊、血管钳、组织剪分离膀胱上动脉和输尿管，2-0 丝线结扎或缝扎，分离膀胱宫颈韧带前后叶，10×20 圆针、0 号丝线缝扎，2-0 丝线结扎
17. 分离、切断骶骨韧带	用长无齿镊、有齿血管钳、23 号刀实施分离、切开，10×20 圆针、0 号丝线缝扎，2-0 丝线结扎
18. 分离、切断、缝扎子宫主韧带	用 10×20 圆针、0 号丝线缝扎止血
19. 分离、切断阴道旁组织	用长无齿镊、胆囊钳分离，6×14 圆针、2-0 丝线缝扎，取出标本
20. 缝合阴道壁和盆腔腹膜	用 1-0 可吸收线连续缝合，冲洗腹腔，放置引流管，清点器械
21. 关腹	同"腹式子宫切除术"

六、腹腔镜下宫颈癌扩大根治手术

（一）适应证

（1）Ⅰ～Ⅱ期宫颈癌。

（2）Ⅱ期以内的子宫内膜癌。

（二）术前准备

1. 患者准备

同"腹式子宫切除术"。

2. 物品准备

妇科腹腔镜器械包、手术衣、截石孔、妇科腹腔镜设备、超声刀、电凝、1-0 可吸收线、取物袋、10 mL 注射器。

（三）手术步骤及手术配合（表10-7）

表10-7 手术步骤及手术配合

手术步骤	手术配合
1. 体位	膀胱截石头低臀高位
2. 麻醉	全身麻醉
3. 手术切口	脐缘上，右侧麦氏点处及两侧腹直肌后侧
4. 手术野皮肤消毒	同"腹式子宫切除术"
5. 建立人工气腹	2 把布巾钳提起脐部，插入气腹针，连接气腹管，建立人工气腹，压力设置14 mmHg。脐缘下用11 号刀切开1 cm 大小切口，10 cm 穿刺套管穿刺入腹腔，穿刺套管内置入腹腔镜镜头
6. 第2~4 手术穿刺点	在内镜监视下，2 个5 cm 穿刺套管穿刺两侧腹直肌后侧，10 cm 穿刺套管穿刺入右侧麦氏点
7. 探查腹盆腔	用腔镜镜头、器械环视、探查腹盆腔
8. 游离子宫、膀胱、直肠、输尿管	用腔镜分离钳牵开组织，超声刀切断组织
9. 盆腹腔淋巴结切除	用腔镜分离钳牵拉，超声刀切断组织。取出淋巴结妥善保管，按照顺序摆放，做好标示
10. 广泛子宫切除，缝合残端，阴道内放置凡士林油纱卷	经阴道放置举宫器顶起子宫，超声刀切除周围韧带和组织。经阴道取出子宫标本，残端用1-0 可吸收线缝合
11. 在内镜下检查盆腹腔有无脏器损伤或出血，冲洗，缝合盆腹膜，放置引流管	用分离钳检查，生理盐水冲洗并吸净，1-0 可吸收线缝合腹膜，重建盆底。放置引流管自左穿刺孔引出，9×28 角针、3-0 丝线缝扎固定管道
12. 退出腹腔镜及手术器械，排出腹腔内二氧化碳气体，拔出穿刺套管	清点手术器械和物品数目。用1-0 可吸收线缝合穿刺孔，9×28 角针、3-0 丝线缝皮
13. 缝合切口，覆盖切口	同"腹式子宫切除术"

七、妇科手术护理要点

（1）术中手术人员避免压迫或重物压住患者肢体，防止损伤腓总神经。腹腔镜下宫颈癌等手术应用改良截石位，利于手术医生操作。

（2）术前嘱患者排空膀胱，留置尿管，术中巡回护士经常观察尿量，包括颜色、量。特别在分离盆腔组织时发现血尿，及时汇报医生。

（3）术前实施会阴部擦洗，保持床单位干燥、整洁。

（4）术中切断宫颈阴道穹隆处时接触到宫颈的用物一律放入弯盘内，防止污染手术区。

（5）术毕阴道内填塞的纱条督促医生取出。

（6）宫颈癌和卵巢癌手术标本，器械护士必须按顺序摆放，并做好标示，术后督促医生送检标本，清楚书写部位。

（魏　雪　郭海艳）

第十一章

肿瘤科护理

第一节　肿瘤化疗的护理

一、静脉化疗的护理

静脉给药是肿瘤化疗中最基本的途径，大多数抗肿瘤药物通过静脉途径给药，化疗药物对血管的刺激性明显，因而化疗患者的静脉护理十分重要。

（一）静脉化疗的类型（表11-1）

表11-1　静脉化疗的类型

类型	适应证	操作要点
静脉推注	刺激性药物，如长春新碱（VCR）、长春瑞滨（NVB）	先输入生理盐水或葡萄糖注射液，再将稀释化疗药推入，随即再冲入生理盐水或葡萄糖注射液2~3分钟，拔针后压迫针眼2~3分钟
静脉滴注	一般性药物，如环磷酰胺（CTX）	将药物稀释后加入输液瓶中静脉滴注，一般滴注4~8小时
持续静脉滴注	抗代谢药物，如5-氟尿嘧啶（5-FU）	通过输液泵静脉持续给药

（二）静脉选择的基本要求

根据患者的治疗计划、药物的理化性质及患者自身的因素选择合适的血管进行穿刺。

（1）外周血管难以穿刺及使用发疱性、刺激性药物，可行中心静脉插管或皮下埋置静脉泵给药。从外周给药不宜选手、足背小血管，可先经肘窝静脉注入，使药物快速进入血液循环，减少药物与血管壁接触时间，防止发生血栓性静脉炎。

（2）在使用刺激性强的药物时，应避开肌腱、神经、关节部位，防止渗漏后引起肌腱挛缩和神经功能障碍。

（3）由于各种原因如接受了乳房切除术和（或）腋窝淋巴结广泛清扫、上肢骨折等，上肢血液循环受到破坏，则应避免选用患肢。如所用上肢存在感染而又必须使用时，必须严格掌握无菌操作，防止感染加重或扩散，并且在对患者进行输液置管前，必须咨询医生并依据医嘱执行。

（4）理论上应按手背、手腕、前臂、肘窝次序选择注射部位。不主张使用肘静脉的原因是：前臂活动受限；皮下组织丰富，不易判断可能发生的药物外渗；如果发生化学性静脉炎，其回流静脉不宜再接受化疗。

（5）下肢血管由于静脉瓣丰富，血液回流缓慢，应用抗癌药物会加重对血管壁的刺激，增加静脉栓塞和血栓性静脉炎的危险。一般不宜采用下肢静脉给药，但上腔静脉阻塞综合征的患者化疗要选择下肢。

（6）如果局部血管暴露不清，可采用局部拍击、热敷等手段以使血管暴露清楚，尤其是注射刺激性强的抗癌药物时。

（7）对长期化疗的患者，应建立系统的静脉使用计划，注意保护大静脉，常规采血和非化疗药物的注射选用小静脉。非化疗药物一般应由细小静脉到大静脉，由远心端到近心端，并采用交替注射法，如左右上肢静脉交替使用，使损伤的静脉得以修复。

（三）静脉炎的护理

静脉炎是由化疗药物对血管的直接刺激而引起的无菌性炎症反应，与化疗药物的种类、稀释浓度、用药时间及护理人员对静脉化疗专业技术掌握程度等因素有关。

1. 静脉炎的分级（表11-2）

表11-2　静脉炎分级

级别	临床标准
0	没有症状
1	输液部位发红有或不伴有疼痛
2	输液部位疼痛伴有发红和（或）水肿
3	输液部位疼痛伴有发红和（或）水肿；条索样物形成，可触摸到条索样的静脉
4	输液部位疼痛伴有发红和（或）水肿；条索样物形成，可触及的静脉条索状物长度>2.5 cm，有脓液流出

2. 预防及护理

（1）化疗药物稀释浓度不宜过高，给药速度不宜过快，20 mL 药液推注时间一般不应少于3分钟，避免将化疗药直接注射，使静脉在短时间内受到强烈刺激，从而出现损害。

（2）化疗药物使用前后用等渗液（0.9%氯化钠注射液或5%葡萄糖注射液）快速冲洗，使滞留在外周血管内的化疗药快速进入中心静脉，并得到稀释。

（3）选择合适的血管：严格按照血管的选择原则进行操作，如静脉过细不宜穿刺或对血管强刺激性的药物如 NVB 等可从深静脉输注。

（4）调整温度速度：当天气寒冷时，可将液体加温至30 ℃，温度过低会使血管产生刺激性疼痛。必要时对穿刺部位向心走向的静脉进行局部热敷，减少体液外渗的可能性。

（5）选用外周静脉滴注化疗药物时，要建立系统的静脉使用计划，注意经常更换给药静脉，以利于损伤静脉的修复。

（6）对一些刺激性强的化疗药物如达卡巴嗪（氮烯咪胺），可预防性用药，即在所用静脉上方用50%硫酸镁湿敷，化疗药物注入后可给予地塞米松静脉推注，以减轻静脉损伤。

（7）出现静脉炎症状后，要及时更换静脉，抬高患肢，局部可涂用类肝素（多磺酸黏多糖乳膏），也可敷如意金黄散、六神丸、芦荟片等改善患处血液循环，消炎止痛。对局部疼痛明显者，可用超短波治疗。

（四）经外周静脉穿刺中心静脉置管（PICC）的护理

1. PICC 的适应证

（1）可提供经外周静脉至中心静脉进行短期（至少 30 日）和长期（多于 30 日）静脉治疗或取血的通路。

（2）如果用于采血，建议使用 4F 或以上的导管。

2. PICC 的禁忌证

（1）确诊或疑似导管相关性感染、菌血症、败血症。

（2）患者的体形不能适应预置入的器材。

（3）确诊患者或疑似对器材的材质过敏。

（4）预置管位置有放射治疗史、血栓形成史、血管外科手术史。

（5）患者预置管部位不能完成穿刺或固定。

（6）上腔静脉压迫综合征。

3. PICC 的维护及使用中常见问题和处理

（1）更换敷料：初次更换敷料是在穿刺后 24 小时内；以后每 7 日更换 1 次或在敷料潮湿、松动时及时更换。在更换敷料的过程中，应评估导管在体外的长度，以判断导管是否发生位移。24 小时后，使用无菌技术观察及评估穿刺点及上肢状况。

间歇性确认导管的位置、开放性、包扎的牢固性。如果导管位移发生 1~2 cm，应再次进行 X 线摄片确认导管末端位置。

（2）冲管：使用 10 mL 或以上注射器进行冲管以避免导管断裂。冲管时应使用脉冲方式以产生湍流将导管壁冲洗得更干净。为避免血液反流于导管末端，应在正压封管的瞬间关闭导管锁。

冲管应保证将整个导管壁冲刷干净，并冲走药物的残留部分。经导管取血后对导管的冲洗应更彻底。如果有需要使用肝素盐水封管，应严格遵循有关规定及技术。

（3）更换肝素帽：肝素帽因各种原因松动或受损时要及时更换；通过肝素帽取血后要及时更换。正常情况肝素帽应该每 7 日更换 1 次。不管何原因肝素帽取下后都应及时更换。

（4）撤管：下述情况应及时撤管。①由于患者的条件和诊断的原因；②疗程和类型发生变化；③导管发生移位，不能作为 PICC 使用；④确诊的导管相关性感染；⑤治疗结束。

撤管前先用生理盐水冲管。撤管时，抓住导管靠近穿刺点的部位撤出导管。如需做导管培养，于撤管前将穿刺点及周围皮肤做好消毒工作。

（5）导管堵塞：发生导管堵塞时，应检查是何原因所致。嘱患者活动一下，检查改变体位后导管是否会通畅。如仍不通畅，应拆除缝线，进行胸部 X 线摄片或造影检查，确认导管是否位于上腔静脉。同时尝试将血块吸出，使用尿激酶或其他溶栓剂清除堵塞。可以用固定翼来固定导管。

（6）导管破损：为预防导管破裂，当必须夹闭导管时，应使用边缘光滑、无损伤的导管夹，使用 10 mL 及以上的注射器冲管、给药。若发生导管破裂，应积极查找损坏点，确定导管种类和规格。更换连接器，修复导管。

（五）锁骨下静脉穿刺的护理

1. 适应证

（1）长期不能进食或大量丢失液体。

（2）四肢血管塌陷，血管较脆不易刺入或反复滑出者。

（3）需长时间连续输液者，输入刺激性较强药物或溶液。

2. 禁忌证

（1）出血性疾病。

（2）肺气肿、胸廓畸形及极度衰竭者。

3. 穿刺后的护理

（1）观察患者的脉搏、呼吸，穿刺点有无出血、皮下气肿或气胸。

（2）每周更换敷贴 1 次，观察局部皮肤有无红、肿、热、痛等感染现象。

（3）每日输液前用生理盐水 2～4 mL 冲管，输液完毕后再以生理盐水或肝素生理盐水（100 U/mL）封管，用无菌纱布将肝素帽包好。

4. 并发症的护理

（1）硅胶管堵塞：①每次输液完毕后必须使用封闭液体封管；②输液不畅时观察硅胶管是否打折、受压、弯曲或位置不合适，并及时纠正；③长期保留硅胶管而近期不输液者，可每周用生理盐水冲管 2 次，并按要求封管。

（2）空气栓塞：①严格检查输液装置及硅胶管有无损坏或脱落；②输液时密切观察接头是否接牢，严防液体走空。

（3）感染：①严格执行无菌操作，穿刺局部换药，每周 1 次或 2 次；②连续输液者每 24 小时更换输液装置 1 套。

（六）外周静脉套管针留置术的护理

1. 穿刺前

选择粗直、富有弹性的血管，避开静脉瓣、关节处。

2. 穿刺后

如静脉滴注化疗药物，不宜留置套管针，因容易发生静脉炎。如静脉滴注一般液体则采用正压封管，以免发生堵管或血栓性静脉炎。严密观察穿刺部位，保持局部清洁干燥，套管针可留置 72～96 小时。

（七）抗肿瘤药静脉外渗的护理

静脉滴注或静脉推注化疗药物时，如果使用不当，可使药物外渗到皮下组织，轻者引起红肿、疼痛和炎症，严重者可致组织坏死和溃疡，若较长时间不愈合，将给患者带来痛苦。

1. 外渗药物的分类

根据外渗后对组织的损伤程度，可分为 3 类。

（1）发疱性：外渗后可引起组织坏死的药物，如阿霉素、表柔比星、柔红霉素、放线菌素 D、丝裂霉素、普卡霉素、氮芥、长春新碱、长春碱、长春地辛等。

（2）刺激性：外渗后可引起灼伤或轻度炎症而无坏死的药物，如卡莫司汀、达卡巴嗪、依托泊苷，替尼泊苷、链脲霉素等。

（3）非发疱性：无明显发疱或刺激作用的药物，如环磷酰胺、博来霉素、氟尿嘧啶、顺铂、米托蒽醌、门冬酰胺霉等。

凡不能肌内、皮下注射的化疗药物及抗生素类、植物碱类抗肿瘤药物在临床使用中都要引起重视。

2. 药物外渗的原因

（1）解剖因素：年老体弱患者由于血管硬化等原因，血管通透性增大，管腔变小，导致血流减慢。如果将药物注入这些静脉，对局部的刺激增强，甚至发生外渗。

（2）生理因素：由于疾病的原因使静脉压升高，如上腔静脉压迫综合征或静脉回流受阻，以及腋窝手术后上肢水肿。如果将药物经患肢静脉注入，会增加药物外渗的危险性。

（3）药理学因素：与药物的 pH、渗透压、药物浓度及药物对细胞代谢功能的影响有关，高浓度药物易引起损伤，为减低局部药物浓度，应给予缓慢静脉注射。但延长注射时间又使药物与组织接触时间延长。因此，必须根据患者的静脉情况，选择合适的药物浓度，并在最短时间内注入。

（4）注射部位：这是一种可以由医护人员控制的因素，应避免在肘窝处注射，因该处发生药物外渗不易发现。手腕和手背上的神经和肌腱较多，选择该处的静脉注射药物，可能损伤神经和肌腱。理论上，最佳注射部位是前臂，该处静脉表浅，有足够的软组织，可防止损伤神经和肌腱。

（5）医源性因素：少数医务人员缺乏注射抗肿瘤药物的经验或发生药物外渗后没有采取适当的措施。另外，熟练的静脉穿刺技术至关重要，应避免在同一部位多次穿刺。

3. 外渗引起局部反应的机制

药物与组织细胞的 DNA、RNA 结合，引起细胞、组织坏死。蒽环类药物渗出后嵌在 DNA 双链中，引起的反应是慢性的，往往会在外渗后 7~10 日才出现红斑、发热和疼痛，易发展成溃疡，愈合很慢。因为正常细胞吞噬含有药物的坏死细胞碎片后，又发生坏死，形成链式反应。另外，化疗药物抑制炎症细胞的生成，引起成纤维细胞受损。因此，外渗后引起创面愈合较慢。

4. 临床分期

根据化疗药物的种类、渗漏量出现不同程度的临床症状和体征，一般分为 3 期。

Ⅰ期：局部组织炎性反应期，见于渗漏早期，局部肿胀、红斑、持续刺痛、剧痛、烧灼样痛。

Ⅱ期：静脉炎性反应期，见于渗漏后 2~3 日，沿静脉走向出现条索状发红、肿胀，同侧腋窝或腹股沟淋巴结肿大，可伴有发热。

Ⅲ期：组织坏死期，浅层组织坏死，溃疡形成，侵入真皮下层和肌层，深者可侵蚀达骨骼。

5. 化疗药物渗漏的预防

（1）合理选择血管。

（2）提高专业技术：负责化疗输注的护士须经专业训练，有高度的责任心，掌握各个化疗药物的特性，化疗前应识别是发疱剂还是非发疱剂，对一些新药，必须详细阅读说明书。为避免操作中机械性损伤，要熟练穿刺技术，力求一针见血，提高静脉穿刺的一次成功率，如穿刺失败，不能使用同一静脉的远端。穿刺成功后正确固定针头，避免滑脱和刺破血管壁。拔针后准确按压针眼 2~5 分钟（有出血倾向者增加按压时间）。在注入发疱剂前，要对使用血管进行正确判断（血管部位、回血情况、静脉是否通畅等）。

（3）合理使用药物：掌握正确的化疗药物给药方法。不能用有化疗药液的针头直接穿刺血管或拔针，应先注入生理盐水确认有回血，无渗漏后再注入化疗药，输注期间应密切观察回血情况，局部有无疼痛等，注入后用等渗液冲洗，使输液管中的残余药液全部注入。联合用药时，应先了解药物刺激性的大小，原则上应先注入非发疱剂，如均为发疱剂，应先注入低浓度的，两种化疗药物之间用等渗液（生理盐水或5%葡萄糖注射液）快速冲洗。在外周血管输注发疱剂时可用三通装置，一路注入发疱剂，一路快速注入等渗液，护士必须在床边密切监护直至药物安全输入体内。

（4）取得患者配合：化疗前对患者进行针对性的宣教，特别是初次用药时护理人员应做好解释，消除患者恐惧感。发疱剂滴注时，患者减少活动，化疗时如有异常感觉，如局部疼痛、肿胀等及时报告护士。

二、介入化疗的护理

肿瘤的介入治疗是指在 X 线、CT、B 超等影像技术的引导下，将特制的导管经皮穿刺在导丝引导下选择性地插入病变器官或病变区域。通过导管将化疗药物灌注或局部注射栓塞剂或经穿刺针直接注射药物达治疗部位，以达到治疗肿瘤或缓解症状的一种方法。

（一）介入治疗的途径

1. 经动脉灌注抗肿瘤药物

由动脉灌注抗肿瘤药物，使肿瘤内药物浓度达到100%，结果是疗效明显提高，全身不良反应减轻。对于外科手术不能切除的肿瘤患者和对肿瘤切除术后预防复发的患者均可用此法治疗，也可以通过此法使肿瘤缩小，再行外科手术切除。动脉灌注常用的穿刺动脉是股动脉。动脉灌注抗肿瘤药的基本原则是尽可能使导管头接近肿瘤供血区域，以提高疗效同时减少不良反应和并发症。动脉内灌注抗肿瘤药物常用于治疗肝癌、肺癌，也用于治疗头颈部肿瘤、胃癌、胆管肿瘤、胰腺癌、盆腔肿瘤及四肢恶性肿瘤。

2. 动脉栓塞疗法

将某种物质通过导管注入血管内，并使血管发生阻塞，选择性地阻断肿瘤组织局部的动脉供应，达到姑息治疗的目的。目前栓塞疗法在肝、肾肿瘤的治疗中应用最多，还可用于肿瘤所致的出血紧急治疗。栓塞治疗的目的可分为如下 2 种：①手术前栓塞，在手术前栓塞肿瘤供血动脉和肿瘤血管，以阻断肿瘤血供，使肿瘤缩小，减少手术时出血，还可使肿瘤邻近组织分界清楚，有利于手术彻底切除；②姑息治疗，对不能手术切除的肿瘤，为缓解症状，减少痛苦，可用栓塞治疗。

3. 经导管减压术

经导管减压术主要用于缓解肿瘤对胆管或泌尿道压迫造成的梗阻症状。这种方法比外科手术创伤小，尤其适用于年老体弱者。如经皮穿刺和肝胆管减压引流术，此法可治疗肿瘤引起的梗阻性黄疸，也可作为术前胆管减压，为外科手术做准备。经皮穿刺肾造瘘减压术，此方法常用于肾盂输尿管交界处肿瘤所致的压迫、严重肾盂积水或积脓、腹膜后肿瘤压迫、肿瘤化疗或术后所致的输尿管狭窄。

（二）护理措施

1. 治疗前

（1）心理护理：向患者介绍此技术的优点、方法、适应证，减轻患者的心理负担，使其积极配合治疗、护理。

（2）评估全身情况：测量体温、脉搏、呼吸、血压，观察足背动脉搏动情况。

（3）术后生活适应训练：术前3日练习床上排便。

（4）饮食准备：术前1~2日进食易消化少渣食物，以防术后便秘而用力排便导致穿刺部位出血；术前4~6小时禁食、禁水，以防术中呕吐。

（5）术前排空膀胱。

（6）皮肤准备：会阴部备皮，用肥皂水擦洗干净。

（7）术前做泛影葡胺药敏试验和青霉素、普鲁卡因药敏试验。

2. 治疗后

（1）卧床休息：绝对卧床休息12~24小时，穿刺侧肢体制动，不能弯曲。

（2）局部压迫止血：沙袋压迫穿刺部位6~8小时，观察穿刺点有无渗血、渗液，穿刺点皮肤有无皮下淤血，每小时观察1次穿刺部位下肢足背动脉搏动情况。

（3）生命体征及尿量观察：测量血压、脉搏、呼吸，每小时测量1次，3次平稳后改为2小时1次，4次平稳后停测。记录24小时尿量，保持每小时尿量达到200 mL以上，按医嘱静脉输液，多饮水加速尿量的排泄，以减轻药物对肾脏的毒性损害。

（4）注意不良反应的观察：①胃肠道反应，鼓励患者进食，且少量多餐，以清淡易消化、高蛋白、高维生素饮食为主；②发热，注意室内空气流通，注意保暖，保持皮肤清洁干燥，鼓励患者多饮水；③有无异位栓塞和出血，介入治疗靶部位以外器官有无明显的疼痛、触痛、肢体感觉有无异常。

（肖雪青）

第二节　晚期癌症患者疼痛的护理

疼痛是临床最常见的症状之一，也是癌症患者最常见和最难以忍受的症状之一。据世界卫生组织（WHO）推测，接受抗癌治疗的患者30%以上存在中度到重度疼痛，晚期癌症患者中度疼痛发生率达60%以上。受癌痛折磨的患者数量如此之多，因而癌痛的治疗成为医学界的焦点问题之一，WHO更是提出了"到21世纪让全世界的癌症患者不痛"这样的目标。摆脱疼痛是患者的基本权利，也是医护人员的神圣职责。

一、疼痛程度的评估

疼痛是一种与组织损伤或潜在的组织损伤相关的不愉快的主观感觉和情感体验，既是一种生理感觉又是对这一感觉的一种情感反应。而癌性疼痛是与癌症本身有关或在诊断治疗过程中所引发的疼痛。疼痛是一种主观感觉，因此，医护人员进行疼痛评估时应更多地考虑患者的感受，对疼痛程度、部位、性质、止痛效果进行正确评估。

目前临床上常用的疼痛程度定量方法有WHO 4级疼痛分级法、视觉模拟评分法、语言描述评分法、数字评分法、行为等级测定法等，同时对疼痛部位以及性质的评估是确定诊断和治疗方式的重要依据。

疼痛的分级：对疼痛进行分级比较困难，主要是通过患者对疼痛体验的主观描述，常带有一定的主观性。目前对疼痛的分级主要有以下几种方法。

（一）WHO 4 级疼痛分级法

WHO 将疼痛分为 4 级。

0 级：无痛。

1 级（轻度疼痛）：有疼痛但不严重，尚可忍受，睡眠不受影响。

2 级（中度疼痛）：疼痛明显，不能忍受，睡眠受干扰，要求用镇痛剂。

3 级（重度疼痛）：疼痛剧烈，不能忍受，睡眠严重受干扰，需要用镇痛剂。

（二）评分法测量

1. 文字描述评分法（verbal descriptors scale，VDS）

具体做法：把一条直线分成 5 等份，0 = 无痛，1 = 微痛，2 = 中度疼痛，3 = 重度疼痛，4 = 剧痛，患者按照自身的疼痛程度选择合适的描述。

2. 数字评分法（numerical rating scale，NRS）

具体做法：用数字代替文字表示疼痛的程度。在一条直线上分段，按 0～10 分次序评估疼痛程度，0 分表示无痛，10 分表示剧痛，让患者自己评分。适用于疼痛治疗前后效果测定对比。

3. 视觉模拟评分法（visual analogue scale，VAS）

具体做法：划一条长 10 cm 直线，两端分别表示无痛和剧痛，让患者根据自我感觉划线记录，护士根据划线位置判定。0 表示无痛，轻度疼痛平均值 2.57 ± 1.04，中度疼痛平均值 5.18 ± 1.41，重度疼痛平均值 8.41 ± 1.35。此量表比上述两个量表更敏感，因为它可使患者完全自由地表达疼痛的严重程度。

4. Wong-Banker 面部表情量表法

适用于任何年龄，没有特定的文化背景要求及性别要求，急性疼痛的患者、老年人、小儿以及表达能力丧失者。该法最初是为了评估儿童疼痛而设计的，它由 6 个卡通脸谱组成，从微笑（代表不痛）到最后痛苦地哭泣（代表无法忍受的疼痛），此法尤其适用于 3 岁左右的儿童。

二、疼痛的治疗及护理

癌症疼痛的治疗方法很多，药物治疗是癌症疼痛治疗的主要方法，也可采取局麻、神经封闭、痛点注射等麻醉和神经外科措施，另外还应用一些辅助手段，如按摩、冷热疗、暗示催眠疗法、转移注意力等。肿瘤疼痛的护理是晚期肿瘤患者的一个重要问题，可分为药物镇痛的护理和非药物镇痛的护理两个方面。

（一）药物治疗及护理

关于镇痛药的使用目前国内外均主张应及时、足量。对于晚期肿瘤患者为了消除其剧烈的疼痛，药物成瘾之虑则放在次要地位。给药最好按规定的时间，这比在患者疼痛时才给药的效果好，剂量也可减少。

WHO 推荐的三阶梯止痛方案，可根据具体情况用于疼痛患者。

1. WHO 三阶梯镇痛给药的原则

（1）根据药效强弱依阶梯方式顺序使用。

（2）口服给药。

（3）按时给药，以维持血药浓度。

（4）用药剂量个体化。

三阶梯止痛法是指在止痛药选用过程中由弱到强，按阶梯逐级增加。一级止痛应用非阿片类药物，其代表药是阿司匹林、对乙酰氨基酚等；二级止痛是在使用非阿片类药物不能解除疼痛时加入弱阿片类药物，其代表药是可待因、右丙氧芬等；三级止痛是以联合用药仍不能解除疼痛时可使用强阿片类药物，如吗啡、哌替啶等。对每一阶梯均可根据患者的情况加用辅助药物，辅助药物可改善患者症状，与止痛药物联合使用可取得更好的止痛效果。

为了取得最佳镇痛效果，近几年出现了许多有关给药法的新观点。例如，改变传统的按需给药而根据药物的半衰期按时给药，使血药浓度维持一定水平以持续镇痛；提倡口服给药；药物剂量个体化；应用 PCA 装置（又称患者自控镇痛法，patient-controlled analgesia），即采用数字电子技术，通过编制一定的程序和输液泵来控制止痛剂的用量。它可由患者自行控制，通过缩短给药间隔和小剂量给药来减少药物的不良反应；硬膜外注射法是将吗啡或芬太尼等药物注入椎管内，提高脑脊液中止痛剂的浓度，以获得药物的持久作用，这种方法是剧烈疼痛的有效治疗方法，目前已广泛应用于临床。

2. 给药方式

给予镇痛药的途径有口服，舌下含服，肌内、皮下、静脉、硬膜外、蛛网膜下腔注射，外周神经封闭、灌肠等方式。无论哪一途径均需正确掌握药物的种类、剂量、给药途径和给药时间。止痛药物应有规律地按时给予，由小剂量逐渐增加，直到能控制疼痛为止，下一次给药应在前一剂量药物消失之前给予，才可连续不断地解除疼痛。

镇痛药最佳给药时间是在疼痛发生之前，一般先用口服镇痛药，以阿司匹林为好。由于索米痛片含非那西丁，对骨髓有抑制作用，特别是放疗和化疗的患者不宜长期使用。癌症晚期疼痛加重，可待因和阿司匹林同时服用有较好的止痛效果，疼痛剧烈需用哌替啶、布桂嗪等吗啡代用品止痛。因为持续疼痛可使痛阈降低，而且疼痛本身对止痛剂有相当的对抗作用，所以要尽可能做到于患者未痛或开始疼痛时给药。

另外，中医中药在止痛方面也有独到之处，在使用成瘾性止痛药之前可以考虑中药及针灸等进行止痛。配合中医中药进行止痛往往可以降低吗啡类强镇痛药的剂量。

（二）非药物镇痛的护理

肿瘤患者精神上的过度紧张和焦虑常会使疼痛加重，因此在给予镇痛药的同时还要特别注意非药物镇痛的护理。

1. 针灸止痛

根据疼痛的部位，选用不同的穴位行针法或灸法，疏通人体经络、调和气血，来达到止痛目的。

2. 物理止痛

应用冷热疗法可较好地减轻局部的疼痛，推拿和理疗（电疗、光疗、超声波治疗、磁疗等方法）也是常用的物理止痛措施。

3. 采取认知行为疗法

（1）松弛术：松弛是解除身心紧张或应激的一种状态。成功的松弛可带来生理和行为的改变，如血压下降、脉搏和呼吸减慢、氧耗减少、肌肉紧张度减轻、代谢率降低、感觉平静和安宁等。冥想、瑜伽和渐进性放松运动等都是松弛技术，这些技术可应用于非急性不适的健康或疾病任何阶段。

（2）引导想象：是利用对某一令人愉快的情景或经历的想象的正向效果来逐渐降低患者对疼痛的意识。例如，护士可描述一个绿草荫荫、溪水潺潺、花香馥郁的情景，使患者对此投以更多的注意，从而减少对疼痛的关注。

（3）分散注意力：网状激活系统在接受充足的或过度的感觉输入时可阻断疼痛刺激的传导。因此，向患者提供愉快的刺激，可以使患者的注意力转向其他事物，从而减轻对疼痛的意识，甚至增加对疼痛的耐受性。这种方法尤其适用于持续几分钟的短促剧烈的疼痛。唱歌、大声地描述照片或图片、听音乐、愉快地交谈、下棋和做游戏等都是分散注意力的方法。

（4）音乐疗法：音乐疗法是一种有效的分散注意力的方法。通常应根据患者喜好进行选择，如古典音乐或流行音乐。患者至少要听 15 分钟才有治疗作用。研究显示，音乐对于减轻患者疼痛效果很好。

（5）生物反馈：生物反馈是一种行为治疗方法。操作时，告知患者有关生理反应的信息和对这些反应进行自主控制的训练方法以产生深部松弛的效应。此方法对肌肉紧张和偏头痛尤其有效，但学习使用这种方法可能需要几周的时间。

4. 促进舒适

通过护理活动促进舒适是减轻和解除疼痛的重要措施。如帮助患者取合适的体位、提供舒适整洁的病床单位、保证良好的采光和通风、调节适宜的室内温度和湿度等都是通过促进患者舒适、满足患者对舒适的需要来减轻或解除疼痛的方法。

5. 健康教育

根据患者的具体情况，选择相应的健康教育内容。一般应包括疼痛的机制、疼痛的原因、如何面对疼痛、减轻或解除疼痛的自理技巧等。

（三）护理评价

对疼痛患者的护理评价主要从以下几个方面进行。

（1）患者在接受护理措施后能否重新参与正常的日常生活，与他人正常交往。

（2）患者疼痛感觉是否减轻，身体状态和功能是否改善，自我感觉是否舒适。

（3）患者的焦虑情绪是否减轻，休息睡眠质量是否良好。

（4）一些疼痛的征象是否减轻或消失。

（5）经过护理后，患者对疼痛的适应能力是否增强。

（秦晓燕）

第十二章

心理护理

第一节 心理护理概述

一、心理护理的概念

1. 心理护理的定义

心理护理是指护理全过程中，护理人员应用心理学的理论和技术，通过护患间的人际交往，积极地影响患者的心理活动，帮助患者在其自身条件下获得最适宜的身心状态。心理护理是护理心理学的一个重要组成部分，是护理心理学理论及方法在临床护理工作中的体现。

"患者的身心状态"不仅与其疾病严重程度成正比，更主要取决于其自身的主观体验。"帮助患者获得最适宜身心状态"不同于"促进患者身心康复"，它可涵盖所有患者，而"促进患者身心康复"却无法涵盖临终患者。

患者的适宜身心状态，并非恒定的绝对值，而是动态的相对值，它随时可因患者的病程及一切可能影响患者主观体验的因素而上下波动。虽然患者能否获得身心康复或其进程顺利与否，并不仅仅取决于护理方式，但护士却可以采用护理手段，帮助患者获得最适宜身心状态。

心理护理概念有广义和狭义之分。广义的心理护理是指护士以良好的医德和服务态度，赢得患者的信赖与合作，使患者树立与疾病作斗争的信心和决心，促进疾病的早日康复。狭义的心理护理是指护士在护理过程中应用心理学方法，通过人际交往，以行为来影响、改变患者的认知，帮助患者达成最适宜身心状态的过程。

心理护理的广义、狭义概念，可将其简要地概括为3个"不"，即不同于心理治疗，不同于思想工作，不限于护患交谈。

2. 心理护理与心理治疗的异同

"心理护理"与"心理治疗"是两个既有联系又有区别的不同概念。心理治疗侧重神经症、人格障碍等精神异常患者的诊治研究，主张运用心理学的理论和技术协同精神医学专业治疗精神障碍的患者。心理护理则更侧重精神健康人群的心理健康，强调对身心疾病患者、有躯体疾病而无明显精神疾病的患者及健康人群提供心理健康的指导或干预。

3. 心理护理与其他护理方法的异同

心理护理与其他护理方法有相同的实施对象——患者和（或）健康人群。它们共存于整体护理的新型模式。心理护理只有与其他护理方法紧密联系，才能充分体现其独特功能；只有更深入地依存、渗透、融会贯通于护理全过程，才能突显其影响患者心态的良好效用。但这两者也存在一定的区别，测量患者的心理状态及情绪特征，必须遵循心理学原理，使用依存心理学原理研制的测评工具；其他护理的方法学，需要依据物理学原理，采用以物理学原理设计的测量工具。

4. 心理护理在整体护理中的作用

在全方位的关怀与照顾的整体护理中，心理护理是其核心内容，主要体现在以下几方面。

（1）心理护理是整体护理的核心成分：个体心理状态的优劣对其自身的健康水平具有直接的、决定性的影响。通过心理护理，给护理对象以良好的心理支持，鼓励他们以积极的心态战胜疾病或超越死亡，预防或减少其身心健康方面的损害，从而确保整体护理的目标得以顺利实现。

（2）整体护理促进了心理护理的深入发展：心理护理要适应、支持或改变人的生命过程，促进个人适应内外环境，使人的生命潜能得到发挥。整体护理等新型护理模式为心理护理的开展提供了条件和机遇。随着整体护理的不断完善和成熟，心理护理的理论体系将进一步完善，心理护理的实践模式也将更为优化。

二、心理护理的原则

1. 服务性原则

心理护理是护理工作的一部分，同其他护理工作一样具有服务性。

2. 交往性原则

心理护理是在护士与患者交往过程中完成的，交往有利于医疗护理工作的顺利进行，可以帮助患者保持良好的心理状态。

3. 针对性原则

患者在疾病的不同阶段可能会出现不同的心理状态，应根据患者的具体情况采取有针对性的对策。

4. 个体化原则

由于每个人先天素质、后天教育和训练、生活方式、社会经历等方面的差异，形成了自己独特的个性心理，护士应根据每个患者对疾病的认知、情绪以及行为等方面的心理反应，采取针对性的护理措施，对患者实施个体化的心理护理。

5. 启迪原则

应用心理学的知识及原理，启发患者表达自己的心理愿望，发泄自己的心理压力，并与患者一起讨论所面临的问题，使患者在护士的启发下自由选择自己所采取的措施。

6. 自我护理原则

护士应帮助、启发和指导患者尽可能地进行自我护理。心理护理中的自我护理原则体现在两个方面：第一，通过心理护理消除患者的心理依赖感，使患者达到最大限度的自理；第二，自理是心理健康的标志之一，鼓励患者在生活各个方面的自理，会促进患者的心理健康。

7. 心身整体原则

人是一个整体，躯体上的痛苦和不适，会影响患者的心理状态，不良的心境也会加重躯体的不适感。

8. 支持原则

人在患病时，需要护士在心理护理过程中给患者以支持，并要求护士对患者的家属及相关人员进行教育和指导，使他们也能及时为患者提供适当的心理支持。

9. 动态与应变的原则

心理护理应遵循疾病发生、发展和转归的规律，把握好疾病在动态发展的各阶段患者出现的心理反应，及时调整心理护理的措施，灵活有效地运用心理学的知识与技能。

三、心理护理的要素

1. 心理护理要素的内容

心理护理的基本要素，是指对心理护理的科学性、有效性具有决定性影响的关键因素，主要包括 4 个成分，即护士、患者、心理学理论和技术、患者的心理问题。心理护理的基本要素，是启动心理护理运转系统的前提条件。这 4 个要素相互依存，彼此相扣，其中任何环节的空缺，都会导致整个系统的运转失灵。

其他因素，如患者家属、医务工作者等，但这些因素一般只对心理护理的运转起到推动或干扰作用，并不直接对运转系统的启动具有决定作用。

2. 心理护理基本要素的作用

（1）心理学理论和技术是科学实施心理护理的指南：临床心理护理的实施是否具有科学性，很大程度上取决于实施心理护理的护士能否较好地掌握指导临床实践的心理学理论和技能，这种心理学理论和技能是建立在清晰概念上的临床心理护理的新理论、新技术。

（2）患者心理问题的准确评估是选择心理护理对策的前提："患者心理问题"指患者的心理状况不佳，轻者有心理偏差，重者有心理失衡或危机。护士清晰、准确地描述患者的心理问题，有助于其对患者的不良情绪状态实施调控。

评估患者的心理问题，应主要把握下列 3 个环节：确定患者主要心理反应的性质；确定患者主要心理反应的强度；确定导致患者负性心理反应的主要原因，如疾病认知、社会支持、人格特征或环境影响等。

（3）患者的密切合作是有效实施心理护理的基础：心理护理的实施能否获得明显疗效，很大程度上取决于患者能否给予积极主动地配合，其主动权掌握在实施心理护理的护士一边。要使心理护理作用得到有效的发挥，首先，护士必须维护患者的个人尊严及隐私权；其次，护士宜采用询问方式和关切态度；最后，护士应尊重患者的主观意愿和个人习惯，包括考虑患者原有的社会角色，选择较适当场合，采取较为适宜的方式为患者实施心理干预。

（4）护士积极的职业心态是优化心理护理氛围的关键：护士积极的职业心态为要素之本、要素之源。护士的职业心态越积极，其潜力就越容易得到充分调动，工作就越有主动性和创造力。

四、心理护理的作用

1. 帮助患者接受患者的角色，以良好的心态对待疾病

患病是人身心受损的痛苦经历，一般患者在由健康人的各种社会角色转换为患者角色时会出现一系列的角色转换问题。因此，护士应通过应用相关的心理学理论及知识，转变患者的不良心理，使患者正确认识自己的疾病，以良好的心态接受疾病及患者角色。

2. 密切护患交往，使护士取得患者的信任

患者对护士的高度信任感是心理护理成功的关键。要想取得患者的信任，就要同患者密切交往，缩短护患间的心理距离。

3. 能使患者熟悉医院环境，安心住院，积极配合诊治

心理护理主要目的之一就是要与患者住院求治的目的相和谐、相统一，所以心理护理应做到使患者尽快熟悉医院环境，消除患者陌生感及紧张、焦虑情绪，安心住院，积极配合诊治。

4. 帮助患者减轻或消除负性情绪

护士应帮助患者减轻或消除负性情绪，减轻患者的心理压力，调动患者的积极性，以利于患者的康复。

5. 可使患者学会自我护理，以求早日身心康复

在心理护理过程中，护士是患者的指导者，在疾病转归至治愈的任何一个环节，都离不开护士的精心照顾和指导。患者在与护士良好交往过程中，会逐步正确地领会诊疗和护理的意图，积极配合医疗和护理、主动地做好自我护理，使自己的身心处于最佳状态。

（潘炜滨）

第二节 临床心理评估内容与方法

一、心理评估的概念

1. 心理评估的定义

心理评估是应用心理学的理论和方法对个体某一个心理现象进行全面、深入的客观描述。当为临床医学目的所用时，称为临床心理评估。

2. 心理评估的意义

护士对患者进行心理评估是心理护理程序的第一步，其意义如下。

（1）为医生提供患者的基础信息：患者治疗前的基础资料，包括个人基本信息（姓名、性别、年龄、文化）、个人史、既往史、治疗史、家族史及生活事件等，如果在医生临床干预前就充分获取，将提高医生诊断的效率和准确性。

（2）对临床干预过程中的各种心理表现实施监测和提供信息反馈：患者的心理行为只有在其生活情景中才能最真实、充分地表现出来，因此，护士对患者进行充分、仔细的观察和监测将更好地提高治疗效率，如患者的情绪变化、日常应对方式、对疾病的态度、对治疗的信心、对生活的态度、对医生的信任等，或手术、药物干预后患者的心理行为变化等，信息反馈不仅能提高工作质量，而且可以为医生实施其治疗方案提供有价值的参考。

（3）对疾病进行评估：当患者的一个治疗阶段结束时，对其情绪、认知、行为等的临床心理评估将有助于客观的反馈治疗效果。

（4）为康复者提供健康指导：许多患者治疗结束后会产生一种脱离医生指导后的不安全心理，因而带来一些情绪上的波动，如担忧、焦虑等，其不良的生活习惯和有危害的应对方式也可能影响患者的进一步康复。此时，护士需要根据康复前期患者的心理评估资料，为其制订针对性的康复方案，如对其生活、应对方式、环境影响、个人性格、情绪调控等进行健康指导。

二、心理评估的常用方法

1. 调查法

调查法是借助于各种问卷、调查表和晤谈等方式，了解被评估者心理特征的一种研究方法。调查方式可以采用一般询问、调查表或问卷形式，以及电话和信函方式进行。调查法的优点是使用方便，基本不受时间、空间限制，可以结合历史调查和现状调查两个方面，内容广泛而全面，且可以在短时间内获得大量资料。不足之处在于调查材料的真实性容易受到被调查者主观因素的影响。调查者不能确定被调查者是否真实地回答问题，因此可能导致调查结果的不真实。被调查者记忆错误也可能影响到调查结果的准确性。

2. 观察法

观察法是心理学研究中最基本的方法，也是心理评估的基本方法之一。评估者通过对被评估者的可观察行为表现，进行有目的、有计划地观察和记录而进行的评估。观察的途径可以是直接观察或间接观察。观察法的优点是使用方便，得到的材料比较真实而客观，对儿童和一些精神障碍者进行心理评估显得尤为重要，且观察结果可以为以后的研究指明方向。观察法的不足之处是观察法得到的资料只能说明"是什么"，而不能解释"为什么"，因此由观察法所发现的问题还需要用其他的方法做进一步的研究。

3. 访谈法

访谈法的基本形式是评估者与被评估者采取面对面的谈话方式而进行的评估。分结构式访谈、半结构式访谈和非结构式访谈。

（1）结构式访谈：按照事先设计好的、有固定结构的问卷进行，有标准化的提问方法、顺序及记录方式。在结构式访谈中，访谈者对访谈的走向和步骤起主导作用。优点是谈话的内容有所限制，谈话的效率高。评估者主观因素的影响较小，得到的资料比较客观。根据统一的方法处理被评估者的回答，资料便于统计分析和交流。不足之处是缺乏灵活性，气氛死板，形成简单回答的局面，被评估者也可能感到不自在。

（2）半结构式访谈：访谈者对于需要提出的问题或主题事先有一定的安排，对访谈结构有一定的控制，比如有一个粗略的访谈提纲。但后续问题的提出，可依据应答者的反应稍做调整，鼓励患者积极参与，提出患者自己的问题。

（3）非结构式访谈：无固定的访谈问题，或者所提问题无预先设计的程序，鼓励受访者发表自己的看法，主要依据访谈对象的回答及访谈者本人的临时插入进行访谈。非结构式访谈通常用来描述问题，如对价值观、信念等个人思想、经历、行为所隐含的意义等的描述，其目的是最大限度地了解受访者的个人信息。非结构式访谈中访谈双方以自然的方式进行交流。谈话是开放的，没有固定的问题和程序。优点是气氛比较轻松，且可以获得较为真实的资料。不足之处是在于访谈结果的可信度和时效度的确定性较差，聚焦困难，费时。

4. 心理测验法

心理测验是依据心理学的原理和技术，对人的心理现象或行为进行数量化测量，从而确定心理现象在性质和程度上的差异。在心理评估领域，心理测验占据着重要的地位。通过各种心理测验可以客观地对个体的心理状态、认知过程、情绪、意志、个性特征等方面进行评估。心理测验可以为心理评估提供巨大的帮助，但应用不当也会造成不良后果。因此，对心理测验的应用和测验结果的解释应当慎重，不可夸大和滥用，应当结合其他资料进行综合分析，以充分发挥心理测验的效力。

（吴丽娟）

第三节　一般患者的心理护理

一、患者角色与心理需求

（一）患者角色

1. 患者角色的定义

在社会人群中与医疗卫生系统发生关系，经医生检查证实确实患有某种疾病、伴有疾病行为、寻求医疗帮助的社会人群称为患者角色。

2. 患者角色的特征

美国社会学家帕森斯 1951 年在《社会系统》一书中提到，患者角色的概念包括 4 个方面。

（1）患者可以从常态的社会角色中解脱出来，免除其原有的社会责任和义务。

（2）患者对陷入疾病状态是没有责任的。疾病是超出个体的自控能力的一种状态，也不符合患者的意愿，患者本身就是疾病的受害者，无须对此负责。

（3）患者应该努力使自己痊愈，有接受治疗、努力康复的义务。

（4）患者应求得有效的帮助，并在治疗中积极配合，主要是寻求医生的诊治与医生合作。

3. 患者角色的转化

人们期望患者的言行完全符合患者角色的要求，但在现实中，实际角色与期望角色常有一定差距。就是说，从患病以前的常态向患者角色转化，或者病后向常态转变，都有一个角色适应的过程，如果适应不良，往往导致心理障碍，而且可能进一步影响健康和生活。患者角色适应不良大致有 5 种类型。

（1）角色行为缺如：否认自己有病，未能进入角色。虽然医生诊断为有病，但本人否认自己有病，根本没有或不愿意识到自己是患者。

（2）角色行为冲突：患者角色与其他角色发生心理冲突。同一个体常常承担着多种社会角色。当患病并需要从其他角色转化为患者角色时，患者一时难以实现角色适应。

（3）角色行为减退：因其他角色冲击患者角色，从事了不应承担的活动。已进入角色的患者，由于更强烈的情感需要，不顾病情而从事力所不及的活动，表现出对病、伤的考虑不充分或不够重视，而影响到疾病的治疗。

（4）角色行为强化：安于患者角色的现状，期望继续享有患者角色所获得的利益。由于依赖性加强和自信心减弱，患者对自己的能力表示怀疑，对承担原来的社会角色恐慌不安，安心于已适应的患者角色现状，或者自觉病情严重程度超过实际情况，小病大养。

（5）角色行为异常：患者受病痛折磨，因悲观、失望等不良心境的影响导致行为异常，如对医务人员的攻击性言行，病态固执、抑郁、厌世、甚至自杀等。

（二）心理需求

疾病不仅打破了人们正常的生活模式和生活状态，而且改变着患者的心理和行为，它使患者对需要的关注焦点转移到自身。因此，患者和正常人相比，需要的重点存在着明显的不同。患者既有正常人的一般需要，又产生了与疾病有关的各种层次的心理需要和变化。主要包括以下几个方面。

1. 需要尊重

一旦成为患者，原有的社会角色随之丧失或减弱。在新的环境中被认识、被尊重的需要变得更加迫切，自尊的需求更强烈、更敏感。在新的环境中患者需要得到别人的关心、体贴与尊重。若得不到满足，患者就会产生自卑感和无助感，甚至变为不满和愤怒。因此，医护人员要充分尊重患者的人格，使患者获得被尊重的感受，这对患者的康复有积极的意义。

2. 需要接纳和关心

由于疾病的缘故，患者改变了原来的生活习惯和生活规律，当进入到一个陌生的医疗环境之中，会感到孤独、寂寞，并会产生强烈的归属感，比任何时候都渴望得到家庭、朋友、单位以及医护人员的支持、关爱和呵护。患者需要了解别人，也需要让别人熟悉自己，得到新环境人际群体的接纳。同时患者又放心不下家庭、单位的事情，很想了解这些情况。因此，医护人员应帮助患者尽快融入新的群体之中，主动和患者沟通，消除病友之间的陌生感，让患者在温馨和谐的人际氛围中感到温暖、有希望、有信心，情绪稳定，减少孤独和自卑心理，在宽松的环境下安心养病，接受治疗。

3. 需要信息

住院后，患者脱离了原有的社会角色，其活动受到约束，原有的社会交往在不同程度上受到限制，出现了人际隔离的现象。由此患者便产生了强烈的与社会联系和交往的需要。一方面患者需要获得医院这一特定环境的大量信息。如医院的规章制度、治疗设备和医疗水平情况，还急于了解疾病的诊断、治疗、预后及医药费支付等方面的信息；另一方面，希望保持和原有社会环境的接触，了解工作单位及本人事业方面的信息，以及家人、亲朋好友在生活、工作等方面的信息，如不能得到这些信息，便会感到焦虑和茫然。总之，患者需要得到来自医院、社会、家庭等方面的信息和情感支持。提供这些信息不仅可以消除患者的疑虑，还可以避免消极情绪反应的产生。

4. 需要安全

安全感是患者最普遍、最重要的心理需要。在疾病诊治过程中，往往会面临一些影响患者安全的因素，如交叉感染、放射线检查、用药后的不良反应、手术等，所以患者会格外重视自身的生命安全和医疗过程的安全。人越是在安全受到威胁的时候，对安全的需要越强烈，这就是人在病情严重时，特别关注自身安全的原因。因此，医护人员对患者实施诊治、护理措施时，要向患者详尽解释说明每项工作的具体内容，让患者明明白白地接受诊治和护理，消除顾虑心理，以增强患者的安全感，给患者营造安全、可靠、放心的医疗环境。

5. 需要和谐环境、适度活动和刺激

患者住院后,生活空间缩小了,一切活动都被限制在"白色"世界里。以往的工作、学习、生活规律和习惯都处于被动状态下,难免产生单调乏味感,进而发展成厌烦情绪。再加之疾病的困扰,更易产生度日如年之感。因此,患者不仅需要宽松和谐的医疗环境,需要安静舒适的医院生活,同时还需要适当的活动刺激,以调节和改善自己的心境。医务人员可根据医院的实际情况,提供必要的获得刺激的条件,可以组织和安排有新鲜感的娱乐活动,如下棋、欣赏音乐、收看电视、录像、自我保健知识宣传等,以此丰富住院患者的业余生活,使其以积极的心态接受治疗,促进健康。

二、常见的心理问题

患者一旦知道自己患了病,在心理上必然有反应,概括起来,患者容易产生如下各种心理活动。

(一)抑郁

抑郁是现实生活中较为常见的以情绪低落为特点的消极情绪反应,是患者因可能丧失和实际丧失而引起的闷闷不乐、压抑的消极心态。在抑郁状态下,表现为悲观失望、无助、冷漠、绝望等不良心境,并伴有消极的自我意识产生,如自我评价的下降、丧失自信心、有自卑感;在行动方面有活动水平下降、寡言少语。长期严重的抑郁对患者是不利的,抑郁一方面影响医生对疾病的诊断和治疗,另一方面也会降低患者的免疫力,从而引发新的疾病。

(二)焦虑

焦虑是人们过分担心发生威胁自身安全和其他不良后果时产生的一种心态。主要表现为经常或持续的、无明确对象或固定内容的紧张不安,或对现实生活中的某些问题过分担心或烦恼。这种紧张不安、担心或烦恼与现实很不相称,使患者感到难以忍受,但又无法摆脱,常伴有自主神经功能亢进,运动性紧张和过分机警。

(三)怀疑

患者的怀疑大都是一种自我消极暗示,由于缺乏根据,常影响对客观事物的正确判断。患病后常变得异常敏感,听到别人低声细语,就以为是在说自己的病情严重或无法救治,甚至曲解别人的好意,怀疑诊断的正确性,怕吃错药、打错针。有的凭自己一知半解的医学和药理知识,推断药物,推断预后。害怕药物的不良反应,担心偶尔的医疗差错或意外不幸降落在自己身上。身体某部位稍有异常感觉,便乱作猜测。严重偏执,甚至出现病理性的妄想。

(四)孤独

孤独感是与分离相联系的一种消极心理反应,又称社会隔离。主要是患者住院后,离开了家庭和工作单位,周围接触的都是陌生人。医生只在每日一次的查房时和患者说几句话,护士定时打针送药,交谈机会也较少,这样患者很容易产生孤独感。因此,在他们住进病室的第一天常有度日如年之感。他们希望尽快熟悉环境,希望尽快结识病友,还希望亲友的陪伴。长期住院的患者由于感到生活无聊、乏味,希望病友之间多交谈,希望有适当的文化娱乐活动,以活跃病房生活。社会信息剥夺和对亲人依恋的需要不能满足,是患者产生孤独感的主要原因。

（五）被动依赖

依赖是患者进入患者角色后产生的一种退化的心理和行为模式。患者进入患者角色之后，大都产生一种被动依赖的心理状态。这是因为，一个人一旦患病，自然就会受到家人和周围同志的关心照顾，成为被人关照的中心。同时，通过自我暗示，患者自己也变得软绵绵的不像以往那样生气勃勃，变得被动、顺从、娇嗔、依赖，变得情感脆弱，甚至带点幼稚的色彩。只要亲人在场，本来可以自己干的事也让别人做；本来能吃下去的东西几经劝说也吃不下去；一向意志独立性很强的人变得没有主见；一向自负好胜的人变得没有信心；即使做惯了领导工作和处于支配地位的人，现在对医务人员的嘱咐也百依百顺。这时他们对爱和归属感的需求增加，希望得到更多亲友的探望，希望得到更多的关心和温暖，否则就会感到孤独、自怜。

（六）否认

否认是患者怀疑和否定自己患病的心理状态，尤其是对癌症等预后不良的疾病，否认心理更为常见。明知自己患有癌症，却矢口否认，当他（她）看到病历上写的诊断时，还说主治医生写错了。有的医护人员对这种现象感到不可思议，实际上这正是某些患者应付危害情境的一种自我防卫方式。大量研究证明，一定程度的否认，对缓解心理应激是可取的，可以避免过分的焦虑与恐惧。

否认虽在一定程度上起自我保护的作用，但在许多情况下又起贻误病情的消极作用。例如，有的患者身患乳腺癌，自己却矢口否认，拒绝治疗，最后因延误治疗时机，癌转移而死亡。

三、不同年龄阶段患者的心理护理

（一）儿童患者的心理与护理

儿童患者的突出特点是年龄小，对疾病缺乏深刻认识，心理活动多随活动情境而迅速变化。因为儿童注意力转移较快，情感表露又比较直率、外露和单纯，所以只要依据其心理活动特点进行护理，易于引导他们适应新的环境。儿童患者常见的心理活动特点如下。

1. 分离性焦虑

儿童从出生时起，就在母爱的呵护下，形成了对周围环境的安全感和信赖感。一旦因病情需要而必须住院，儿童大多会恐惧、焦虑和不安，经常哭闹、拒食及不服药。心理学家认为，人体间的接触和抚摸是婴儿天生的需求。在医院里，护士对他们轻拍、抚摸及搂抱，会使患儿产生安全感，减轻焦虑心理。

2. 情绪反应强烈

因为儿童患者病情急、变化快，又不善于表达，哭闹是最为突出的情绪变化，常常用哭声代表一切，所以要求护士要有高度的责任感，经常深入病房，善于从细微变化中发现问题，采取措施，防止突然事件发生。

3. 恐惧

住院后，患儿离开了父母的陪伴，加之陌生的环境、陌生的面孔、陌生的诊疗措施，易产生生疏感。表现为紧张、惶恐不安、沉闷、执拗、不合作、哭闹不止。为消除患儿恐惧心理，护士要多加鼓励，不要训斥和恐吓，要成为患儿的贴心人。病房应有玩具，护士要带领患儿游戏玩耍。提倡儿科护士不穿白大衣，穿一些带小花的衣服，以消除儿童患者的恐惧感，获得他们的喜爱。给患儿打针治疗时，要利用儿童注意力易被转移及喜欢表扬鼓励等特点，尽量减轻他们的疼痛感。儿科护士应有一颗慈母般的心，温暖、体贴、爱护那些受创伤的幼小心灵。

不同年龄的儿童个性差异极大，其心理特点也很不相同，他们的心理状态要从其言语和非言语行为（表情、目光、体态等）中仔细体会理解。因此，儿科护士是否懂得儿童心理学，应成为考核儿科护士素质的重要内容。

（二）青年患者的心理与心理护理

青年正是人生朝气蓬勃的时期，对于自己患病这一事实会感到很大的震惊。青年患者的心理特点主要表现在对工作、前途、恋爱、婚姻、学业等方面的心理顾虑。

1. 否认

疾病初期患者只是猜疑，存在侥幸心理，甚至不相信医生的诊断，否认自己患病。有的患者表现为不在意，有的患者会上网搜索查询，希望找到自己没有患病的证据。护士不必强迫患者放弃否认，立即面对现实，因为大多数患者的否认过程会自然消失。护士可以严谨的工作态度，告知患者各种检查结果，肯定诊断的正确性，激发患者的遵医行为，主动配合治疗。

2. 担心

患者担心疾病耽误自己的学习和工作，对自己恋爱、婚姻、生活和前途有不利的影响。有的青年不愿意把自己的病情告诉自己的同事或同学。护士要针对青年患者的不同心理状态，实事求是地将病情及转归告诉他们，引导他们正确处理个人问题，消除其对疾病的错误认识，并帮助解决一些实际问题，使其坚定战胜疾病的信心，主动配合治疗。同时，有计划地组织开展娱乐活动，活跃文化生活，使患者身心愉快，早日康复。

3. 紧张急躁

青年人一旦承认有病，就会变得紧张急躁，希望能迅速好转，事事询问：为什么打这个针、吃这个药？病程需多长？有无后遗症等。护士应体谅和理解患者，耐心细致地做好解释工作，帮助患者树立对疾病的科学态度。

4. 情绪强烈

青年人情绪特点是强烈而不稳定。若病情稍有好转，他们就盲目乐观，往往不再认真执行医疗护理计划，不按时吃药。但患者如果得知病程较长或有后遗症，可能就会自暴自弃、悲观失望，情感变得异常抑郁而捉摸不定。由于疾病的巨大挫折，患者会出现严重的精神紧张和焦虑，甚至导致理智失控，产生自杀念头，发生难以想象的后果。护士要采取有效的心理支持的方法，帮助患者减轻压力、树立信心、降低焦虑。对症状严重的患者，要予以关注，做好相应的调试。也可以把青年人安排在同一病室，他们在一起可激发生活的乐趣，并消除孤独感。

因为青年患者的心理活动错综复杂、易变化，所以护理人员必须密切关注、预防可能发生的后果，要注意多给予心理支持，循循善诱，耐心疏导。

（三）中年患者的心理与心理护理

一般认为，中年是人生历程中最值得回首寻味的年代。在这个时期，中年人的社会角色比较突出，既是家庭的支柱，又是社会的中坚力量，这个时期患病，患者的心理压力较大。

1. 恐惧、焦虑

当患者受到疾病折磨时，心理活动尤为沉重和复杂，他们担心家庭经济生活，牵挂着老人的赡养和子女的教育，又惦念着自身事业的进展和个人成就等。对中年患者的心理护理，一是要劝导患者真正接纳疾病并认真对待疾病；二是使患者认识到治疗疾病是当务之急，身体恢复健康是家庭和事业的根本。

2. 孤独、寂寞

患者患病之前多为家庭生活的支柱，工作的主力，但患病时间一长，就会失去原来的心理平衡。患者希望得到亲人的安慰、朋友的帮助、同事的关心，使其不感到孤独、寂寞。人际关系的亲密感增加，可使患者心理上得到支持，减少或忘记疾病带来的痛苦，并可从中获得与疾病抗争的力量。

对中年人的心理护理还要动员其家庭和工作单位妥善安排患者所牵挂的人和事，尽量减少患者在养病治病时的后顾之忧。另外，利用中年人世界观已经成熟稳定、对现实具有评价和判断的能力、对挫折的承受力比较强等特点，鼓励他们充分发挥主观能动性，积极配合医护人员的治疗。

（四）老年患者的心理与心理护理

老年人的生理功能开始出现退行性变化，逐渐衰退，机体的适应能力和抗病能力逐渐降低，易患各种疾病。一旦患病，健康受到威胁，加之退休后产生的失落感，其心理反应较为强烈。

1. 恐惧

老年人患病后多为悲观、情绪低落，对疾病的治愈缺乏信心，有时怕出现并发症，担心无人照料，表现出明显的焦虑。当病情加重时，对死亡的恐惧心态越发强烈，因而出现怕死、恐惧、易激惹等负性情绪反应。护士要理解老年人的心情，细心照顾他们，讲解一些关于疾病的基本知识，如病因、临床表现、治疗、护理及预防知识，同时根据病情鼓励老年人适当做一些活动，做到医患配合，使身体尽快康复。

2. 孤独

老年人一般都有慢性病或老年性疾病，所以当某种疾病较重而就医时，他们对病情预后多为悲观，心理上也突出表现为孤独感。护士在临床护理工作中，应多与患者沟通，了解患者需要，根据其个体特点给予关心和鼓励，同时要告知患者家人多来探望，减少老年人的孤独感。

3. 自尊

老年人有很强的自尊心，希望得到家人、社会、医院的重视与尊重。他们突出的要求是被重视、受尊敬。有的老年人患病后生活自理能力下降，因不愿意麻烦他人而做了一些力所不能及的事。因此，护士对老年患者的意见要尽可能听取和采纳，对他们的称呼须有尊敬之意，谈话要不怕麻烦，声音要大些。要尽量尊重老人的生活习惯，同时要主动巡视病房，多关心问候，了解患者的需求，取得其信赖。

4. 抑郁

老年人一般都有慢性病或老年性疾病，所以当某种疾病较重时，由于对病情不了解，就会出现恐惧、焦虑的心理，由于过度紧张引起心理上的消极状态，造成心情抑郁。患者入院后，护士应主动热情地迎接他们，耐心、温和、细致地做好入院宣教，采取不同方式与患者交流，增强患者的信任感，消除患者的焦虑、恐惧心理。

护理人员在护理全过程中，要始终把握患者的心理状态这个主要因素，要以深切的理解与真诚的善心去照顾患者，帮助其树立乐观的情绪和战胜疾病的信心，促使患者早日康复。

四、不同疾病阶段患者的心理护理

患者在患病后会出现一系列的心理变化，这些变化在疾病的各个阶段的表现和特点又有所不同。护士应敏锐灵活地掌握患者的心理动态变化，预见性地开展心理护理。

（一）疾病初期的心理护理

患病初期，无论轻症还是重症患者，无论急性病还是慢性病患者，必然会产生心理反应，但反应程度不一，表现复杂多样。护士应尽快了解和确定患者的心理特点，有针对性地做好心理护理。

1. 心理特点

（1）否认与侥幸：否认期的患者认为自己是健康的，否认患病事实。患者可表现出不同程度的否认，其中忘记是一种轻微的否认方式，严重者可表现为到处寻求咨询，希望能够听到他们所想听到的自己没有患病的答案，迟迟不愿进入患者角色。

（2）抱怨与负罪感：当确认自己患病时，有的患者会抱怨家人关心不够，没有照顾好自己；自怨没有量力而行导致身体健康受损。有的患者感受到疾病的痛苦与折磨，认为自己患病是一种惩罚，则可能产生负罪感。患者常以消极与生气的方式对待疾病，不愿诉说疾病的痛苦与症状，或向医护人员、家人寻事争吵，以发泄内心痛苦。

（3）恐惧与忧心忡忡：患者由于平时身体健康，突然得知患病，毫无思想准备，很容易产生恐惧心理。特别是身患难治疾病或不治之症或面临大手术的患者，疾病可能影响身体功能与形象，极易产生恐惧反应，表现为焦虑不安、紧张、忧心忡忡、夜不能寐、日不思饮，再加之周围人的紧张与过分关心，患者会更加恐惧，认为自己的病情严重，出现强烈和复杂的心理反应。

（4）轻视或满足：有的患者因工作繁重、经济压力或知识不足等而轻视疾病；有的患者因患一般疾病，病程不长，预后较好，能暂时脱离紧张的工作岗位，或受到别人的照顾，成为亲朋好友关注的对象，虽然有病，心理却得到一定的满足，表现为情绪轻松，愿意谈自己的病情及预后。

2. 心理护理

心理护理的重点是给予较多的心理支持，协助患者正确认识和对待病情，减少患者的紧张情绪，使其初步适应医院的环境，较好地配合治疗和护理。

（1）建立良好的护患关系：护士要善于应用人际沟通的各种技巧，建立融洽的护患关系。对刚刚入院的患者，护士应礼貌、热情接待患者，安排整洁、安静、舒适的病房；向患者介绍病房的环境及有关医院的制度，向患者介绍主治医师的情况；了解患者的病情及需要，给患者以安慰等。通过良好的言语和行为，同患者建立相互信任的人际关系。

（2）满足各种需要：在不违反治疗要点的情况下，尽量满足患者的生活需要，适当照顾患者的原有生活习惯和爱好；对病情严重、生活不能自理的患者，协助他们保持整洁与卫生；对患者不愿提及的生理缺陷或其他隐私，应严守秘密，维护其自尊，帮助患者接触病友，消除或减轻其陌生感和孤独感。

（3）心理支持和疏导：鼓励患者表达感受，倾听其诉说，帮助患者宣泄恐惧、忧虑等不良情绪；鼓励恢复期的病友现身说法，解除同类患者的顾虑，动员患者的社会支持系统，鼓励家属和亲朋来访，使患者感受到被关心和重视，获得心理支持。

（4）认知干预：帮助轻视和否认患病、心存侥幸、抱怨和负罪感的患者理清思路，摆出问题，指导患者提高认知和应对能力，帮助患者尽快进入角色，解除负罪感，正视疾病，积极配合治疗和护理。

（二）疾病发展期（稳定期）的心理护理

经过一段时间的诊断、治疗和护理，多数患者的病情明确，且日趋稳定和好转，患者的心理反应较前和缓。慢性疾病患者可因病程较长、病情反复发作，出现情绪不稳。此期加强心理护理有利于增强治疗效果，缩短病程。

1. 心理特点

（1）接受和适应：此期患者已接受自己有病，逐渐适应医院的社会；患者变得顺从，与医护人员关系和谐、依赖，迫切要求多用药、用好药，早日解除病痛；患者把注意力集中于身体体征的变化，想了解自己的体温、脉搏、血压等情况，想了解病情和治疗方案，急切想知道各项检查的结果。

（2）担心和焦虑：有些患者的情绪随着病情发展而变化，有时高兴，有时失望，急躁、紧张、焦虑等消极情绪时常出现，有些患者仍对疾病心存疑虑，担心急性病变成慢性病；术后的患者常担心切口裂开或出血等意外，害怕活动会造成切口愈合困难而不愿下床活动；病情反复发作、迁延不愈又无特效药治疗的慢性疾病患者，常陷入茫然不知所措、无奈、焦虑的状态。

（3）沮丧与厌倦：主要见于患慢性疾病的患者，患者可因疾病需长期治疗且经久不愈，甚至终身生存在慢性病痛中而陷入沮丧、失望等心境；有的患者认为给家人和亲朋造成沉重的经济和照顾负担，失去生活信念，悲观绝望，产生厌世意念。

2. 心理护理

心理护理的重点是保持良好的护患关系，加强与患者的沟通，调节患者的不良情绪。继续协助患者的生活护理，关心患者的起居，鼓励患者适当活动，使患者感到温暖，维护已建立的良好护患关系；及时将病情好转的信息反馈给患者，消除患者的顾虑，增强其战胜疾病的信心，沟通过程中注意应用积极暗示性语言，鼓励患者为早日康复做出努力，提醒患者的亲友在探视时话题不宜集中在病情，可利用间歇或专门时间开设健康指导讲座，宣传相关疾病的知识，说明疾病的演变过程，减轻患者的心理压力。

（三）疾病恢复期的心理护理

恢复期指患者经过治疗和护理，身体逐步康复，生活逐步恢复正常的过程。此期间，患者的心理由于病情变化、文化层次、个性体征、经济状况等因素，表现多种多样，有些心理状态可致恢复期延长，护士应采取有效措施，加强指导，协助患者身心早日康复。

1. 心理特点

（1）兴奋与欣慰：有些患者因病痛减轻或消除，自认为病愈而产生兴奋情绪，甚至不听从医护人员的劝说，过多活动；多数患者为身体的逐步康复，即将离开治疗和休养的环境，回到正常的生活中而感到欣慰。

（2）焦虑与忧伤：有的患者害怕疾病恢复不彻底而形成慢性迁延性疾病；特别是疾病或外伤遗留残疾者，担忧日后的学习、婚姻、生活及工作能力、社会适应等问题，他们担心难以胜任原来的工作，担心出院后能否得到家庭、单位的接纳和照顾，因而产生焦虑情绪。

（3）悲观与绝望：主要见于意外创伤造成永久性严重残疾的患者，他们无法承受残疾对未来人生所造成的重大挫折，对如何度过漫长且艰难的人生感到悲观绝望，自暴自弃，严重时可产生轻生念头。患者放弃必需的功能锻炼，康复过程延长，结果可导致"小残大废"，使局部的残疾成为背负终身的沉重包袱。

（4）依赖和退缩：久病后患者依赖性增强，始终认为自己不能多活动、不能工作，不愿脱离患者角色，安逸于被别人照顾的生活。有些患者有退缩表现，如术后因怕痛而放弃功能锻炼；或怀疑身体尚未痊愈，害怕疾病反复，希望延长住院时间，急危重症患者可能对重症监护病房产生依赖。

2. 心理护理

此期的护理重点是提供支持和咨询，帮助患者恢复自主生活，提高适应能力，恢复社会角色功能，使患者从心理、身体和社会三方面获得全面康复。

（1）提供信息和知识：加强健康指导，说明疾病的转归，介绍出院后自我护理、保健常识、学会康复方法，使患者正确领会出院后如何服药、巩固疗效、加强功能锻炼，以减轻因出院而产生的焦虑。

（2）心理支持与疏导：鼓励患者参与制订康复计划，克服依赖性，尽快适应病情生活。对不能恢复病情状况的患者，给予精神上的安慰和疏导，帮助他们面对现实，从焦虑和忧伤中解脱，建立乐观的生活态度，做情绪的主人。

（3）自护行为塑造：运用强化理论，通过赞扬的方式强化患者的自护行为；以奖励的方式消退依赖行为，给予正性行为强化，指导患者在力所能及的范围内承担生活的责任，做力所能及的工作，提高适应生活及社会的能力。

（4）协助认知治疗：对遗留残障、悲观绝望的抑郁患者，特别是烧伤毁容或肢体残缺的年轻未婚者，协助医生实施认知疗法，帮助患者建立正确的认知方式，正确面对目前的健康状态；鼓励患者建立正确的认知方式，正确面对目前的健康状态；鼓励患者建立信心，克服消极情绪，从绝望中走出，适应新的生活方式；最大限度发挥自己的潜能，避免因身体残疾导致心理障碍甚至精神异常。

（四）临终患者的心理护理

1. 心理特点与护理

临终患者由于躯体疾病的折磨，对生的渴望和对死的恐惧会产生一系列复杂的心理变化，甚至行为与人格的改变。美国精神病学家伊丽莎白·库伯勒—罗斯对临终患者心理、行为的研究在世界上具有开拓性意义。她于1969年在《论死亡和濒临死亡》一书中将身患绝症的患者从获知病情到临终时期的心理反应和行为改变总结归纳为5个典型阶段：否认期、愤怒期、妥协期、抑郁期和接受期。在不同的阶段，患者有不同的心理需要。护理人员在面对临终患者时，要根据患者所处的不同阶段，给予相应的心理护理，协助患者走向人生的终点。

（1）否认期："不，这不会是我，那不是真的！"当一个人在得知自己患了某种严重疾病时，典型的反应是震惊和否认。否认，是患者应付突降不幸的心理防御。因为我们每个人可以承受的心理压力是有限的。如果突然受到的心理打击超过我们的耐受能力，我们就需要采取措施保护自己。否认正是起到了这种缓冲的作用。

此时，护理人员不宜强求患者面对现实，不轻易揭穿其防卫机制。对患者的病情，医护人员及患者家属应保持口径一致。协助患者逐渐适应和接受即将死亡的现实。

（2）愤怒期："为什么是我?""这太不公平了!"当否认无法再持续下去，患者开始接受患病的现实时，最常见的反应是愤怒。患者抱怨命运的不公平，气愤命运对自己的捉弄。怨恨、嫉妒、无助、痛苦等交织在一起的情绪，使患者常迁怒医护人员和家属，发泄内心的不满、苦闷和无奈，责怪上帝的不公平。

护理人员要理解患者的发怒是缘于害怕和无助，并非针对家属和医务人员。允许患者发怒和抱怨，给患者机会宣泄心中的忧虑和恐惧，认真倾听患者的心理感受，理解其不合作的行为。同时要做好患者家属的工作，给予患者宽容、关爱和理解。

（3）妥协期："是的，就是我，但是……"患者的愤怒心理消失，不再抱怨，而是请求医生想尽一切办法治疗疾病，期望奇迹的出现。患者的心情逐渐平静，开始理智地考虑一些现实的问题。他们对生命还怀有希望，开始希望通过采取某些措施而达到延长生存时间的目的。他们常常与医务人员商讨"如果我现在……能不能多活……（时间）"。在这一阶段，他们对治疗态度积极，非常合作和顺从。

此时期的患者对治疗是积极的，应充分利用这段时间，调动患者的主观能动性，配合治疗，延长患者的生存时间。

（4）抑郁期："好吧，就是我。"这时患者意识到无论采取什么手段，都已经于事无补了，死亡将不可避免。患者真正绝望了，于是患者表现出来的是一种消沉、抑郁、沮丧的心理情绪。患者体验到一种准备后事的悲哀，变得沉默寡言，情绪极度消沉、压抑，甚至有轻生的念头。对外界的事物完全丧失了兴趣，甚至不愿同最亲近的人接触。家属难以通过鼓励、劝导和支持来帮助患者改善情绪。患者开始现实地对待死亡，着手安排后事。

这时应告知患者家属不必试图使患者高兴起来，试图使患者高兴是家属的希望而不是患者的希望。允许患者表达自己的悲哀，注意观察有无自杀倾向，专人陪伴。当患者谈及死亡等内容时，患者家属和医护人员应耐心倾听，给予及时而准确的回应，使患者感到被接纳。如果患者家属和医护人员不能理解和体会患者的心理要求，有意无意地回避谈论死亡问题，就会使患者感到自己的情感不被他人所接受，感到孤独和疏远，从而关闭了情感交流的通道。这样做不利于患者顺利度过抑郁期。

（5）接受期："我准备好了。"患者进入此阶段时，认为自己已完成了人生的一切并准备接纳死亡的到来。患者对死亡采取了接受的态度，能够平静地思考即将到来的死亡，对死亡已经做好了心理准备，以平和的心态迎接死亡的到来。患者对死亡已不再恐惧和悲伤，而有一种"认命"感，表现为比较平静、安详、少言，非常希望自己最亲近的人能够陪伴在身边，伴随自己走过人生的最后阶段。

尊重患者，不要强迫与其交谈，给予临终患者一个安静、明亮、单独的环境，减少外界干扰。告知患者家属尽量多陪伴患者，尽可能满足患者的心理需要。在这个阶段，护理人员除了满足患者的基本生理需要外，还应保持与患者的交往，协助患者实现各种愿望，使患者在安详的气氛中走完人生旅途。

2. 心理护理目标

对临终患者护理已经成为护理领域的一个研究方向，许多研究者对临终患者的护理进行过研究，提出了临终护理应当达到的目标。一般认为，对临终患者进行护理时，应努力达到以下护理目标。

（1）使患者尽可能享受最后的时光，与亲人相伴，感受家庭的温暖和幸福。

（2）帮助患者尽可能完成未完成的工作或愿望，使患者临终前感到人生无憾，并获得最后的乐趣和满足。

（3）采取有效措施控制患者的疼痛，尽可能减少患者的痛苦和烦恼。

（4）尊重患者的愿望，让患者有尊严地离开人世。

（陈秀华）

参考文献

[1] 李乐之，路潜. 外科护理学［M］. 7 版. 北京：人民卫生出版社，2022.

[2] 李小寒，尚少梅. 基础护理学［M］. 7 版. 北京：人民卫生出版社，2022.

[3] 姜丽萍. 社区护理学［M］. 5 版. 北京：人民卫生出版社，2022.

[4] 何文英，侯冬藏. 实用消化内科护理手册［M］. 北京：化学工业出版社，2019.

[5] 邵小平，黄海燕，胡三莲. 实用危重症护理学［M］. 上海：上海科学技术出版社，2021.

[6] 尤黎明，吴瑛. 内科护理学［M］. 7 版. 北京：人民卫生出版社，2022.

[7] 葛艳红，张玥. 实用内分泌科护理手册［M］. 北京：化学工业出版社，2019.

[8] 任潇勤. 临床实用护理技术与常见病护理［M］. 昆明：云南科学技术出版社，2018.

[9] 胡三莲，高远. 实用骨科护理［M］. 上海：上海科学技术出版社，2022.

[10] 胡雁，陆箴琦. 实用肿瘤护理［M］. 上海：上海科学技术出版社，2020.

[11] 陈凌，杨满青，林丽霞. 心血管疾病临床护理［M］. 广州：广东科技出版社，2021.

[12] 熊云新，叶国英. 外科护理学［M］. 4 版. 北京：人民卫生出版社，2018.

[13] 王霞，王会敏. 实用肿瘤科护理手册［M］. 北京：化学工业出版社，2019.

[14] 李卡，金静芬，马玉芬. 加速康复外科护理实践专家共识［M］. 北京：人民卫生出版社，2019.

[15] 邵小平. 实用急危重症护理技术规范［M］. 上海：上海科学技术出版社，2019.

[16] 蒋红，顾妙娟，赵琦. 临床实用护理技术操作规范［M］. 上海：上海科学技术出版社，2019.

[17] 杨艳杰，曹枫林. 护理心理学［M］. 5 版. 北京：人民卫生出版社，2022.

[18] 曹梅娟，王克芳. 新编护理学基础［M］. 4 版. 北京：人民卫生出版社，2022.

[19] 李俊红，叶丽云. 实用呼吸内科护理手册［M］. 北京：化学工业出版社，2018.

[20] 冯岚，张雪梅，杨晓燕. 脊柱外科护理学［M］. 北京：科学出版社，2021.